KB065654

Fentanyl, Inc.

Fentanyl, Inc.
: How Rogue Chemists Are Creating the Deadliest Wave of the Opioid Epidemic
by Ben Westhoff

펜타닐

기적의 진통제는 어쩌다 죽음의 마약이 되었나

Ben Westhoff

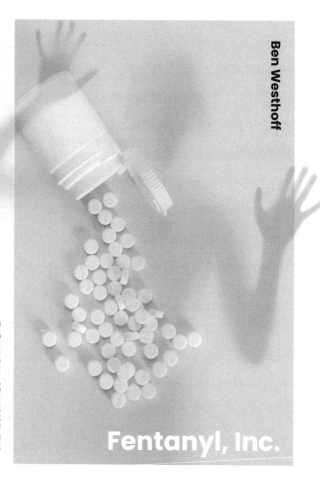

Fentanyl, Inc.

벤 웨스트호프 지음 | 장정문 옮김

소우주

"2019년 최고의 책 25선"

— 세인트루이스 포스트 디스패치

"2019년 최고의 책"

— 버즈피드

"2019년 최고의 논픽션"

— 커커스 리뷰

"2019년 최고의 책 50선"

— 데일리 텔레그래프

"2019년 최고의 논픽션"

— 타일러 코웬

"2019년 최고의 책"

— 야후 파이낸스

"대학교 화학 교수, 다크 웹 판매상, 마약 카르텔, 법 집행 기관, 그리고 펜타닐에 종속된 마약 딜러와 중독자 사이의 관계에 대해 치밀하면서도 이해하기 쉽게 분석한 책."

— 세인트루이스 포스트 디스패치

"벤 웨스트호프는 이 책에서 21세기 미국을 혼란에 빠뜨린 오피오이드의 뒤틀린 역사를 낱낱이 드러낸다. 미국을 집어삼킨 중독과 죽음의 피비린내 나는 악순환을 이해하려면 이 책을 읽어야 한다."

— 이오안 그릴로, 『엘 나르코』 및 『갱스터 워로드』 저자

"사람들을 효과적으로 죽이면서 동시에 효과적으로 번성하는 마약 산업과 관련된 위기 상황을 흔들림 없이 조명한다. 상세한 시나리오와 다양한 관점을 통해 전달되는 매우 냉철하고 모범적인 르포르타주."

— 커커스 리뷰

"펜타닐 사용과 오남용 환경에 대한 다각적인 시각을 제공한다. 웨스트호프의 상세한 조사와 심층적 연구는 우리의 눈을 뜨게 하고, 경솔한 반응을 억제하며, 간절하게 필요한 대화를 시작하도록 해 준다."

— 퍼블리셔스 위클리

"정책 입안자, 활동가, 일반 독자들이 갈수록 파국으로 치닫는 마약 위기에 대응하는 방법을 더 잘 이해하는 데 도움이 될 것이다."

— 도서관 저널

"폭넓은 보도와 생생한 묘사⋯ 웨스트호프는 미국 정부가 주도한 마약과의 전쟁이 실패했다는 사실과, '그냥 싫다고 말하세요' 캠페인으로는 성공할 수 없음을 인정하는 혁신적인 '피해 감소' 정책을 보도함으로써 오피오이드 유행에 대한 인상적인 조사를 한층 더 높은 수준으로 끌어올렸다."

— 전미 도서 리뷰

"이 책은 매우 유용하고 시의적절하다. 이 시대의 새로운 중독 유행에 대해 우려하는 사람이라면 누구나 이 책을 읽고 그 메시지를 활용하길 바란다."

— 제임스 팰로우스

"미국 전역으로 펜타닐이 확산되는 데에 중국이 어떤 방식으로 중요한 역할을 담당하는지 보여주는 흥미로운 조사. 이 책은 불법 펜타닐을 제조하고 멕시코를 통해 이를 미국으로 들여오는 중국 연구소와, 오피오이드 위기에서 제약회사가 담당한 역할 사이의 연결 고리에도 주목한다. 강력히 추천한다!"

— 야후 파이낸스

"탁월한 연구와 독보적인 저널리즘, 심층 분석이 돋보인다. 반드시 읽어야 하는 책이다."

— 타일러 코웬

"오피오이드 위기에 대해 더 자세히 알고 싶거나 『돕식Dopesick』을 읽은 적이 있는 사람이라면 누구나 이 책을 읽고 싶을 것이다."

— 아마존 독자 서평

"벤 웨스트호프는 용기 있는 보도를 통해 문제의 핵심으로 우리를 안내한다. 이 책에서 그는 가장 강력하고 위험한 오피오이드인 펜타닐과 그 유도체로 인한 인명 피해와 폐해를 조명한다. 그는 중독, 잘못된 상품 표기, 의도적 또는 실수로 혼합된 약물이 어떻게 비극적인 결말로 이어지는지 보여준다. 이 약물은 중국 정부의 허가를 받아 운영되는 공장에서 만들어진다. 이 유행 사태를 해결하려면 우리는 펜타닐에 대해 잘 알고 있어야 한다. 분명한 사실은 이것이 전 세계적인 문제라는 점이다. 이 책은 이 전 인류의 비극이 어떻게 발생하는지, 또 이 약물이 얼마나 교활하고 중독성이 강한지를 보여주는 필독서이다."

— 캐서린 토빈 박사, 전 미중 경제안보검토위원회 위원

탁월한 예술가이자 따뜻한 영혼
마이클 '헬리아스' 샤퍼마이어를 추모하며

Fentanyl, Inc.
목차

들어가는 글

2014년 겨울, 크리스마스 휴가를 맞은 베일리 헨케는 룸메이트인 카인 슈반트와 함께 자동차 여행을 떠났다. 노스다코타의 눈 덮인 평원을 가로질러 서쪽으로 달리는 길 옆으로 노스다코타대학교와 목재상, 쓰레기 매립지가 보였고, 도시를 벗어나자 탁 트인 하늘이 눈앞에 펼쳐졌다.

차에서는 U2 노래가 흘러나오고 있었다. 헨케는 창 밖의 풍경을 바라보았다. 유머 감각이 풍부해 상대를 편안하게 해주는 재주가 있던 헨케는 속내가 어떻든 간에 언제나 태연한 표정이었다. 헨케와 슈반트는 이번 여행이 쉽지 않으리라는 것을 잘 알고 있었지만 좋게 생각하고자 했다. 여행의 목적은 분명했다. 건강 회복이었다.

열여덟 살 동갑내기인 두 친구는 오피오이드opioid에 중독되어 있었다. 이들은 지독한 헤로인heroin 중독에 더해 최근에는 펜타닐fentanyl이라는 훨씬 더 강력하고 파괴적인 약물에 빠졌다.

당시만 해도 사람들은 펜타닐을 약으로 알고 있었다. 지난 수십 년 동안 의사들은 수술 전후의 통증을 완화하거나 출산 시 산모의 고통을 덜기 위해, 혹은 암 환자를 비롯해 극심한 고통에 시달리는 환자를 돕기 위해 펜타닐을 사용해 왔다. 하지만 헨케와 슈반트가 펜타닐을 사용하기 시작할 무렵에는 펜타닐 남용이 만연하고 있었다. 헤로인과 마찬가지로 모르핀morphine의 유도체인 펜타닐은 쾌락과 고통을 동시에 유발할 수 있지만 헤로인보다 50배 더 강력하다. 이는 아주 소량만으로도 호흡 기능이 마비돼 숨을 쉬지 못할 수 있다는 의미였다.

헨케와 슈반트는 처음에 암시장에서 구입한 의료용 패치에서 펜타닐을 얻었다. 원래 패치는 극심한 통증을 완화하기 위해 가슴이나 팔에 붙이는 용도로 만들어졌지만, 이들은 패치를 칼로 자르고 양철 포일에 펜타닐 젤을 짠 후 튜브를 통해 흡입했다(바늘을 싫어했기 때문에 주사로 투여하지는 않았다). 나중에 헨케는 불법 제조된 흰색 분말 형태의 펜타닐을 구했다.

펜타닐이 주는 강력한 쾌감에 사로잡힌 헨케는 친구였던 태너 게르제프스키에게도 펜타닐을 권했다. "어느 날 베일리가 펜타닐을 가져다줬어요. 아주 조금만 보여주며 '그게 150달러 어치야'라고 했죠." 그때까지만 해도 바가지라고 생각했던 게르제프스키는 펜타닐을 흡입한 후 충격에 빠졌다. "별로 흡입하지도 않았는데, 깜짝 놀랐어요. 땀을 뻘뻘 흘렸죠. 전화벨이 울렸지만 전화기가 잘 보이지 않아서 받을 수가 없었어요. 헤로인도 강한 마약이지만 펜타닐은 완전히 다른 차원이었죠."

헨케는 한동안 헤로인도 피워왔지만 펜타닐로 인해 더욱 심각한 상황에 빠져들었다. 사실 그는 힘든 시기를 겪고 있었다. 얼마 전 여자 친구가 다른 사람을 만나고 있다는 사실을 알게 되었기 때문이었다. 헨케는 이별을 택했다. 그리고 원래 경찰이 되는 게 꿈이었지만 커뮤니티 칼리지를 중퇴하고 지역 자동차 대리점에서 일하기 시작했다. 헨케는 상습적 마약 복용으로 인해 나락으로 떨어지는 자신을 돌아보았다. 그리고 절친한 친구 슈반트와 함께 이번 여행을 통해 마약을 끊고, 함께 금단 증상을 이겨 나가기로 마음먹었다.

오피오이드 금단은 매우 힘들기로 악명이 높다. 두 청년은 이러한 유형의 중독을 극복하는 데 유용한 약물인 서복손Suboxone의 도움을 받았다. 하지만 무엇보다 중요한 건 서로의 존재였다.

갑자기 거대한 눈보라가 몰아치기 시작했다. 차들이 멈춰 서며 고속도로가 주차장으로 변해갈 때쯤 마침내 한 지역 경찰관이 경광등을 켜고 승용차 대열을 이끌어 준 덕분에 이들은 겨우 목적지에 도착했다. 헨케의 부모님이 있는 노스다코타주 미노트였다. 그곳에서 머무는 동안 그들은 헨케의 부모님과 함께 행복한 시간을 보냈다.

"정말 즐거운 크리스마스를 보냈어요." 베일리의 어머니 로라 헨케가 말했다.

사실 헨케와 슈반트는 이제 막 시작된 금단 증상을 감추기 위해 최선을 다하고 있었다. 헨케의 부모님이 잠자리에 든 후에도, 그들은 늦게까지 비디오 게임을 하거나 맥주나 보드카를 몰래 꺼내 마시곤 했다. 술은 잠을 청하는 데 도움이 되었지만 헨케의 부모님은 이러한 사실을 전혀 눈치채지 못했다.

로라 헨케는 평소와 다른 점을 감지하지 못했다. 사실 그녀는 아들이 어떤 상황에 처해 있는지 전혀 몰랐을 뿐만 아니라 펜타닐에 대해서는 들어본 적도 없었다.

"저는 정말이지 아무것도 몰랐어요." 그녀가 말했다.

아무것도 몰랐던 사람은 로라 헨케만이 아니었다. 2015년까지만 해도 펜타닐에 대해 잘 아는 미국인은 거의 없었다.

1990년대에 시작된 헤로인과 처방약 위기는 2000년대 이후 유행병 수준에 도달했다. 이로 인해 지역사회가 파괴되었고, 한창 일할 나이에 목숨을 잃은 젊은 희생자들에 대한 보도가 점점 더 빈번하게 등장했다.

그러나 지역사회 리더들과 법 집행 기관, 정치인들이 해답을 찾기 위해 고군분투하는 동안 펜타닐은 조용히 새로운 유행을 주도하며 이전 것들을 압도했다. 1980년대의 크랙crack(코카인에 베이킹 파우더 등을 섞어서 단단하게 만든 백색 결정체로, 코카인보다 중독성이 강하다 - 옮긴이)보다 심하고 2000년대 초반의 메스암페타민methamphetamine(국내에는 상품명인 필로폰philopon, 또는 히로뽕으로 잘 알려져 있다 - 옮긴이)보다 끔찍하며, 2010년대의 헤로인 및 처방약보다 지독한, 미국 역사상 그 어떤 마약 위기보다 파괴적인 유행병이 된 것이다. 2018년 12월 CNN의 헤드라인은 다음과 같았다. "미국 질병통제예방센터Centers for Disease Control and Prevention, CDC, 펜타닐을 미국에서 가장 치명적인 마약으로 규정"

펜타닐은 효능이 매우 강력해서 적절한 용량을 투여하기가 무척 어렵다. 육안으로 식별하기 어려울 정도로 적은 양인 2mg만 투여해도 치명적일 수 있는데, 이는 헤로인에 비해 훨씬 적은 양이다. 밀매업자들은 약효를 높이기 위해 펜타닐을 다른 약물에 몰래 '혼합'한다. 따라서 많은 펜타닐 피해자들은 자신이 헤로인, 코카인, 메스암페타민 또는 처방약을 복용하고 있다고 생각하지만, 펜타닐이 너무 많이 섞이면 즉시 사망에 이르게 된다.

이 책이 출간될 무렵, 펜타닐이 주도한 약물 과다 복용은 55세 미만의 미국인에서 가장 흔한 사망 원인이 되었다. 이는 총기 사고나 절정

13

에 달했던 시기의 에이즈보다 더 많은 사망자를 낳았다는 의미다. 통계적으로 볼 때, 2017년을 기준으로 미국인은 교통사고보다 오피오이드 과다 복용으로 사망할 확률이 더 높았다. 2018년에는 약 6만 8000명 이상의 미국인이 약물 과다 복용으로 사망했는데, 이 중 합성 오피오이드(주로 펜타닐과 그 유사체)가 3만 2000명 이상으로 가장 많았고, 헤로인 과다 복용으로 인한 사망자가 약 1만 5000명, 옥시콘틴OxyContin(옥시코돈oxycodone 함유)을 포함한 천연 및 반합성 오피오이드가 약 1만 3000명으로 그 뒤를 이었다. 전년도와 비교하면 헤로인과 처방 오피오이드로 인한 사망자 수는 감소했지만 합성 오피오이드 사망자 수는 계속해서 증가했다. 게다가 아프리카계 미국인, 중년 여성, 젊은 층에서 오피오이드 과다 복용 사망률은 계속해서 놀라운 속도로 증가하고 있다. 펜타닐은 수년 동안 헤로인과 혼합되어 왔지만 이제는 메스암페타민과 코카인, 가짜 처방약에도 혼합되고 있으며, 미국인들이 헤로인보다 이러한 약물을 시도할 가능성이 훨씬 높다는 점을 고려할 때 이는 더욱 문제가 될 것이다.

캐나다의 펜타닐 사망자 수 역시 천문학적 수치이고, 푸에르토리코, 호주 및 여러 유럽 국가에서도 펜타닐 사망자 수는 증가하는 추세다. 2015년 스웨덴에서는 펜타닐과 그 유사체가 헤로인을 제치고 가장 위험한 마약이 되었다.

"오늘날 우리는 미국 역사상 가장 치명적인 위기에 직면해 있습니다." 2018년 당시 미국 법무장관 제프 세션스는 기자회견에서 이렇게 말했다. "우리는 이런 상황과 마주한 적이 단 한 번도 없습니다."

"펜타닐은 게임 체인저예요." 미국 마약단속국Drug Enforcement Administration, DEA의 제임스 헌트 수석 특수 요원이 〈바이스Vice〉에 말했다. "마약 밀매 역사상 가장 위험한 물질입니다. 펜타닐의 위험에 비하면 헤로인과 코카인은 미미한 수준입니다."

펜타닐 외에도 완전히 새로운 화학 물질이 기호용 마약의 지형도를 근본적으로 바꾸고 있다. 이러한 화학 물질은 신종 향정신성 물질novel psychoactive substances, NPS로 알려져 있는데, 헤로인뿐만 아니라 엑스터시ecstasy, LSD, 마리화나marijuana 등 기존의 약물을 대체할 수 있는 물질이 포함된다. 이러한 신종 마약은 밭에서 재배되는 게 아니라 실험실에서 생산되며, 천연 물질이 전혀 없다. 또한 기존 약물보다 훨씬 더 강력하다. 미국에서 소비되는 마리화나와 헤로인을 생산하는 식물은 최근 멕시코에서 재배되어 왔지만, 신종 마약은 대부분 중국의 실험실에서 제조된다. 척 슈머 상원 민주당 원내대표에 따르면 중국은 전 세계 불법 펜타닐의 90% 이상을 생산한다.

2018년 브루킹스 연구소의 보고서에는 다음과 같은 내용이 기술되어 있다. "식물에서 추출한 약물(헤로인, 대마초 등)을 합성 유사체(펜타닐, 스파이스Spice/K2 등)로 대체하는 것은 국제 마약 거래 역사상 가장 파괴적인 혁신이 될 수 있다."

가짜 헤로인, 가짜 마리화나, 가짜 LSD, 가짜 엑스터시를 비롯한 신종 마약은 인류 역사상 가장 가혹한 도전이다. 하지만 아이러니하게도 이들 대부분은 과학자들이 만든 합법적인 실험실에서 '탄생'했다. 원래는 사회에 도움이 될 목적으로 고안되었지만, 수십 년이 지나 베일리 헨케나 카인 슈반트처럼 마약에 취하고 싶어 하는 사람들의 손에 들어간 것이다.

15

헨케가 살고 있는 그랜드 포크스는 새로운 합성 마약 물결의 중심지로는 어울리지 않는 곳이다. 붉은색 주에 있는 유일한 보라색 점(붉은색은 공화당 지지를, 보라색은 공화당과 민주당 지지층의 혼재 양상을 나타낸다 — 옮긴이)이자, 탄산음료를 '소다soda' 대신 '팝pop'이라고 부르는 이곳(미국에서 탄산음료를 지칭하는 단어는 지역별로 다른데, 노스다코타를 비롯한 중서부 대부분 지역에서는 '팝'이라고 한다 — 옮긴이)은 전 세계 마약 진원지와는 거리가 멀다. 그랜드 포크스는 노스다코타주의 도시 중에서 꽤나 큰 편이지만, 실제로는 경치 좋은 레드강 유역에 위치한 작고 조용한 대학 도시다.

하지만 이곳 주민들은 예전부터 마약 문제와 싸워왔다. 중서부의 많은 도시와 마찬가지로 그랜드 포크스 역시 1990년대 후반부터 메스암페타민으로 인해 큰 타격을 입었다. 사제 마약 제조 시설이 만연했지만, 경찰의 단속이 잦아지고 메스암페타민 제조업자들이 선호하는 감기약을 쉽게 구하지 못하도록 법이 개정되면서 이들 시설은 자취를 감췄다. 하지만 메스암페타민을 비롯한 강력한 마약에 대한 수요는 계속되었다. 2010년대 초에는 K2로 알려진 새로운 디자이너 약물인 최초의 NPS가 현지에 유입되었다. 스파이스 또는 합성 마리화나라고도 불리는 K2는 기분 좋게 취한 느낌을 주는 기존 마리화나와 달리, 심장 박동수를 지나치게 높이거나 과다 복용을 유발하는 경우가 많다. 하지만 아이러니하게도 K2는 현재 많은 곳에서 합법적으로 구입할 수 있다. 실제로 그랜드 포크스에 있는 디스컨텐트Discontent라는 헤드 숍head shop(마리화나, 담배 등과 관련된 물품을 판매하는 가게 — 옮긴이)에서는 공공연하게 K2를 팔았다.

베일리 헨케가 고등학교에 다니던 어느 날, 그의 어머니 로라는 집에서 빈 K2 포장지를 발견했다. 헨케는 자신이 사용한 적이 없다고 거짓말을 하면서 친구 태너 게르제프스키의 것이라고 둘러댔다. 걱정에 가득 찬 로라는 아들에게 K2와 같은 합성 마리화나(합성 카나비노이드 cannabinoid가 더 정확한 용어다)에 취해 환각 상태에 빠진 사람들의 동영상을 보여주었다. 베일리는 약물에 취한 사람들이 비명을 지르고 원을 그리며 뛰어다니는 모습을 지켜보았다.

로라는 게르제프스키의 집에도 찾아갔다. 태너의 어머니 역시 그녀의 우려에 동조하며 아들이 마리화나 검사를 받도록 하겠다고 덧붙였다. 하지만 태너의 어머니는 검사를 받으라는 요구가 아들이 K2를 처음 사용하게 된 계기였다는 사실을 알지 못했다.

합성 카나비노이드는 전통적인 마리화나와 달리 검사에서 드러나지 않는다. 사실 이 점이 K2가 인기를 끌게 된 이유였다. 물론 아직 합성 카나비노이드가 무엇인지 몰랐던 미국 의원들이 이를 불법으로 규정하지 않았다는 사실도 한몫했다.

하지만 베일리와 태너의 입장에서는 또 다른 장점도 있었다. K2는 다른 친구들이 죽을 것 같은 기분이 든다고 말할 정도로 강력했고, 두 사람은 이 과도한 자극을 즐겼다. "베일리와 저는 그 점이 마음에 들었어요." 게르제프스키가 말했다. "저희는 주말에 파티에 가서 술을 마시고 담배를 피우는 것에서 그치지 않았어요. 마약에 완전히 취하려고 했죠."

하지만 고등학교를 졸업하고 오피오이드 중독에 시달리던 헨케는 자신의 삶을 재정비하기로 마음먹었다. 2014년 12월, 이들은 미노트에 있는 헨케의 부모님을 방문한 후 몬태나에 있는 슈반트의 가족을 만나러 갔다. 그렇게 좋은 시간을 보내고 집으로 돌아가는 길에 두 사람은 목표 달성을 자축했다. "우리 둘 다 마약을 끊었어요." 슈반트가 말했다.

2014년 비슷한 시기 오리건주 포틀랜드에서는 채닝 레이시라는 여성이 하이힐을 신고 있었다. 스물일곱 살에 두 아이의 엄마였던 그녀는 인터넷에서 만난 남자들을 상대하는 도미나트릭스dominatrix(변태적인 성 행위를 선호하는 남자 손님들을 학대하며 지배자 역할을 하는 여성 – 옮긴이)로 일한다. 검은 가죽 옷에 망사 스타킹을 신은 그녀는 상대를 채찍으로 때리거나 하이힐로 밟았고, 그보다 더한 것도 서슴지 않았다. 이런 '특권'을 누리기 위해 남자들은 시간당 150달러에서 200달러를 지불했다.

레이시는 도미나트릭스라는 분신을 즐겼다. "저는 그 일에 완전히 빠져 있었어요. 제 공격성을 한꺼번에 발산할 수 있었죠." 이 일은 펜타닐에 잠식되어 가던 그녀의 삶에서 벗어날 수 있는 탈출구였다. 그녀는 펜타닐에 중독되었을 뿐만 아니라 당시 미국 최대 규모의 불법 펜타닐 영업을 돕고 있었다.

라스베이거스에서 자란 레이시는 2004년 열일곱 살에 임신하면서 고등학교를 중퇴했다. 아들이 태어난 후 그녀는 오피오이드인 바이코딘Vicodin을 처방받았고 곧 진통제에 중독되었다. 레이시는 진통제를 구하기 위해 '닥터 쇼핑'을 시작했다. "병원에 가고, 치과에 가고, 다른 처방도 받았어요." 그녀는 더 강력한 오피오이드인 옥시콘틴을 처방받기도 했다. "의료 체계를 교묘하게 악용했죠." 심지어 그녀는 건강 보험에 가입하기 위해 결혼도 했다.

들어가는 글

2005년경 포틀랜드 지역으로 이사한 레이시는 메스암페타민과 헤로인 등 약물에 더욱 빠져들었다. 그녀는 약을 끊고 둘째 아들을 낳았지만, 2010년대 초 다시 헤로인을 복용하기 시작했고 이전보다 더 심하게 중독되었다. 상습적으로 마약을 복용하던 그녀는 워싱턴주 밴쿠버의 한 마약 밀매 장소를 드나들었고, 그곳에서 브랜든 허바드라는 매력적인 남자를 만났다. 그는 나이가 열 살 이상 많았지만 레이시는 BDSM(구속, 지배, 가학, 피학)을 좋아한 그에게서 동질감을 느꼈다. 키가 작고 갈색 머리에 날카로운 눈빛을 지닌 허바드는 고등학교 시절 레슬링 선수로 두각을 나타냈고, 졸업 후 해군에서 복무했으며, 알라스카에서 킹크랩을 잡기도 했다.

하지만 2005년 자전거 사고로 오른팔이 마비된 후 그의 삶은 나락으로 떨어지기 시작했다. 그는 수년간 고용량의 옥시콘틴을 처방받았고, 결국 의사의 처방이 끊긴 후에는 길거리 헤로인으로 옮겨갔다

약에 취해 환각에 사로잡힌 허바드와 레이시는 늘 붙어 다녔다. "매일 함께 지냈어요." 아이들은 근처에 살던 엄마가 돌봐 주었다고 했다. "저는 정말 나쁜 중독자였어요. 통제 불능이었죠."

레이시는 안정적인 직업을 갖지 못했고 허바드 역시 제대로 된 일자리를 얻지 못했다. 허바드는 계속해서 헤로인을 얻기 위해 처방받은 옥시콘틴을 팔았다. 얼마 후 소규모로 마약을 판매하던 그는 현지 남성과 협력해 블랙 타르 헤로인을 판매하게 되었다.

하지만 허바드의 사업은 2013년경 다크 웹으로 옮겨가면서 본격화되었다. 이 은폐된 인터넷 프로토콜 덕분에 허바드와 같은 지역 판매상이 빠르게 부유한 국제 마약상이 되었고, 또한 디지털 기술에 능통한

10대 청소년들은 강력한 마약을 우편으로 집 앞까지 배송 받을 수 있게 되었다.

과거에는 불법 마약을 구입하려면 골목길이나 위험한 길모퉁이에서 딜러와 만나야 하는 경우가 많았다. 하지만 2010년대 초반이 되자 침실 밖으로 나갈 필요도 없이 스마트폰이나 노트북을 켜기만 하면 되었다. 다크 웹에 접속하려면 사용자의 위치와 신원을 노출하지 않으면서 웹 사이트를 로드할 수 있게 해 주는 토르^Tor와 같은 특수 브라우저가 필요하다. 이러한 사이트는 IP 주소가 숨겨져 있기 때문에 누가 사이트를 운영하는지 알아내기란 거의 불가능하다.

물론 다크 웹에 있는 모든 사람이 범죄자는 아니다. 페이스북 역시 중국과 같이 사용이 금지된 국가에서는 검열을 피하기 위해 다크 웹에 자리한다. 하지만 다크 웹은 다양한 형태의 불법 쇼핑몰로 가장 잘 알려져 있는데, 여기에서는 신용카드 번호, 가짜 롤렉스, 포르노 사이트 비밀번호, 무기, 악성코드 등 상상할 수 있는 거의 모든 형태의 불법물을 판매한다. 최근에는 '가짜 우버 기사로 한 달에 3000달러 이상 벌기'라는 광고가 올라온 적도 있을 정도다(우버 플랫폼을 사용해 범죄 행위나 사기 행각에 관여하면서 불법으로 돈을 번다는 의미이다 - 옮긴이). 그뿐만 아니라 코카인, 엑스터시, 마리화나 같은 전통적인 마약은 물론, 펜타닐, K2와 같은 강력한 NPS도 놀라울 정도로 쉽게 구매할 수 있다.

블랙 마켓 중 가장 유명한 실크로드^Silk Road는 로스 울브리히트가 설립한 회사다. 자유주의 성향의 그는 독학으로 기술을 습득하고 소규모로 '마법의 버섯^magic mushroom(실로시빈을 함유하고 있어서 체내에 흡수되면 환각을 일으키는 버섯 - 옮긴이)'을 판매했는데, 얼마 지나지 않아 회사를 10억 달러 규모의 기업으로 키웠다. 2011년, 울브리히트는 자신의 흔적을 감추기 위해 탁월한 프로그래밍 실력을 발휘해 실크로드를 설립했고, 2년 이상 법망을 피했다(한 악덕 DEA 요원은 매번 5만 달러를 받고 그가 체포되지 않게 정보를 제공했다). 하지만 점점 편집증이 심해진 데다 6건의 살인을 저지른 것으로도 알려진 울브리히트는 2013년 샌프란시스코 도서관에서 마침내 체포되었고 결국 종신형을 선고받았다. 이후 실크로드를 대신해 알파베이AlphaBay라는 또 다른 거대 다크 웹이 더 큰 규모로 성장했지만 이 역시 2017년에 문을 닫았다.

하지만 새로운 시장은 계속 생겨나고 있다. 이들은 아마존과 크게 다르지 않으며, 심지어 판매자 리뷰 카테고리도 있을 정도로 비슷하다. 고객이 상품을 선택하면 주소를 입력한 후 비트코인으로 결제하는데, 이는 추적이 어렵기 때문에 이런 류의 마켓에서 선호되는 사이버 화폐다. 주문이 완료되면 세심하게 포장된 상품이 우편으로 배달된다.

브랜든 허바드 역시 다크 웹을 활용해 부를 축적했다. 처음에는 헤로인을 판매했는데, 에볼루션Evolution 및 아고라Agora와 같은 다크 웹 사이트에서 그의 판매자명은 포틀랜드의 공항 코드와 판매 물품인 블랙타르 헤로인(검은색 불순물로 잘 알려진 끈적끈적한 헤로인으로, 서부 해안에서 흔히 사용된다)을 나타내는 'PdxBlack'이었다. 채닝 레이시는 제품 포장을 도왔다.

허바드는 저렴한 가격을 내세웠다. 곧 전국에서 주문이 쏟아지기 시작했고, 그는 인터넷 마약 거래자들이 주로 사용하는 포럼인 레딧Reddit에서 자신의 성공을 자랑하며 '다크넷의 블랙 타르 헤로인 왕'이 될 거라고 했다.

펜타닐은 더 큰 성공을 가져다주었다. 레이시는 2014년 허바드가 웹사이트 토픽스Topix에서 채팅하던 누군가로부터 받은 우편물로 펜타닐을 처음 접했다고 말했다. 레이시와 허바드는 펜타닐에 빠져들었다. "극소량, 아니 어쩌면 조금 더 흡입했을 뿐인데, 이미 과다 복용을 했더군요." 그녀는 기억을 뇌살리며 이로 인해 펜타닐에 더욱 매료되었다고 말했다. "마약 중독자의 사고방식으로는, 헤로인보다 훨씬 더 강하기 때문에 '이건 정말 대단해'라고 생각하게 됩니다."

헤로인의 경우 장기간 사용하면 지속적으로 쾌감을 느끼지 못하며 금단 증상을 완화할 뿐이지만, 펜타닐은 계속해서 쾌감을 준다. 바로 이것이 많은 사람들이 펜타닐에 끌리는 이유다. 일리노이주 이스트 앨튼에 사는 중독자 브리(실명을 밝히기를 원치 않았다)는 "헤로인은 더 이상 통증을 잊게 해 주지도 못했어요"라고 말했다. "하지만 펜타닐은 언제나 통증에서 해방시켜 주었고, 쾌감을 선사했으며, 조금만 먹어도 되었죠."

딜러에게도 펜타닐의 장점은 분명했다. 더 저렴했고, 헤로인보다 작은 포장으로 제공되기 때문에 더 은밀하게 거래할 수 있었다. 이제 브랜든 허바드는 더 많은 양을 주문하기 시작했다. 그의 주요 공급원은 다니엘 비바스 세론이라는 마약 유통업자였다. 콜롬비아 출신인 세론은 어릴 때 캐나다로 건너왔는데, 코카인 밀매와 살인 미수 혐의로 퀘벡 교도소에 수감되었다. 하지만 세론은 밀반입한 휴대전화를 이용해 다크 웹에서 엄청난 양의 펜타닐을 판매했다.

세론은 감옥에서 다크 웹에 접속했다. 그는 조 블로 등의 가명을 사용해 중개자 역할을 하면서 중국에서 펜타닐을 주문한 다음 외부의 누군가에게 돈을 지불했다. 판매로 인한 세론의 몫은 1만 달러였고, 외부 공모자는 7000달러를 받았다.

세론의 소포가 도착하면, 레이시는 허바드가 이를 포장하고 배송하는 걸 도왔다. 이들은 오피오이드 사용에 흔히 동반되는 변비를 완화하기 위해 이뇨제이자 완하제인 만니톨을 섞었고, 이는 수익률 증대로 이어졌다. 판매는 대성공을 거두었다. 허바드와 세론은 메시지를 뒤섞는 암호화 프로그램을 사용해 문자를 주고받으며 연락했다.

현금이 들어오기 시작했다. 허바드와 레이시는 포틀랜드의 트렌디한 동네에 있는 아파트에서 함께 거주했는데, 이웃들은 그들이 대규모 마약 조직을 운영하고 있다는 사실을 전혀 몰랐다. 고객들은 비트코인으로 결제했고, 허바드는 지역 쇼핑몰의 키오스크를 이용해 이를 현금으로 교환했다. 그는 법 집행 기관의 감시망을 피하기 위해 너무 사치스럽게 살지 않으려고 조심했지만, 신형 폭스바겐 GTI 등을 구입하기도 했다.

2014년 11월, 허바드는 세론에게 750g의 펜타닐을 주문했다. 1kg도 안 되는 양이라 별것 아닌 것 같지만, 극소량으로도 과다 복용을 유발할 수 있다는 점을 고려하면 엄청난 양이었고, 시가 150만 달러에 달했다. 허바드가 몰랐던 것은, 법 집행 기관이 에볼루션이라는 다크 웹사이트에서 펜타닐을 구매한 한 소년의 계정에 접속해 자신을 추적하고 있다는 사실이었다. 편집증이 심해지고 경찰이 감시하고 있다고 의심한 허바드는 경찰을 따돌리기 위해 같은 자리를 맴돌거나 멀리 돌아서 집으로 갔지만 이 작전은 실패로 돌아갔다.

베일리 헨케와 카인 슈반트는 여행에서 돌아오자마자 마약에 손을 댔다. 펜타닐을 끊으려고 부단히 애를 썼지만 금단 상태를 오래 유지하는 건 힘든 일이었다. 그들이 돌아온 날이 새해 전야였고 모두가 파티를 하고 있었던 것도 도움이 되지 않았다. 헨케는 그날 밤 술을 마시고 자낙스를 복용했다.

새해의 그랜드 포크스 날씨는 잔인할 정도로 추웠다. 헨케와 슈반트는 추위를 피해 함께 머무르며, 마약을 복용하고 비디오 게임을 하며 즐거운 시간을 보냈다. 그리고 다른 친구와 함께 라이언 젠슨이라는 지역 딜러의 집으로 갔다. 세 친구는 그의 침실에서 콜 오브 듀티Call of Duty라는 게임을 하며 펜타닐을 흡입했다.

당시 19살이었던 젠슨은 음주운전으로 유죄 판결을 받고 가택 연금 상태에 있었다. 동네 마리화나 딜러였던 젠슨은 다크 웹을 통해 마약을 직접 구매했다. 그는 에볼루션에 접속해 PdxBlack이라는 이름의 딜러(브랜든 허바드)에게 헤로인 12g과 펜타닐 1g을 주문했고, 그중 4분의 1을 헨케에게 팔았다.

하지만 이 펜타닐은 헨케가 주로 흡입하던 것, 즉 처방용 패치에서 추출한 의료용 펜타닐과는 다른 종류였다. 백색 분말 펜타닐에 만니톨을 섞었기 때문에 약효가 어느 정도인지 정확히 알 수도 없었지만, 헨케는 비디오 게임을 하면서 이 펜타닐을 대량 흡입했다.

그래도 그는 괜찮아 보였다. 얼마 후 카인 슈반트는 태너 게르제프스키의 반지하 주택에 헨케를 내려주었다. 이동 주택 주차 구역 옆 녹색 카펫이 깔린 불법 건축물이었다. 함께 K2를 복용하던 고등학교 시절 이후로 게르제프스키의 약물 중독은 더욱 심해졌다. 그는 배관공으로 일자리를 유지했지만 헤로인에 중독되어 있었으며, 헨케가 도착했을 때는 술을 마시고 LSD를 복용했을 뿐 아니라 이미 헤로인을 흡입한 상태였다. 하지만 헨케는 친구보다 훨씬 더 취한 듯 보였고, 문을 열자마자 구토를 했다.

헨케는 분명 몸이 안 좋았지만 게르제프스키는 그다지 당황하지 않았다. "취한 것처럼 보이긴 했지만 상태가 나쁘지는 않았어요." 그가 말했다. "저와 헨케는 고등학교 내내 서로의 정말 망가진 모습을 봐 왔거든요."

그들은 헨케가 젠슨에게서 구매한 펜타닐을 흡입하고서 비디오 게임을 시작했다. 자정이 가까워지자 헨케가 힘이 빠지기 시작했다. 게르제프스키는 헨케의 게임 캐릭터가 움직이지 않는 것을 발견했다. 헨케는 졸고 있는 것처럼 보였다.

하지만 헨케는 괜찮다고 했고, 두 사람은 게임을 계속했다. 다시 헨케의 캐릭터가 멈췄다. "그냥 좀 피곤해서 그래." 헨케가 말했다.

그의 캐릭터가 다시 멈췄을 때 게르제프스키는 눈을 감은 채 창백해진 헨케의 모습을 보았다. 그는 헨케를 툭 치고 팔꿈치로 밀어보았지만 아무런 반응이 없었다. 헨케가 약물을 과다 복용한 것이 아닐까 걱정되기도 했지만, 자신도 약에 취한 상태여서 상황을 제대로 파악하기 어려웠다. 꿈을 꾸고 있는 걸까? 헨케가 장난치는 건가? 그는 헨케를 붙잡고 흔들었다.

게르제프스키는 비로소 문제의 심각성을 깨달았지만, 911에 연락하는 대신 슈반트에게 전화를 걸었고 슈반트가 도착해 심폐소생술을 시도했다. 마침내 구급차가 도착했을 때는 너무 늦은 상황이었다.

자정이 조금 지나 베일리 헨케는 사망 선고를 받았다. 약 3시간 후 경찰관이 미노트에 있는 부모님 집 현관문을 두드렸다. 하지만 로라와 제이슨 헨케 부부는 다음 날 저녁이 되어서야 그랜드 포크스에 도착해 장례 절차를 시작할 수 있었다. 또 다른 큰 눈보라로 고속도로가 폐쇄 되었기 때문이다.

2015년 1월 22일, 경찰은 브랜든 허바드와 채닝 레이시의 포틀랜드 아파트를 급습해 집안에 있던 마약을 모두 압수했다. 베일리 헨케의 죽음은 역사상 가장 광범위한 펜타닐 수사를 촉발했다. '오퍼레이션 디나이얼Operation Denial'이라는 이름으로 알려진 이 수사는 2015년에 시작되어 이 책이 출간된 시점에도 여전히 진행 중인 국제 공조 노력으로, 그랜드 포크스 지역 경찰서에서 왕립 캐나다 기마경찰, 미국 국경순찰대, 미국 마약단속국에 이르기까지 다양한 기관이 참여했다. 경찰은 헨케를 살해한 펜타닐 공급망의 모든 단계에 있는 사람들을 추적해 32명을 기소했다.

여기에는 2016년 마약을 유통해 피해자를 사망에 이르게 한 혐의로 징역 20년 형을 선고받은 라이언 젠슨, 같은 해 종신형을 선고받은 브랜든 허바드, 아직 재판을 기다리고 있는 다니엘 비바스 세론도 포함된다. 수사관들은 허바드가 다크 웹에서 펜타닐과 헤로인을 판매해 수백만 달러를 벌었으며, 세론과 협력하여 전국에서 12명의 펜타닐 과다 복용 피해자와 베일리 헨케, 그리고 2014년 7월에 사망한 또 다른 그랜드 포크스 10대인 에반 포이트라 등 4명의 사망자를 낸 것으로 추정한다. 이 광범위한 사건의 주변 인물들도 유죄 판결을 받았는데, 약 1년

반 동안 감옥에 수감된 카인 슈반트는 유통 의도를 가지고 불법 마약을 소지한 혐의로, 채닝 레이시는 감옥에 펜타닐을 몰래 들여와 유통해 치명적인 과다 복용 및 사망을 유발한 혐의로 11년 형을 선고받았다. 이러한 노력으로 2018년 11월, '오퍼레이션 디나이얼'은 백악관 산하 마약통제정책국으로부터 특별 표창을 받았다.

그러나 '오퍼레이션 디나이얼'의 모든 노력에도 불구하고 마약 피라미드의 정점에 있는 인물, 헨케와 다른 사람들을 죽인 펜타닐을 제조한 것으로 추정되는 중국인 장젠은 잡을 수 없었다. 1978년생인 장은 중국 동부 도시 칭다오에서 활동하는 화학 물질 제조업자다. 그의 회사는 향신료와 콩 제품 등 무해한 식품 첨가물을 제조한다고 주장하지만, 2018년 4월 제프 세션스 법무부 장관은 미국 전역에서 판매되는 펜타닐을 제조하는 마약 조직을 이끌고 있다는 혐의로 장을 기소했다. 기소장에는 노스다코타와 오리건을 포함한 11개 주가 명시되어 있었다.

장은 미국 법무부뿐만 아니라 재무부까지 총력을 기울여 추적해 왔는데, 재무부는 해외마약왕지정법Foreign Narcotics Kingpin Designation Act에 따라 장젠을 마약왕으로 지정하고 그와 그의 회사 자론 바이오테크Zaron Bio-Tech (Asia) Limited의 미국 내 금융 자산을 동결했다. "펜타닐의 유입을 막는 것이 이번 행정부의 최우선 과제입니다." 당시 테러 및 금융정보 담당 차관인 시갈 만델커는 성명을 통해 이렇게 말했다. "이 조치로 펜타닐을 비롯한 합성 오피오이드가 미국으로 유입되는 것을 막을 수 있을 겁니다."

그러나 중국이 장젠을 인도하지 않았기 때문에 미국은 그를 감옥에 보낼 수 없었다. 중국은 미국과 범죄인 인도 조약을 체결하지 않았고,

장을 범죄자로 보지도 않았다. 중국 마약통제위원회의 전구체 화학 물질 관리 책임자인 위하이빈은 중국 공안이 장젠을 조사하고 있지만 그가 중국 법을 어겼다는 '확실한 증거'는 없다고 말했다. 또한 중국 관리들은 대부분의 NPS가 유럽과 미국의 실험실에서 발명되었다는 사실에 주목한다. 그리고 이것은 단지 생산의 문제가 아니라 소비의 문제이기도 했다. 중국은 미국이 마약 문제를 통제해야 한다고 생각한다.

　중국에서 펜타닐이 수십 년 동안 의료 목적 외에는 사용이 금지되어 왔다는 점을 고려할 때, 중국이 장젠을 기소할 수 없는, 아니 기소하지 않은 이유는 불분명하다. 하지만 더 큰 문제가 있다. 미국과 유럽 등에서 사망자를 초래한 다른 여러 NPS는 서구에서는 금지되어 있지만 중국에서는 여전히 100% 합법이다. 또한 최근 몇 년 동안 최고 거물급에 속하는 신종 마약왕 중 일부는 기소되지 않았다. 21세기의 파블로 에스코바(1980년대 메데인 카르텔을 이끌면서 코카인 밀매로 막대한 부를 쌓은 콜롬비아의 마약왕. DEA와 콜롬비아 특수부대에 의해 사살되었다 – 옮긴이)는 중국에서 나오고 있으며 자국 정부에 의한 투옥을 걱정할 필요가 없다. 그들은 자국 법률의 테두리 안에서 자유롭게 활동할 수 있다. 중국 정부가 치명적인 신종 마약을 불법화하더라도, 제조업체는 화학 구조를 변경함으로써 여전히 합법적인 신종 마약을 새롭게 생산할 수 있다. 많은 펜타닐 유사체와 합성 카나비노이드가 이러한 방식으로 만들어졌다. 중국 당국은 단속을 약속했고 2019년 5월 모든 펜타닐 유사체를 금지했지만, 지금까지 이들의 노력은 자국 내에서 일어나는 은밀한 국제 거래에 거의 영향을 미치지 못했다.

펜타닐과 NPS는 빠르게 부상했다. 내가 2013년에 이 신종 마약을 조사하기 시작했을 때만 해도 펜타닐은 대중의 레이더망에 전혀 포착되지 않았으며, 개인적으로 이에 대해 들어본 적도 없었다. 사실 나는 우연히 이 이야기를 접하게 되었다.

당시 나는 로스앤젤레스에 살고 있었고, 〈LA 위클리LA Weekly〉의 음악 편집자로서, 레이브(빠르고 현란한 음악에 맞춰 함께 춤을 추면서 벌이는 파티로, 1980년대 말 영국 맨체스터에서 시작되었다 - 옮긴이)에서 왜 그렇게 많은 사람이 사망하는지에 대해 조사하고 있었다. 최근에는 일렉트로닉 댄스 뮤직electronic dance music, EDM이 폭발적으로 인기를 끌면서 사망자가 늘어났는데, 이들 대부분은 엑스터시를 복용한 젊은이였다.

나는 레이브가 생소하지 않았다. 1990년대 후반, 미국 EDM(당시 사람들은 이를 일렉트로니카라고 불렀다)의 첫 번째 물결이 일던 시기에 나는 샌프란시스코의 버려진 창고와 인적이 끊긴 해변에서 파티를 열었다. 이러한 이벤트에는 보통 주최자의 친구로부터 개인적으로 초대를 받은 사람들만 참석할 수 있었으며, 장소를 안내받으려면 비밀 전화 번호로 연락해야 했다. 현장에서는 수십 명이 드럼 머신의 최첨단 비트에 맞춰 춤을 췄다. 특히 엑스터시와 LSD라는 마약은 참가자들에게 이국적인 리듬을 선사했다. 사람들은 형광색 옷에 커다란 고글을 쓰고 공갈 젖꼭지를 씹거나, 수술용 마스크를 쓴 채 빅스 베이포럽Vicks VapoRub을 흡입하며 엑스터시의 쾌감을 증폭했다.

나는 대부분의 미국인들과 마찬가지로 2005년 이전에 이 분야에서 손을 뗐다. 유럽에서는 EDM의 인기가 여전했지만, 미국에서는 많은 스타들이 자신의 음악이 차트에서 사라지는 것을 목격했다. 하지만 2010

년대 들어 EDM은 그 어느 때보다 큰 규모로 돌아와 네온 옷을 입은 수만 명의 젊은이들을 레이브에 끌어모았다. 새로운 레이브는 내가 참석했던 언더그라운드 파티와는 전혀 달랐다. 오늘날 EDM 이벤트는 몽롱한 사운드가 흐르는 비밀스러운 파티가 아니다. 스타디움이나 경마장 같은 거대한 공간에서 유명 DJ가 음악을 틀어준다. 매년 봄 라스베이거스에서 열리는 일렉트릭 데이지 카니발Electric Daisy Carnival에는 약 40만 명의 관객이 운집한다. 2010년대 초반만 해도 음원 공유 서비스에 밀려 좀처럼 회복되지 않던 음악 산업에서 EDM은 엄청난 수익을 창출하고 수백만 젊은 팬들의 사랑을 받은 빛나는 스타였다. 그리고 로스앤젤레스는 그 중심지였다. EDM은 멈추지 않는 거대한 네온 파티로 전국 언론의 찬사를 받았다.

그러던 중 사망 소식이 들렸다.

2010년 LA 콜로세움에서 열린 일렉트릭 데이지 카니발에서 15세 소녀 사샤 로드리게스가 엑스터시 과다 복용으로 사망한 사건이었다. 지역 정치인들이 반발했고 이 행사는 라스베가스로 장소를 옮겨갔다. 2013년 8월 말에는 브리트니 플래너건이라는 플리머스주립대학교 학생이 인기 DJ 제드의 보스턴 EDM 콘서트에 참석한 후 약물 과다 복용으로 사망했고, 며칠 뒤에는 메리 '셸리' 골드스미스라는 버지니아대학교 학생도 목숨을 잃었다. 두 사람 모두 열아홉 살이었으며 '몰리'를 복용했다는 보도가 나왔다.

당시 많은 사람들은 몰리가 엑스터시에 포함된 약물이자 3,4-메틸렌디옥시메스암페타민으로도 알려진 순수한 MDMA라고 믿었다. 하지만 이는 사실이 아니었다. 내가 목격한 몰리 사용자들은 하얀 가루가 담긴 비닐봉지에 손가락을 넣은 다음 이를 핥아 먹기를 10분 간격으로 반복했다. 어떤 이들은 코로 흡입하기도 했다. 내가 레이브 현장에서 전성기를 구가하던 때와는 달랐다. 그 당시 내가 알던 레이버들은 알약 한 알만 있으면 밤새도록 쾌감을 느꼈다.

레이브의 규모가 커지면서 사상자도 늘어났다. 2013년 노동절 주말에는 뉴욕의 일렉트릭 동물원에서 올리비아 로톤도라는 20세 뉴햄프셔대학교 학생과 제프리 러스라는 23세 시라큐스대학교 졸업생이 몰리 복용 후 쓰러져 숨지는 사고가 발생했다. 2015년 8월 로스앤젤레스 외곽에서 열린 하드 서머Hard Summer 페스티벌에서는 두 명의 젊은 여성이 약물 과다 복용으로 사망하고 49명이 응급실로 실려 갔다. 이 사건 이후 한 응급실 의사는 〈로스앤젤레스 타임스Los Angeles Times〉 기사에서 LA 카운티 소유의 건물에서는 일시적으로라도 레이브를 금지해야 한다고 주장했다. 로스앤젤레스 굿 사마리탄 병원의 응급실 책임자인 닥터 필립 페이건 주니어는 "사람들이 죽어가고 치명적 손상을 입는 동안 카운티가 돈을 벌고 싶다면, 담당자들이 나와서 그렇다고 말해야 합니다"라고 했다.

이는 단순한 사고가 아니었다. EDM 현장을 취재하면서, 나는 사망 사고가 얼마나 광범위하게 일어나고 있는지 깨달았다. 2014년 말레이시아의 한 EDM 페스티벌에서는 6명이 약물 과다 복용으로 사망했고, 일렉트릭 데이지 카니발, 녹터널 원더랜드Nocturnal Wonderland, 투게더 애즈 원Together as One, 몬스터 매시브Monster Massive, 코첼라Coachella, 울트라Ultra, 일렉트릭 포레스트Electric Forest 등 미국의 거의 모든 주요 EDM 콘서트에서 페스티벌 참가자가 약물 복용으로 숨졌다. EDM 페스티벌에서 발생한 사망자 통계 수치는 공개되지 않았다. 하지만 사망자 수가 증가하고 있다는 충격적인 사실에는 누구도 이의를 제기할 수 없었다.

관계자들은 몰리와 동의어로 사용되는 엑스터시를 비난했지만, 이는 상대적으로 무해한 화학 물질의 특성과 모순된다. 덴버에 본부를 두고 음악 페스티벌 및 기타 행사에서 피해를 줄이기 위해 헌신하는 단체인 댄스세이프DanceSafe의 설립자 에마누엘 스페리오스는 "엑스터시 과다 복용으로 인한 사망자는 많지 않습니다"라고 말했다. 그는 미국에서 연간 MDMA로 인한 사망자가 연간 약 20명 정도라고 추정하는데, 이 수치는 레이브에 참석한 아이들뿐만 아니라 전 인구에서 발생한 사망자에 해당하며, 약물 복용으로 인한 전체 사망자의 극히 일부에 불과하다고 했다. 또한 MDMA 사망의 주 원인은 복용량이 너무 많아서가 아니라 물을 마시지 않고 계속 춤을 추거나 뜨거운 태양 아래 지쳐서 열사병에 걸렸기 때문이라고 덧붙였다.

하지만 몰리는 알려진 것처럼 엑스터시가 아니다. 댈러스의 독성학자 애슐리 헤인즈는 "몰리는 이제 어떤 것도 될 수 있습니다"라고 경고했다. 몰리에는 소량의 MDMA가 함유되어 있을 수도 있지만, 소위 '배스 솔트bath salt(합성 카티논Synthetic Cathinones을 가리키는 말로, 목욕할 때 쓰는 소금인 입욕제와 유사하게 생겨 이렇게 불린다 - 옮긴이)'를 포함해 처음 듣는 복잡한 화학명의 기괴한 약물이 섞여 있을 가능성이 높다. 그녀는 이러한 신종 약물이 수백 가지가 넘는 것으로 밝혀졌다고 덧붙였다. 마리화나, 코카인, 엑스터시, LSD, 헤로인 등 거의 모든 기존의 마약이 실험실에서 만들어진 새롭고 사악한 버전으로 대체되고 있는 것이다.

게다가 다크 웹과 같은 새로운 경로로 유통되기 때문에 목숨을 잃은 아이의 부모, 응급 구조대원, 경찰, 정치인 등 그 누구도 이해하지 못하는, 완전히 뒤바뀐 마약의 지형도가 조성되고 있었다. 스피드speed(암페타민 또는 메스암페타민을 지칭하는 말 - 옮긴이), 사이키델릭 등 다양한 종류의 마약을 소비하는 사람들은 기존의 마약 사용자가 아니다. 그들은 고등학생, 대학생, 혹은 마약 덕후라고 지칭할 수 있는 기호용 마약 애호가이며, 일부는 수준 높은 인터넷 포럼을 통해 자기 생각의 폭을 넓히고 지적 탐구를 하는 등 자신이 무엇을 하고 있는지 알고 있다. 그러나 상당수는 이러한 신종 마약이 얼마나 강력하고 위험한지 전혀 알지 못한다.

NPS는 기존 약물과 마찬가지로 분말, 결정 알약 또는 액체 형태로 제공되거나 말린 세이지에 뿌려 마리화나처럼 흡연할 수 있기 때문에 쉽게 적발하기 어렵다. 때로는 전문적으로 포장되어 '배스 솔트' 또는 '포푸리'로 표시된 채 상점에서 판매되기도 한다.

이러한 신종 마약은 사용자를 혼란스럽게 하는 데 그치지 않는다. 최근 몇 년 동안 법 집행 기관에서 엄청난 양의 NPS를 압수했지만 이는 극히 일부에 불과하다. 경찰이 이러한 화학 물질에 대해 파악하게 될 때쯤이면 악덕 제조업자들은 이미 새로운 제조법으로 넘어갔을 것이다. 합성 마약을 만드는 수학적 경우의 수는 무한하기 때문이다. 분자를 조금만 변형하면 완전히 새로운 약물을 만들어낼 수 있으며, 이는 아직 규제 약물로 지정되지 않았기 때문에 합법적이다. 예를 들어, K2와 스파이스로 판매되던 화학 물질이 금지된 후, 그 자리에 완전히 새로운 가짜 마리화나 혼합물이 등장했다.

"지난 몇 년 동안 DEA는 최소 8가지 약물 계열에서 수백 가지의 디자이너 약물을 식별했습니다." DEA 특수 요원 일레인 체사레가 말했다. "앞으로 나올 수 있는 새로운 화합물은 무궁무진할 겁니다."

많은 법 집행관들은 이렇게 마약을 막으려는 시도를 두더지 잡기 게임에 비유한다. 한 가지 새로운 마약을 억제할 때마다 그 자리에 또 다른 마약이 등장하기 때문이다. 유엔마약범죄사무소UN Office on Drugs and Crime, UNODC는 합성 마약 산업이 '히드라 머리를 하고 있다hydra-headed'(히드라는 그리스 신화에 나오는 뱀으로, 머리가 여러 개 있으며 머리 하나를 자르면 그 자리에 새로 두 개가 생긴다 – 옮긴이)고 표현했다. "펜타닐 유도체를 하나 통제하면 통제 목록에 없는 또 다른 유도체가 나옵니다. 범죄자들은 항상 법 집행 기관보다 한 발 앞서 있죠." 유엔마약범죄사무소의 툰 나이 소의 말이다.

이 책은 160명과의 인터뷰, 전 세계 마약 거래 현장 및 실험실 방문, 그리고 수백 건의 문헌 검토에 기반한 결과물이다. 어떤 이들은 자신의 안전을 지키기 위해 실명을 공개하지 말아 달라고 요청했기에 그에 따라 본문에서는 가명을 사용했다.

NPS 이야기를 보도하는 동안 펜타닐을 비롯해 마약 중독으로 고통받는 사람들을 만났는데, 이 중에는 거리에서 생활하는 극빈자도 있었고, 보수가 좋은 직장에서 일하는 사람도 있었다. 한 번도 복용해 본 적이 없는 새로운 약물을 시도하면서 스릴을 추구하는 사이코너트psy-chonaut(향정신성 물질이나 명상, 요가 등의 방법을 통해 의식 상태를 변화시켜 정신세계를 탐구하는 사람 – 옮긴이)들과도 함께 시간을 보냈다. 그리고 공장에서부터 길거리, 검색 엔진에 이르기까지 이러한 화학 물질이 어떻게 마케팅되고 판매되는지도 배웠다. 마약 유통 사다리의 모든 단계에서 하급 딜러부터 거물급 밀매업자, 기업형 제조업자부터 마약 발명가에 이르는 모든 사람들과 수개월을 함께했다. 펜타닐이 무엇인지 알기 훨씬 전인 2010년에 볼티모어에서 펜타닐과 알코올을 함께 복용한 절친한 친구 마이클 '헬리아스' 샤퍼마이어가 사망한 사건도 다시금 자세히 살펴봤다.

나는 또한 마약 밀매자들을 영원히 추방하고자 하는 정치인, 경찰, DEA 요원, 국제 마약 정책 입안자의 의견을 들었고, 상담사, 의사, 활동가, 정책 전문가와도 이야기를 나눴는데, 이들 중 일부는 마약을 합법화해야 한다고 믿었다. 캔자스의 버려진 미사일 격납고에서 함께 일했던 두 명의 악명 높은 LSD 마약왕과도 연락을 취했다(이들은 현재 감옥에 있다). 2000년 그들의 작전이 실패로 끝나는 바람에, LSD보다 훨씬 더 안 좋은 새로운 환각제가 의도치 않게 부상했는지도 모를 일이다.

나는 벨기에의 한 뛰어난 화학자가 수십억 달러 규모의 제약 회사를 맨손으로 설립했지만 그 과정에서 전례 없는 공포를 불러일으켰다는 사실도 알게 되었다. 또 무장한 전직 펜타닐 딜러와 함께 위험한 세인트루이스 거리를 배회하며 펜타닐 유행이 어떻게 시작되었는지 알아보았고, 중국에서 제조된 마약을 미국 전역으로 퍼뜨리기 위해 북쪽으로 이동한 멕시코 카르텔 조직원들의 발자취도 추적했다.

마지막으로, 두 곳의 중국 마약 시설에도 잠입했다. 한 곳은 세계에서 가장 위험한 화학 물질을 유리 용기에 담아 대량으로 증류하는 정교한 실험실이었고, 다른 한 곳은 젊고 쾌활한 영업 사원들이 칸막이를 사이에 두고 줄지어 앉아 미국 딜러와 멕시코 카르텔에 펜타닐 성분을 판매하는 사무실이었다.

이 사무실은 비밀리가 아니라 공개적으로 사업을 운영했다. 그 이유는 내가 곧 알게 된 것처럼 중국 정부가 이러한 약물을 만드는 화학 회사에 보조금과 세금 환급을 제공하기 때문이었다. 이는 재정적 인센티브가 끔찍하게 오용된 사례로, 이미 서로를 극도로 경계하고 있는 두 강대국 사이를 더욱 갈라놓을 가능성이 높아 보인다.

"우리는 중국에 이것이 전쟁 행위라는 점을 분명히 밝혀야 합니다. 그들은 우리 국민을 죽이기 위해 이걸 미국으로 보내고 있습니다." 트럼프 대통령의 오피오이드 유행병 위원회를 이끌었던 크리스 크리스티 전 뉴저지 주지사는 2017년 가을 펜타닐에 대해 이렇게 말했다. 트럼프 대통령은 2018년 8월 내각 회의에서 "중국은 그 쓰레기를 보내 우리 국민을 죽이고 있습니다"라고 언급했다. "이것은 일종의 전쟁이라 할 수 있습니다."

2018년 11월 전, DEA 특수작전과장 데릭 말츠는 펜타닐이 주도하는 오피오이드 유행에 대해 극단적인 표현을 사용했다. "마약 밀매업자와 우리의 삶을 파괴하려는 테러리스트가 연계하면서 국가 안보 비상 사태가 발생했습니다."

이러한 수사는 차치하더라도, 펜타닐을 비롯한 신종 마약으로 인한 미국의 문제는 가정과 인간 관계의 파괴, 막대한 인명 피해, 그리고 이 재앙과 싸우는 데 필요한 수십억 달러의 비용을 고려할 때, 헤드라인에서 다뤄지는 다른 어떤 문제 못지않게, 아니 어쩌면 그 이상으로 국가 안보를 위협하고 있다. 많은 미국 정치 지도자들과 사상가들은 중국의 태만을 비난하며, 일부는 중국의 이러한 행보가 의도적이라고 믿는다.

그러나 이 문제를 해결하는 것은 마약을 훨씬 넘어서는 이야기이기 때문에 매우 복잡하다. 이 문제는 초강대국의 충돌에 관한 정치 이야기이다. 또한 거대 제약 회사의 속임수에 관한 경제 이야기이면서, 대학의 과학 연구가 어떻게 끔찍하게 잘못될 수 있는지에 대한 고등 교육 이야기이다. 그리고 실시간으로 일어나는 놀라운 혁신에 대한 기술 이야기이자 천재적인 마케팅에 대한 비즈니스 이야기, 인간의 육체와 정신이 충돌하는 생리학 및 철학 이야기이기도 하다.

그리고 이는 우리의 가정을 재고하게끔 한다. 마약 경제는 더 이상 생산자와 딜러에게만 이익이 되는 것이 아니다. 오늘날에는 우편물을 배달하고, 인터넷 알고리즘을 프로그래밍하고, 화학 실험실에서 의약품을 설계하고, 제약 회사 화장실에서 변기를 닦는 무고한 사람들도 마약 경제에 관여한다.

무엇보다도 이 문제는 고삐 풀린 글로벌 자본주의에 대한 이야기다. 세계 경제가 성장하는 것과 같은 이유, 즉 통신·인터넷 기술·운송 속도의 향상, 무역 장벽 완화, 그리고 더 높은 수익률에 대한 끊임없는 압박을 바탕으로 신종 마약 거래는 지금도 성장하고 있다. 이는 시장과 공급망이 멀리 떨어져 있어 각기 다른 관할권을 지닌 현지 주체들에 의해 이루어지므로, 글로벌 자본주의를 통제하기 어렵다면, 신종 마약 거래를 통제하는 건 거의 불가능에 가까운 일이다.

1부

새로운 약물

1장

아편에서 펜타닐까지

미국인들은 건국 이래로 아편류[1]를 사용해 왔고 또 남용해 왔다. 미국 역사의 대부분 동안 사용 가능했던 몇 안 되는 약제 중 하나인 아편은 독립전쟁 당시 군인에게 투여했던 것을 비롯해 배앓이하는 아기, 죽어 가는 노인 등 거의 모든 사람에게 제공되었다. 아편 오남용은 이전 세기에 더욱 흔했다. 특히 부상자를 진정시키기 위해 모르핀을 사용했던 남북전쟁 이후 더욱 심각해졌는데, 사실 '군인병'은 아편류 중독을 설명하기 위해 만들어진 말이다. 20세기 초에는 시어스-로벅 카탈로그(미국의 거대 유통업체인 시어스-로벅에서 우편 주문을 통해 상품을 판매하기 위해 발행한 카탈로그 - 옮긴이)에서도 아편을 구입할 수 있을 정도였다. 마침내 1908년, 시어도어 루스벨트 대통령은 아편 위원장을 임명했다. 한편, 영국은 산업 혁명 기간 동안 아편 문제로 황폐화되었으며, 무역 적자를 메우고자 동인도회사를 통해 중국에 아편을 대량으로 공급하여

---

1   일반적으로, 아편류는 모르핀과 같이 아편 양귀비에서 자연적으로 추출한 약물을 말하며, 오피오이드는 펜타닐과 같이 실험실에서 합성으로 만들어진 유사한 화학 물질을 의미한다.

두 차례의 전쟁을 일으킨 바 있다.

그러나 아편류나 다른 어떤 마약도 펜타닐처럼 해마다 많은 사람의 목숨을 앗아간 경우는 없었다. 펜타닐 유행이 생겨나기 전, 오피오이드 위기 사태는 1980년 〈뉴잉글랜드 의학저널*New England Journal of Medicine*〉에 실린 한 편의 짧은 서신letter에서 촉발되었다. 허셸 직이라는 의사와 그의 대학원생 제인 포터가 쓴 이 서신에는 오피오이드 계열 마약을 투여받은 환자 수천 명의 증례가 실렸는데, 이들은 단 4명의 환자만 중독되었고, 그중 심각한 경우는 한 명뿐이었다고 주장했다. 그들은 또한 이렇게 덧붙였다. "우리는 병원에서 마약류가 광범위하게 사용되고 있음에도 불구하고 과거에 중독된 적이 없는 환자가 중독되는 경우는 드물다는 결론에 도달했다."

그러나 위의 문장은 전체 내용 중 일부에 불과하며, 포괄적인 기술이 아니다. 소량을 복용한 데다 의사가 면밀히 관찰한 환자만을 대상으로 한 것으로, 매우 강력한 처방약 여러 개를 받아 간 외래 환자는 연구의 대상이 아니었기 때문이다. 그럼에도 불구하고 이 서신은 큰 영향을 미쳤다. 학계에서는 600여 건의 연구에서 이 서신을 인용했고, 제품을 홍보하는 의사와 제약 회사도 이를 참고했다.

한편 1990년대 미국 의료계에는 또 하나의 거대한 변화의 바람이 불고 있었다. 환자를 보다 인도적으로 치료하려는 열망이 퍼진 것이다. 전통적으로 의사는 환자를 치료할 때 체온, 호흡수, 혈압, 맥박수 등 네 가지 '바이탈 사인vital sign(활력 징후)'을 중요시했다. 하지만 1990년대 중반 미국 통증학회에서는 통증을 새로운 '다섯 번째 바이탈 사인'으로 간주하자고 요구했다. 이로 인해 이전에는 중독성이 있다는 이유로 오피오이드 처방을 주저했던 의사들은 직-포터 서신을 근거로 오피오이드가 실제로 안전하다면 환자를 고통에 방치해서는 안 된다고 생각을 바꾸게 되었다. 보스턴의 통증 전문의 너새니얼 카츠는 『드림랜드: 미국의 아편류 유행에 관한 진실*Dreamland: The True Tale Of America's Opiate Epidemic*』에서 저자 샘 퀴노네스에게 "오피오이드가 안전하다는 사실을 사람들에게 알려 세상의 고통을 치료하는 것은 우리의 신성한 사명이었습니다"라고 말하며 새로운 통념이 자리 잡게 된 과정을 설명했다. "중독에 대한 모든 소문은 잘못된 걸로 여겨졌습니다. … 심지어 제 전임의 시절 지도교수님은 '통증이 쾌감을 흡수하기 때문에 아편류에 중독될 수 없다'고 말하기도 했어요."

적극적인 오피오이드 처방으로 환자의 통증을 줄여줘야 한다는 이 새로운 관점 덕분에 옥시콘틴의 소유주인 새클러 가문은 억만장자가 되었다. 옥시콘틴이 개발되기 훨씬 전부터 닥터 아서 새클러는 제약 광고 분야의 선구자였다. 1952년 아서는 그의 형제 레이먼드, 모티머와 함께 회사를 인수했고, 이 회사는 나중에 퍼듀 파마*Purdue Pharma*가 되었다. 광고와 제약이라는 본질적으로 상충 관계에 있는 두 분야를 접목한 퍼듀는 1996년 옥시콘틴을 시장에 출시하면서 고용량의 오피오이드 옥시코돈을 함유한 서방형 제제(콘틴*contin*은 '지속적*continuous*'이라는 뜻이다)의 장점을 선전했다. 회사의 주장에 따르면, 옥시콘틴은 약효가 12시간 지속되므로 하루 두 알만 복용하면 되고(이는 다른 진통제보다 적은 양이다) 중독은 극히 드물었다.

퍼듀는 수백 명의 영업 사원을 배치해 의사들을 포섭하고, 만보계, 헤드기어, 심지어 옥시콘틴의 브랜드 음악인 '스윙 이즈 얼라이브*Swing Is*

Alive'가 실린 CD를 무료로 나눠주는 등 대대적인 마케팅 공세를 펼쳤다. 또한 의사들을 휴양지로 초대해 '통증 관리 세미나'를 열었는데, 1996년 이 행사에 참석한 의사들은 그렇지 않은 의사보다 옥시콘틴을 처방한 비율이 두 배 이상 높았다. 내부 보고서에 따르면 원래 옥시콘틴은 암 환자에게 사용하도록 홍보되었지만, 회사는 그 시장이 너무 작다고 판단했다. 다양한 만성 질환을 앓고 있는 환자에게도 이 약을 판매할 수 있다면, 최대 약 2억 6000만 달러로 추정한 연간 매출이 13억 달러까지 가능할 것으로 보았다. 실제로 1996년 5000만 달러에 불과했던 매출은 2000년이 되자 10억 달러 이상으로 증가했다. 옥시코돈이 미국에서 가장 많이 처방되는 약물이 된 것이다.

그러나 약효가 반나절 내내 지속되지 않고 몇 시간 일찍 사라지면서 많은 환자들이 금단 증상을 경험하기 시작했다. 퍼듀의 영업 사원은 의사에게 옥시콘틴 복용 환자의 1% 미만이 중독될 것이라고 말했지만, 1999년 퍼듀의 자체 연구에 따르면 그 비율은 13%에 달했다.

오남용이 만연했다. 사람들은 더 빨리 취하기 위해 '힐빌리 헤로인hillbilly heroin'(힐빌리는 미국의 시골 지역 저소득층을 비하하는 용어로, 옥시콘틴은 헤로인보다 저렴하고 구하기 쉽기 때문에 가난과 약물 중독이 만연한 미국의 시골에서 널리 퍼졌다 - 옮긴이)으로 알려진 알약을 가루로 분쇄해 코로 흡입하거나 주사액으로 만들어 투여했다. 일부는 마약 딜러가 되어 옥시콘틴을 판매했는데, 길거리에서 거래되는 옥시콘틴의 가격은 1mg당 1달러로, 80mg짜리 알약이 80달러에 팔렸다.

옥시콘틴을 지시대로 복용하다가 문제가 생긴 경우도 있었다. 무릎 수술이나 치과 치료 후 회복 중이거나 류마티스 관절염과 같은 만성 통증 질환을 안고 사는 환자들이 일시적인 통증 완화 효과를 얻었지만 처방받은 약을 모두 복용하고 나자 약에 중독된 것이다. 사람들은 더 많은 약을 구하기 위해 '닥터 쇼핑'을 시도했고, 그렇게 할 수 없거나 약을 살 돈이 없는 사람들은 일회 복용량이 5달러 정도로 저렴한 헤로인으로 눈을 돌렸다. 그들은 어느새 헤로인 딜러를 만나기 위해 시내 우범 지역을 정기적으로 드나들고 있었다.

이것은 복잡한 문제다. 옥시콘틴 및 기타 오피오이드 의약품을 합법적으로 사용하는 대다수 사용자는 의도한 효과를 얻는다. 반면, 옥시코돈 과다 복용으로 사망하는 사람들은 대개 의사가 아닌 암시장에서 약을 구입한다. 그럼에도 불구하고 브랜다이스대학교의 오피오이드 정책 연구 공동 책임자인 앤드류 콜로드니에 따르면, 퍼듀는 미국의 오피오이드 위기에 대한 책임에서 '가장 큰 몫'을 차지하고 있다. "오피오이드의 처방 추세를 보면 1996년부터 본격적으로 증가하기 시작했습니다." 1996년은 옥시콘틴이 출시된 해다. "우연이 아니에요. 퍼듀는 그때부터 의료계에 다각적인 캠페인을 시작했습니다. 위험성에 대해 잘못된 정보를 제공한 거죠." 옥시콘틴의 남용 가능성을 축소한 혐의로 유죄 판결을 받은 퍼듀는 2007년 6억 달러의 벌금을 지불했다. 그러나 이 금액은 그동안 벌어들인 수십억 달러와 앞으로도 계속 벌어들일 수익을 고려하면 미미한 액수였다. 회사 직원 중 징역형을 선고받은 사람도 없었다. 당시 펜실베이니아주 상원의원이었던 알렌 스펙터는 여기에 문제를 제기했다. 그는 상원 청문회에서 "벌금형이 선고되는 경우가 종종 있는데, 이는 범죄 행위에 대한 비싼 면허증이라고 생각합니다"라고 말했다. "이 사건에도 해당되는지는 모르겠습니다만, 징역형은 억제력이 있는 반면 벌금형은 그렇지 않습니다."

2010년, 퍼듀는 으깨서 주사할 수 없는 새로운 버전의 옥시콘틴을 출시했다. 회사는 이 제품이 남용을 막는 데 도움이 되리라 믿었고, 미국식품의약국Food and Drug Administration, FDA도 동의했다. 그러나 이 새로운 제제는 오피오이드 위기를 오히려 악화시켰다. 2015년 연구에서 세인트루이스 워싱턴대학교 병원 정신과 의사들은 새로운 버전의 옥시콘틴에 중독되어 치료를 받은 244명을 인터뷰했다. 이 연구에 따르면 많은 사람들이 상습적 옥시콘틴 복용을 중단했지만 3분의 1 정도는 다른 약물로 전환한 것으로 나타났고, 그중 70퍼센트는 헤로인을 복용하기 시작했다. 한편 2010년대 초에는 처방약을 구하기가 어려워졌는데, 2018년 캘리포니아대학교 샌프란시스코캠퍼스의 연구에 따르면 이러한 상황은 헤로인 부족과 함께 미국에서 펜타닐 사용을 가속화했을 가능성이 높다(연구진은 펜타닐의 증가는 특이한 사례라고 지적했다. 펜타닐을 원해서가 아니라, 금단 증상을 두려워하는 사람들이 다른 오피오이드를 구할 수 없어서 펜타닐을 사용했기 때문이다. 이를 보여주는 한 가지 예로, 스맥[메스암페타민], 위드[마리화나], 몰리[MDMA] 등 대부분의 마약은 길거리에서 흔히 불리는 별명이 있지만 펜타닐은 그렇지 않다).

비난의 대부분은 퍼듀에게 쏟아졌지만, DEA는 비교적 덜 알려진 제약 회사인 말린크로트Mallinckrodt가 2006년부터 2014년까지 다른 어떤 곳보다 많은 360억 개의 오피오이드 알약을 제조한 사실을 밝혀냈다. 〈워싱턴 포스트Washington Post〉는 이 회사의 국내 영업 이사인 빅터 보렐리가 고객에게 이 알약이 "도리토스와 똑같다"고 말한 사실을 집중 조명했다.

"많이 복용하세요. 더 많이 만들면 되니까요." 그는 이렇게 말했다.

처방용 펜타닐 스프레이인 서브시스Subsys를 제조하는 인시스 테라퓨틱스Insys Therapeutics에 대한 기소도 제기되었다. 의사에게 뇌물을 주고 서브시스를 처방하게 한 혐의였다(의사를 포함해 일부는 유죄 판결을 받았다). 서브시스는 원래 암 환자에게만 승인된 약이었지만, 의사들은 리베이트를 받은 대가로 경미한 질병에도 이 약을 처방했다. 2013년 내부 고발자 소송에서 마리아 구즈만이라는 전 인시스 영업 사원은 회사가 의사들에게 스톡옵션, 사격 여행, 호화 만찬을 제공했으며 심지어 '서브시스 처방을 대가로 한 성접대'도 있었다고 진술했다. 존스홉킨스 공중보건 연구원들이 입수한 문서에 따르면, FDA는 암 진단을 받지 않은 환자에게 서브시스를 비롯한 펜타닐 제제를 처방하는 의사 리스트를 확보하고 있었지만, 이러한 행태를 막기 위한 조치는 거의 취하지 않았다.

위기가 고조되는 동안 대중의 레이더망을 피해 활동한 카디널 헬스Cardinal Health, 아메리소스버겐AmerisourceBergen, 맥케슨McKesson 같은 의약품 유통업체는 알약 공장pill mill(마약성 진통제를 과도하게 처방해 중독 문제를 야기하는 병의원을 지칭하는 말 - 옮긴이)을 운영하는 부패한 의사들의 막대한 오피오이드 처방 주문량을 채웠다. 예를 들어, 웨스트버지니아의 작은 마을 커밋(인구 400명)에 있는 한 약국에는 2년 동안 900만 개의 하이드로코돈 처방이 접수되었다. 2017년, 텔레비전 뉴스 프로그램인 〈60분60 Minutes〉과 〈워싱턴 포스트〉는 이러한 관행을 보도하며 의회가 어떻게 이를 허용하고 심지어 장려했는지 폭로했다. 내부 고발자인 전 DEA 전환통제과장 조 라나지시가 폭로한 바에 의하면, 2016년 버락

오바마 대통령이 서명한 '환자 접근성 보장 및 효과적인 마약 단속법'으로 인해 DEA가 의심스러운 마약 유통업체의 오피오이드 배송을 차단하기가 더 어려워졌다. 이 법안은 조사 발표 당시 트럼프 정부의 백악관 산하 마약통제정책국장 후보였던 펜실베이니아주 하원의원 톰 마리노가 지지한 법안이었다. 그는 사퇴했다.

오바마는 의회가 토론 없이 신속하게 승인한 이 법안이 그렇게까지 파괴적인 결과를 초래할 것이라는 사실을 알고 있었을까? 아니다. 2017년 10월 〈워싱턴 포스트〉 기사는 이렇게 결론지었다. "이 법의 진정한 파급 효과를 아는 의원은 거의 없었다." 〈워싱턴 포스트〉는 백악관 역시 알지 못했다고 판단했다. 그럼에도 불구하고, 2019년 〈워싱턴 포스트〉의 분석에 따르면, 오바마 행정부는 펜타닐 사태가 발생했을 때 이를 막기 위한 조치를 충분히 취하지 않았다.

퍼듀를 비롯해 오피오이드를 제조하는 제약 회사와 유통업체를 포함한 공급망에 속한 기업들은 미국 법무부의 지원을 받은 주, 도시 및 기타 단체가 제기한 대규모 소송에 직면하고 있다. 이들 단체가 요구하는 것은, 흡연이 건강에 미친 악영향에 대처하는 데 필요한 비용을 보전하기 위해 담배 회사가 주 정부에 매년 수십억 달러를 지불하고 관련 마케팅을 제한하도록 만든 1998년의 합의와 유사한 것이다.

플로리다주는 오피오이드 판매에 관여했다는 이유로 미국 최대 약국 체인인 월그린과 CVS도 소송 대상에 포함했으며, 오클라호마주는 존슨앤드존슨이 자회사 얀센을 통한 펜타닐 판매를 포함해 이번 사태에서 어떤 역할을 했는지 조사하고 있다.

2010년대 중반이 되면서 미국에서 처방약으로 인한 사망자 수는 감소하기 시작했다. 그러나 미시시피주 하원 의료보험위원회 부위원장인 조엘 봄가는 "처방약 과다 복용으로부터 한 사람의 생명을 구할 때마다 헤로인과 펜타닐로 전환해 사망하는 사람이 네 명 더 발생합니다"라고 말했다.

많은 경우 펜타닐은 헤로인과 혼합해 사용되지만, 유명 브랜드 처방약과 똑같이 생긴 알약으로 제조되는 경우가 점차 늘어나고 있다. 미국 전역의 주택과 아파트를 급습한 결과, 특수 압착기를 사용해 펜타닐 분말을 알약으로 만드는 작업장이 대거 적발되었다. 마약과 기계는 모두 중국에서 구입한 것이었다. 이런 식으로 시간당 수천 개의 알약이 제조되는 데다, 이들은 알약에 옥시콘틴 또는 퍼코셋Percocet 로고를 찍어 진짜 약과 구별할 수 없게 만든다. 이런 방식은 빠르게 확산되고 있다. 2017년, DEA는 애리조나주에서만 12만 개 이상의 펜타닐 알약을 압수했다.

2019년 DEA 보고서에 따르면 압수된 위조 처방약 4개 중 1개 이상에 치명적 용량의 펜타닐이 함유되어 있었다. 이러한 가짜 약에 함유된 용량은 매우 다양하다. 알약 두 개의 펜타닐 함량이 10배나 차이 나는 경우도 있다. 경찰에서는 이러한 위조 약품을 가수 프린스의 사망 원인으로 보고 있는데, 그의 자택에서 발견된 100여 개의 흰색 알약은 바이코딘과 똑같이 생겼지만 실제로는 펜타닐이 들어 있었다. 프린스는 자신이 진품이 아닌 약물을 복용하고 있다는 사실을 깨닫지 못했을 수도 있다. 그 이후로 톰 페티와 래퍼 릴 핍, 맥 밀러, 렉시 알리자이 등 다른 음악계 스타들도 펜타닐로 인해 잇달아 사망했다. 이들 사건의 대부분은 펜타닐이 혼합된 가짜 약이 원인인 것으로 보인다.

코카인에도 펜타닐이 몰래 첨가되기도 한다. 2000년부터 10년 동안 미국에서 코카인 과다 복용으로 인한 사망자는 약 4000명에서 7000명 사이를 유지했다. 그러나 이 수치는 이후 10년 동안 급증해 2017년에는 1만 4000명을 넘어섰다. 펜타닐이 그 원인 중 하나다. 코카인 생산량이 사상 최고치를 기록하면서 시장에 코카인이 넘쳐나고 있지만 이는 순수한 코카인이 아니다. 코카인과 펜타닐은 모두 백색 분말이기 때문에 쉽게 혼합될 수 있으며, 때로는 펜타닐이 같은 공간에서 준비되는 코카인 소포를 '오염'시키는 경우도 있다. 2016년에는 코카인 과다 복용으로 인한 사망자 5명 중 2명이 펜타닐과 관련된 것으로 나타났는데, 이러한 양상은 백인보다 코카인 과다 복용으로 사망할 확률이 거의 두 배나 높은 아프리카계 미국인에게 더 심각한 영향을 미친다.

2016년 뉴욕시에서는 치명적인 약물 과다 복용으로 인한 사망자 중 3분의 1 이상이 펜타닐과 코카인을 함께 복용한 것으로 나타났다. 2017년 말 매사추세츠주에서는 펜타닐과 함께 사용되는 코카인이 펜타닐이 첨가된 헤로인보다 더 많은 사람을 죽게 했고, 오하이오주에서는 코뿔소와 코끼리를 진정시키는 데 사용되며 펜타닐보다 100배 더 강력한 진정제인 카펜타닐이 코카인에 혼합되기도 했다. 2018년 7월 CDC의 로버트 레드필드 주니어 소장은 서른일곱 살 된 아들이 펜타닐이 섞인 코카인으로 인해 거의 죽을 뻔했다고 밝혔다. 2018년 12월에는 바인Vine과 HQ 트리비아HQ Trivia의 공동 설립자 콜린 크롤이 사망한 채 발견되었는데, 부검 결과 헤로인, 코카인, 펜타닐, 플루오로이소부티릴이라는 펜타닐 유사체가 검출되었다. 펜타닐의 급속한 성장은 기호용 사용자에서 심각한 중독에 빠진 사용자까지, 모두를 심각한 위험에 빠뜨렸다. 최근까지만 해도 파티에서 마약을 투여한 젊은이들이 감수해야 하는 위험은 기껏해야 숙취 정도였다. 그러나 이제 암시장에서 파는 알약이나 분말에는 치사량의 펜타닐이 함유되었을 수 있다.

2장

폴 얀센

오래전부터 인류는 신을 숭배하고, 희열을 느끼고, 죽은 자와 소통하고, 치유하고, 문제를 회피하고, 권태로움에서 벗어나고, 예술을 창조하고, 내면의 모험을 떠나기 위해 자연에서 향정신성 화학 물질을 탐구해 왔다. 처음에는 버섯이나 페요테 선인장, 나팔꽃 씨앗을 먹고, 코카coca 잎과 카트khat 잎을 씹고, 나무 담배를 흡입하고, 대마초, 아편, 심지어 두꺼비의 독을 피우고, 포도와 보리를 발효시키고, 담뱃잎을 말리고, 잎을 우려내고, 콩을 볶는 등 생물에서 직접 이러한 화학 물질을 섭취했다.

역사적으로 사람들이 쾌감을 얻기 위해 사용해 온 화합물은 소수에 불과했다. 하지만 지난 100여 년 동안 인류는 실험실에서 활성 화학 물질을 합성하고 화학 구조를 조작해 새로운 약물을 발명하는 방법을 터득했다. 2010년대에 들어서자 이러한 약물의 수는 기하급수적으로 증가하기 시작했다. 컴퓨터 활용 능력만 있으면 몇 년 전만 해도 존재하지 않았던 수백 가지의 향정신성 화합물을 얻을 수 있게 된 것이다.

유럽 마약·마약중독감시센터European Monitoring Centre for Drugs and Drug Addiction, EMCDDA에 따르면, 1997년부터 2010년 사이에 거래된 신종 불

법 약물의 종류는 150개에 이른다. 그 후 불과 3년 동안 150개가 더 등장했고 이후 몇 년 동안 100개의 새로운 화학 물질이 추가되었는데, 특히 합성 카나비노이드가 주종을 이루었다.

이러한 약물은 놀랍도록 강력할 뿐만 아니라 새로운 방식으로 인체에 영향을 끼친다. 하지만 이들 약물이 갑자기 생겨난 것은 아니다. 실제로 많은 약물은 우리 조상들이 수천 년 동안 사용해온 것과 동일한 천연 화학 물질에서 파생된 것이다. 예를 들어 펜타닐은 신종 마약이지만, 그 전신인 양귀비는 적어도 메소포타미아 시대부터 사용(및 남용)되어 왔다.

그러나 펜타닐의 역사는 한 사람에게서 기원한다. 바로 폴 얀센이다.

벨기에 출신의 화학자 얀센은 고대 그리스어로 호메로스를 인용할 정도로 천재적인 인물이었다. 제2차 세계대전 중에는 나치의 점령에도 불구하고 벨기에 나무르에 있는 대학에 몰래 등록해 화학을 비롯한 과학 과목을 공부했으며, 스물두 살이 되던 1948년에는 맨해튼 체스 클럽에서 열린 체스 경기에서 상대를 이기고 미국 여행 경비를 마련하기도 했다. 얀센은 의약품 개발로 가장 잘 알려져 있다. 그는 평생 동안 펜타닐을 포함해 약 80개의 신약을 개발했는데, 한 전기 작가는 그를 '역사상 가장 많은 약을 개발한 의약품 발명가'라고 칭했다.

얀센은 1926년 벨기에의 작은 마을 투른호우트에서 태어났다. 그의 여동생은 네 살 때 결핵성 수막염으로 사망했는데, 지금은 항생제로 치료할 수 있는 질환이지만 당시에는 치료가 불가능했다. 고등학생이었던 얀센은 여동생의 죽음을 가슴 아파했고, 이를 계기로 의사의 길을 택했다. 얀센은 가정의학과 의사였던 아버지의 가르침을 받았다. 20세기 초반 얀센의 아버지는 장기 추출물이나 강장제 등 당시 구할 수 있던 약 대신 위약을 환자에게 투여했다. 폴 얀센은 훗날 이렇게 회고했다. "아버지의 진료는 절대적으로 옳았다. 물론 인슐린, 심장 배당체 cardiac glycosides(심장의 수축력을 증가시키는 약물 ‒ 옮긴이), 아스피린, 모르핀도 있었지만 다른 대부분의 약물은 득보다 실이 많다고 해도 과언이 아니기 때문이다." 얀센의 아버지는 직접 제약 회사를 설립해 항생제를 판매했고(페니실린이 발견된 이후였다), 기존 약물을 조합해 자체 약품도 생산했다. 하지만 당시 화학과 의학을 전공하던 젊고 조숙한 얀센에게 회사의 성공은 별다른 감명을 주지 못했다.

"그럼 네가 직접 더 나은 걸 만들어 보는 게 어떻겠니?" 아버지는 얀센의 도전 의식을 자극했다.

스물여섯 살이 되던 해, 아버지에게 연구비와 실험 공간을 지원받은 얀센은 새로운 화학 물질을 개발하기 시작했다.

얀센은 오래된 화학 물질에 새로운 상표를 붙이는 데에는 관심이 없었다. 그는 실제로 사람들이 나아졌다고 느끼게 하고 특허를 받을 수 있는 신약을 만들고 싶었다. 얀센은 그 비결이 화학 구조 실험에 있다는 사실을 깨달았다. 노벨상을 수상한 독일 의과학자 폴 에를리히의 연구를 바탕으로, 얀센은 이미 알려진 약물의 화학 조성을 조금만 바꿔도 인체에 완전히 새로운 방식으로 영향을 미치는 약물을 만들 수 있다는 사실을 알게 되었다.

1년 후인 1953년, 폴 얀센은 자신의 회사인 얀센 제약Janssen Pharmaceutica을 설립하고 아버지 소유의 건물 3층에서 업무를 시작했다. "처음에는 컴퓨터는커녕 간단한 계산을 할 수 있는 계산기조차 없었습니다." 얀센은 회고했다. "우리는 아침 일찍 투른호우트의 정육점에서 갓 도축한 토끼의 내장 조각을 수거해 간단한 검사를 실시하는 방식으로 비용을 절감했습니다."

시작은 미미했지만 회사는 생리통 완화에 사용되는 암부세타마이드ambucetamide라는 약물을 발견해 큰 성공을 거두었다. 얀센은 설사 치료제인 로페라마이드loperamide를 비롯해 정신의학, 진균학, 기생충학 분야에서 주요 치료제로 사용되는 화학 물질도 발명했다. 회사의 상승세에 박차를 가하기 위해 그는 정치적 격변기 이후 독립과 식민 통치의 종식을 맞게 된 벨기에령 콩고에서 벨기에 출신의 유명 과학자들을 영입했다. 회사의 규모가 커졌지만 그는 여전히 새로운 화학 물질을 만드는 데 몰두했으며 직원들은 그를 닥터 폴이라 불렀다. 그는 말 그대로 분자에 대한 백일몽을 꾸었다. 노벨 생리의학상 수상자인 킹스칼리지 런던의 제임스 블랙 경은 이렇게 회고했다. "그는 회의가 지루할 때면 머릿속으로 새로운 화합물을 끄적이며 위안을 얻곤 했죠."

이러한 새로운 화학 물질 중 하나가 1959년 얀센과 그의 팀이 페티딘pethidine이라는 진통제의 화학 구조를 실험하며 처음 합성한 펜타닐이다. 얀센은 당시 최고의 진통제였던 모르핀의 대안을 찾고자 했다.

양귀비의 수지에서 추출되는 모르핀은 19세기 초 독일의 약사 프리드리히 제르튀르너가 화학적으로 분리해, 그리스 신화에 등장하는 꿈의 신 모르페우스의 이름을 따서 명명했다. 얀센은 펜타닐을 비롯한 여러 화합물의 효과를 테스트하기 위해 실험용 쥐를 가열판에 올려놓고 서서히 열을 높여 반응을 측정했다.

펜타닐은 얀센 제약에 큰 수익을 안겨주었다. 의사들은 작용 기전을 토대로 펜타닐이 모르핀보다 우수하다는 사실을 알게 되었다. 펜타닐은 모르핀과 마찬가지로 뇌의 수용체(오늘날 이는 '뮤' 수용체라 불린다)와 결합해 통증을 완화한다. 하지만 펜타닐은 효과가 더 빨리 나타나고 훨씬 강력했으며 메스꺼움을 유발할 가능성이 적었다. 훗날 얀센은 이렇게 기록했다. "펜타닐 덕분에 처음으로 장시간 수술이 가능해졌다. 이는 후속 약물과 함께 수술실의 혁명을 예고했다. 펜타닐과 그 유사체인 수펜타닐이 없었다면 오늘날 시행되는 개심 수술open-heart surgery은 불가능했을 것이다."

이 약물은 획기적인 발견이었으며, 이후 전 세계에서 가장 널리 사용되는 마취제가 되었다. 얀센 제약은 1961년 미국의 거대 기업인 존슨앤드존슨에 인수되었고, 폴 얀센은 이 회사에서 계속 일하면서 유사체라 불리는 다른 유형의 펜타닐을 개발하는 임무를 맡았다. 그러나 펜타닐은 개발 초기부터 잠재적 중독 위험성이 드러났고, 1964년 유엔 협약에 따라 국제적인 통제하에 놓이게 되었다. 이에 따라 1971년 미국과 영국을 비롯한 여러 국가가 펜타닐의 오락적 사용을 금지하는 조치를 취했다. 실제로 많은 사람들에게 펜타닐이 가져다주는 쾌감은 거부하기 어려울 정도로 강했다. "펜타닐은 좋은 의약품이지만 나쁜 마약이기도 합니다." 유엔마약범죄사무소의 실험실 및 과학 부문 책임자인 저스티스 테티는 이렇게 말했다. "통증 완화 효과는 뛰어나지만 남용하기 쉽고 단기간에 의존 상태에 빠질 수 있기 때문이죠."

펜타닐은 유럽에서 진통제로 빠르게 성공했다. 그러나 1960년대에는 미국 식품의약국에 의해 미국 내 판매가 거의 차단되었다. 펜실베이니아대학교 마취과 교수인 로버트 드립스는 펜타닐의 뛰어난 효능이 남용으로 이어질 수 있다고 믿어 펜타닐 승인에 반대하는 목소리를 높였지만, 폴 얀센의 로비를 받고 결국 타협안에 동의했다. 펜타닐을 사용할 수 있도록 하되, 펜타닐의 유해한 영향을 완화하는 것으로 여겨지는 드로페리돌(이 역시 얀센이 특허를 보유한 진정제이다)로 희석한 경우에만 허용하기로 한 것이다. 이들은 드로페리돌과 펜타닐을 50 대 1로 섞으면 오락용으로 복용할 경우 '기분 나쁘게 취하기' 때문에 남용될 가능성이 낮다는 데 의견 일치를 보았다. 1968년 FDA는 이 조합을 승인했다. 펜타닐의 성공으로 얀센의 수익이 증가하자 폴 얀센과 그의 동료들은 다른 여러 펜타닐 유사체를 개발했다. 그중 일부는 판매용 의약품으로 전환되지 못했지만(예를 들어 알파-메틸펜타닐), 장시간 수술에 사용되는 수펜타닐과 지금까지 상업적으로 만들어진 펜타닐 유사체 중 가장 강력한 동물용 의약품인 카펜타닐을 포함한 다른 펜타닐 유사체는 시장에 출시되었다.

1970년대 말, 캘리포니아 오렌지 카운티에서 약물 과다 복용으로 두 건의 사망 사건이 발생했다. 헤로인 투약 기구와 시신에서 발견된 상처로 미루어 볼 때 두 사람 모두 헤로인을 투여한 것으로 보였지만, 기이하게도 부검 결과 어떠한 약물도 발견되지 않았다. 얼마 지나지 않아 오렌지 카운티에서는 비슷하게 사망한 사람이 6명 더 발생했고, 이후 12명이 추가로 목숨을 잃었다.

같은 시기에 경찰은 길거리에서 신종 마약인 차이나 화이트China

White를 발견하기 시작했다. 딜러들은 옅은 색을 띤 이 약물이 동아시아 또는 동남아시아에서 생산되는 최고급 헤로인이라고 선전했다. "아편 중독자에게 차이나 화이트는 일종의 판타지와 같다." 샌프란시스코의 하이트-애쉬베리 무료 클리닉 소장인 대릴 이나바는 미국 해군 의학 보고서에서 이렇게 말했다. 그러나 차이나 화이트에는 헤로인이 전혀 들어 있지 않았고, 그것은 판타지가 아니라 악몽이었다. 분석 결과, 차이나 화이트에는 아시아산 순수 헤로인 대신 펜타닐 유사체인 알파-메틸펜타닐이라는 물질이 함유된 것으로 밝혀졌다.

이 화학 물질은 얀센 제약에서 합성한 적이 있지만 의료용 제품으로 개발되지는 않았다. 차이나 화이트의 출처는 여전히 미스터리로 남아있다. 아마도 얀센 과학자들이 발표한 과학 문헌에서 제조법을 빼낸 악덕 화학자들이 약물을 만든 것으로 추정된다. 하지만 압수 수색을 당한 차이나 화이트 제조 시설이나 체포된 사람은 전혀 없었다. 유명한 사이키델릭 화학자이자 마약 전문가인 알렉산더 '사샤' 슐긴을 비롯해 많은 이들의 추측이 난무했다. "중국이 전쟁 무기로 사용할 초강력 펜타닐 유사체를 개발하고 있었던 게 아닐까? 상상의 나래를 펴 보자." 1997년 슐긴은 이렇게 썼다. "어쩌면 중국은 신약 초기의 인체 실험을 위해 2등 시민(캘리포니아의 마약 중독자)을 기니피그로 사용하고 있었을지도 모른다." 한편, 자체적으로 펜타닐 문제가 발생했던 러시아의 과학자들도 의심의 대상이었다.

차이나 화이트는 일대 전환점을 상징한다. 이미 의료 시장에 나와 있는 약물을 단순히 복제한 것이 아니라, 악덕 화학자가 새롭게 합성한 최초의 대중적 불법 약물이었기 때문이다. 즉, 알파-메틸펜타닐은 K2,

스파이스, '배스 솔트', 그리고 이 책에서 다루는 다른 모든 물질을 포함하는 새로운 향정신성 물질의 긴 목록 중 첫 번째 물질이었다. 이들은 신종 향정신성 물질 또는 NPS라고 불리기 전에는 다른 이름으로 불렸다. 바로 디자이너 약물이다.

알파-메틸펜타닐을 차이나 화이트라고 부른 것은 선망하는 유형의 헤로인을 연상시키는 영리한 마케팅이었다. 그러나 이 약물의 차별화에 진정으로 도움이 된 것은 이것이 합법이라는 사실이었다. 1971년 이후, 2급 마약인 펜타닐을 오락용으로 사용하는 것은 불법이 되었다.[1] 반면, 알파-메틸펜타닐은 화학적으로 펜타닐과 거의 같았는데, 여기서 중요한 것은 '거의' 같았다는, 다시 말해 완전히 동일하지 않았다는 사실이다. 알파-메틸펜타닐은 고유의 분자 구조를 가지고 있었고, 따라서 경찰은 전혀 손을 쓸 수 없었다. "쇼핑백에 가득 담아 들고 돌아다녀도 아무런 조치를 취할 수 없었습니다." 캘리포니아주 마약 프로그램 부서의 로버트 J. 로버튼 국장이 말했다.

알파-메틸펜타닐의 뒤를 이어 새로운 펜타닐 변종이 등장했다. 1980년대 초, 캘리포니아에서는 헤로인이 아닌 다른 마약 사용자에 대한 우려스러운 보고가 나왔다. 1982년 조지 카릴로라는 남성이 거의 움직이지 못하는 상태로 산호세 병원에 실려 왔는데, 일주일 후에는 그의 여자 친구 후아니타 로페즈도 파킨슨병 환자에서 보이는 것과 유사한 경직, 마비 등의 증상을 호소하며 병원을 찾았다. 이 둘은 파킨슨병

---

1   DEA에 따르면, 1급 마약은 '현재 의학적으로 허용된 용도가 없고 남용 가능성이 높다.' 반면, 2급 마약은 '남용 가능성이 높으며 사용 시 심각한 심리적 또는 신체적 의존성을 유발할 수 있다.'

으로 진단되기에는 너무 어렸다. 얼마 지나지 않아 비슷한 증상을 보이는 다른 피해자들도 나타났다. 이들의 증상은 그들이 주사로 투여했던 MPPP라는 새로운 오피오이드 때문인 것으로 밝혀졌다. 이 물질은 헤로인을 모방할 목적으로 설계되었지만, 잘못 합성되는 바람에 끔찍한 부작용을 초래하는 다른 물질, 즉 MPTP가 만들어진 것이다. 이 이야기에는 그나마 한 가지 긍정적인 측면이 있다. 피해자들에 대한 연구 과정에서 새롭게 발견된 사실이 파킨슨병 연구의 발전으로 이어졌기 때문이다.

DEA가 새로운 약물을 규제하는 데에는 6개월이 소요되었는데, 그때가 되면 거리에는 또 다른 새로운 유사체가 유행했다. 결국 1984년, 의회는 DEA에 긴급 규제 권한을 부여해 마약을 즉시 금지할 수 있도록 했다. 그러나 이조차도 새로운 펜타닐 유사체를 막기에 충분하지 않았고, 이제 신종 마약은 DEA의 귀에 들어가기도 전에 사람들의 목숨을 앗아가기 시작했다.

그 결과 미국 정부는 아직 존재조차 하지 않던 마약을 규제하기 시작했다. 1986년 로널드 레이건 대통령이 비준한 연방유사체법Federal Analogue Act이 제정되었다. 이 법은 특히 펜타닐과 디자이너 마약 및 NPS로 알려지게 된 약물을 대상으로 했는데, 효과나 구조 면에서 1급 또는 2급 향정신성 약물과 '실질적으로 유사'하다고 간주되는 모든 약물을 등장과 동시에 바로 불법으로 규정했다.

그러나 '실질적으로 유사한' 물질을 금지하는 것은 쉽지 않은 일이었다. 화학 물질의 구조가 비슷하다고 해서 인체에 동일한 방식으로 영향을 미친다는 의미는 아니며, 실제로 그 효과는 크게 다를 수 있다. 또한 이 법은 향정신성 물질을 대상으로 하지만 무엇이 향정신성 물질인지는 논란의 여지가 있다. 진한 커피 한 잔은 다량의 초콜릿이나 설탕과 마찬가지로 강력한 영향을 미칠 수 있기 때문이다[2].

미국 연방유사체법은 유사체 약물 제조업자를 기소할 때 여전히 적용되지만, 이 법이 강력한 억제 효과를 발휘했다는 증거는 거의 없다. 실제로 이 법이 제정된 이후 미국인들이 소비하는 새로운 유사체 약물의 수는 오히려 급증했다. 대부분의 NPS는 중국에서 제조되는데, 중국에는 자체 유사체법이 없기 때문에 마약이 발견되면 개별적으로 금지해야 한다(1961년, 1971년, 1988년에 세 건의 유엔 국제 마약 조약이 체결되었다. 중국, 러시아, 미국을 비롯한 대부분의 강대국이 서명했으며, 이 조약 역시 유사체법 없이 동일한 방식으로 운영된다). 2019년 중국은 모든 펜타닐 유사체에 대한 금지 조치를 발표했지만, 그전까지 이러한 신종 마약은 중국에서 완전히 합법적으로 제조 및 수출되었다.

미국은 유사체법이 없는 스웨덴과 같은 국가만큼이나 신종 마약에 취약한 것으로 보인다. 스웨덴은 사이클로프로필펜타닐, 아크릴펜타

---

2   영국은 30년 후인 2016년 한 걸음 더 나아가 의약품, 알코올, 담배, 카페인을 제외하고 사람을 흥분시키는 모든 것을 금지하는 향정신성 물질법Psychoactive Substances Act을 제정했다. 이 법안의 목적은 헤드 숍에서 합법적으로 판매되던 합성 카나비노이드와 엑스터시 모조품과 같은 '합법적 향정신제legal highs'를 퇴치하는 것이었지만, 이 법안은 예상치 못한 파급 효과를 가져왔다. 영국 국교회와 가톨릭 교회는 미사 중에 향을 사용하는 것만으로도 기소될 수 있다고 우려했고, 향정신성을 명확히 정의하기가 어려워 법 집행에 문제가 생길 수 있다는 이유로 법안 시행이 지연되었다. 결국 이 법안은 매장 진열대에서 '합법적 향정신제'를 제거하는 데 성공했지만, 장기적인 파급 효과는 아직 완전히 파악되지 않았다.

닐, 아세틸펜타닐 등 위험한 유사체로 인해 큰 피해를 보았지만, 미국은 펜타닐보다 100배, 헤로인보다 5000배 더 강력한 동물용 진정제인 카펜타닐로 인해 특히 큰 타격을 입었다. 2016년 7월부터 2017년 6월까지, 오하이오주에서만 카펜타닐로 인해 1100명이 넘게 사망했다.

오늘날 입법 기관과 악덕 화학자 사이에서 벌어지는 끝없는 추격전에 대해 줄리안 '시드니' 피체(슬로베니아 류블랴나 출신의 신약 전문가)는 악덕 화학자들은 신종 마약에 대한 탐욕이 엄청나기 때문에 수단과 방법을 가리지 않을 거라고 경고한다. "좋은 조합은 오래전에 사라졌습니다. 새로운 제품을 찾는 그들의 접근 방식은 '처음 세 번 사용해서 치명적이지 않다면 무엇이든 괜찮다'는 식입니다. 문자 그대로 3주 전에 처음으로 분자가 합성되었기 때문에 사용자와 연구자 모두 어떤 정보도 얻기 어렵습니다."

1980년대 중반만 해도 이러한 유형의 '합성 헤로인'이 유행병이 될지 아니면 그냥 사라질지 분명하지 않았다. 캘리포니아대학교 데이비스캠퍼스 약리학 교수인 게리 헨더슨은 차이나 화이트의 화학적 불순물을 연구한 결과 화학자 한 사람의 소행이라는 결론을 내렸다. 그는 1985년, 저널리스트 잭 셰이퍼에게 이렇게 말했다. "아마도 그 사람은 수백만 회 투여분에 해당하는 몇 g의 약물을 만든 다음 그만 뒀을 겁니다."

헨더슨은 의사들이 약물 과다 복용 환자의 혈액 샘플에서 이상한 점을 발견하면 찾는 과학자였고, DEA에서도 알 수 없는 화학 물질이 발견되면 그에게 자문을 구했다. 그는 이미 수년간 펜타닐을 연구해 왔으며, 그의 실험실에서는 소변에서 펜타닐의 흔적이 검출된 경주마를 대상으로 펜타닐이 어떻게 사용되었는지를 집중적으로 연구했다. 헨더슨은 펜타닐을 식별하는 기술을 개발하고자 노력했고 화학적 조작 가능성을 비롯한 약물의 특성을 파악하기 시작했다. "아마도 수백 개는 될 겁니다." 그는 펜타닐 유사체를 몇 개나 만들 수 있겠느냐는 질문에 이렇게 답했다. "아니면 수천 개일 수도 있고요."

헨더슨은 펜타닐뿐만 아니라 NPS 전반의 공포를 예측하는 데에도 선구자였다. 그는 1985년 7월 미국 상원 예산위원회에서 놀라울 정도로 선견지명이 있는 발언을 했다. "누군가 컴퓨터를 이용해 화학 문헌을 검색하며 합성할 신약을 찾고 있는 와중에 우리는 여전히 프렌치 커넥션*The French Connection*(프랑스에서 밀반입되는 헤로인 운송을 저지하는 뉴욕시 마약반 형사들의 활약상을 그린 1971년 영화 – 옮긴이) 재방송을 보고 있는 셈이죠." 그는 디자이너 약물이라는 용어를 만들었는데, 이를 '약물의 향정신성 특성은 그대로 유지하면서 기소를 피하기 위해 분자 구조를 변형한 물질'이라고 정의했다. 그리고 일반적인 화학 물질로 합성되기도 하는 디자이너 약물이 매력적이고 이국적인 이름으로 교묘하게 판매된다고 했다. 그의 1988년 논문 '디자이너 약물: 과거 역사와 미래 전망*Designer Drugs: Past History and Future Prospects*'은 NPS 화학의 미래뿐만 아니라 법 집행에 미치는 영향까지 정확하게 추측한 예언서라 할 수 있다. 그는 논문에서 이렇게 말했다. "미래의 남용 약물은 식물성 제품이 아닌 합성 물질이 될 가능성이 높다. 매우 강력한 약물 1g을 한 곳에서 합성해 전 세계 유통 장소로 운반한 다음 수천, 수백만 회 투여분으로 제조할 수 있다. … 이 정도 소량의 약물이 유통되는 것을 막기는 매우 어려울 것이다. … 실제로 아편, 코카, 마리화나와 같은 천연 물질의 유통을 줄이고 이들이 약물로 전환되는 것을 막는 데 성공하더라도, 이는 강력한 합성 대체품 개발만 자극할 뿐이다."

3장

모스크바 무장 인질극

1989년, 실베스터 스탤론과 커트 러셀이 개성 넘치는 마약 수사관으로 출연한 경찰 액션 코미디 〈탱고와 캐시*Tango & Cash*〉가 개봉했다. 이 영화는 호평을 받지는 못했지만, 1991년 초 미국 북동부에서 사람들의 목숨을 앗아가기 시작한 새로운 펜타닐 제품명에 영감을 불어넣었다. 사망자 중에는 뉴욕시, 뉴저지의 뉴어크와 패터슨, 코네티컷의 하트퍼드에 거주하는 주민들이 포함되어 있었다. '탱고와 캐시'라는 마약의 대부분은 브롱크스 138번가와 브룩 애비뉴 인근의 노천 마약 시장에서 나온 것으로 보였는데, 지역 일간지 〈하트퍼드 쿠란트*Hartford Courant*〉는 이곳이 '북동부 주변 도시의 딜러들을 대상으로 한 일종의 지역 도매상'이라고 설명했다. 응급 구조대원 스티븐 하베슨은 하트퍼드에서 약물 과다 복용 신고가 갑자기 급격히 증가했다고 회상했다. 오피오이드 해독제인 나르칸이 비강 스프레이로 출시되기 전에는 응급 구조대원들이 정맥에 직접 주사했다. 그는 "당시 헤로인 사용자 중 상당수는 만약의 경우에 응급 구조대원이 주삿바늘을 꽂을 수 있도록 정맥을 남겨두곤 했어요"라고 말했다. 1991년 2월 2일부터 시작된 주말 동안 탱고와 캐시로 인해 12명이 사망했고, 과다 복용한 사람은 100명이 넘었다.

〈뉴욕 타임스〉는 헤로인의 독성을 잘 알면서도 이 약물에 탐닉한 39세의 헤로인 중독자 리치의 말을 인용했다. "누군가가 과다 복용했다는 소식을 들었을 때 중독자가 가장 먼저 하는 질문은 '어디서 구했냐'는 것입니다. 그들 역시 그 약물을 찾고 싶기 때문이죠."

죽음은 계속되었다. 1991~1992년까지 북동부 지역에서는 '차이나 화이트'라고도 불리는 이 신종 펜타닐로 인해 126명이 사망했다. 사망자 중 20명 이상이 필라델피아 출신이었다. 〈볼티모어 선*Baltimore Sun*〉은 "필라델피아 마약 중독자 중 일부는 너무 빨리 사망해 주사기가 팔에 여전히 박혀 있었다"라고 보도했다. 탱고와 캐시 배치 일부에서는 1981년에 이미 규제 약물이 된 알파-메틸펜타닐도 발견되었다(당시 뉴스 보도에서는 관련 약물이 펜타닐인지 아니면 알파-메틸펜타닐과 같은 펜타닐 유사체인지 명확하게 구분하지 않았으므로 이후 본문에서는 두 경우 모두에 대해 펜타닐이라는 용어를 사용했다).

거의 2년 동안 경찰은 마약의 출처를 찾는 데 어려움을 겪었다. 그러던 중 1992년 12월, 보스턴의 마약상 크리스토퍼 모스카티엘로에게서 귀중한 단서를 얻었다. 그는 캔자스주 위치타의 한 공급업자가 펜타닐 과다 복용으로 거의 죽을 뻔했다는 사실을 고객에게 언급했는데, 모스카티엘로는 몰랐지만 그 고객은 사실 DEA 요원이었다.

당시 미국 중서부 지역에서는 펜타닐로 인한 사망 사고가 발생하지 않았다. 따라서 캔자스는 펜타닐 실험실이 자리할 법한 곳으로 보이지 않았지만 DEA는 제보를 추적하기 시작했다. 그 결과 문제의 공급업자가 동부와 연관이 있는 것으로 밝혀졌다. 조셉 마티에라는 피츠버그 사업가였다. 1992년 8월, 911 신고를 받고 출동한 구급대원들은 위치타 인근 창고 건물에서 펜타닐을 과다 복용한 채 쓰러져 있는 마티에를 발견했다. 1993년 2월, DEA는 마티에의 실험실이 펜타닐을 제조하는 국내 유일의 시설이라는 혐의로 그를 체포하고 실험실을 압수 수색했다. DEA는 이 약물을 '마약계의 연쇄 살인마'라고 불렀다.

마티에의 파트너이자 마약 제조자인 조지 마쿼트도 함께 체포되었다. 마쿼트는 평범한 불법 화학자가 아니라 기이할 정도로 철학적이고 지적인 화학 신동이었다. 한 DEA 요원은 나중에 그를 '미국 마약 제조 역사상 가장 뛰어난 불법 화학자'라고 칭했다.

어릴 적 마쿼트는 'LSD에 취한 쥐가 고양이를 쫓는 마약 퇴치 영화'에 매료되었다. 그는 운전면허를 취득할 나이가 되기도 전에 친구와 함께 헤로인을 만들었고, 위스콘신대학교 연구실에서 일한 뒤에는(그는 이곳 연구실 장비를 빼돌리기도 했다) 밀워키대학교 물리학 강사로 채용되기 위해 원자력위원회Atomic Energy Commission 위원인 것처럼 행세하며 이력서에 허위 경력을 추가하기도 했다. 계략은 성공했다.

마쿼트는 화학 물질을 식별하는 데 사용하는 복잡한 실험 장비인 질량 분석기를 혼자서 제작할 정도로 명석했지만, 보수가 넉넉하지 못한 학계를 떠나 마약 제조가가 되었다. 하지만 그는 화학의 마법에 진정으로 매료되었고 이타적인 면모도 지니고 있었다. 한때 그는 에이즈 환자를 위해 비밀리에 AZT(1987년 최초로 에이즈 치료에 사용된 약물 – 옮긴이)를 합성하기도 했다. 그러나 마쿼트는 마약으로 이름을 날리면서 위험한 지하 세계로 점점 더 깊이 빠져들었고, 〈브레이킹 배드Breaking Bad〉 시리즈의 월터 화이트가 가졌던 것과 비슷한 믿음, 즉 자신이 우수한 제품을 만들기 때문에 마약왕들이 자신을 죽이지 않을 거라는 믿음을 바탕으로 대담하게 행동했다. 그는 1978년 오클라호마 마약 제조소에서 적발되어 수감 생활을 하던 중 펜타닐에 대해 처음 알게 되었고, 출소하자마자 조사를 시작해 마침내 펜타닐을 생산했다. "법의학 문헌을 광적으로 읽었어요." 그가 말했다. "〈경찰 과학 초록*Police Science Abstracts*〉과 같은 출판물도 읽었고, 문헌에서 찾을 수 있는 펜타닐에 관한 모든 것을 조사했죠. 그리고 이 사람들이 무엇을 잘못했는지 신중하게 고민했습니다." 그는 한 번에 여러 배치를 제조하는 데 일주일 이상을 할애했으며, 다양한 종류의 펜타닐을 만들어 여러 실험실에서 생산된 것처럼 보이게 함으로써 당국을 혼란스럽게 만들려고 했다.

그러나 DEA는 126명의 북동부 희생자의 사망 원인이 마쿼트와 마티에의 연구실에 있다고 믿었고, 마쿼트는 펜타닐을 유통하고 제조한 혐의로 기소되었다. 그는 즉시 자신의 범죄를 자백했다. "굳이 거짓말을 할 생각은 없어요. 게임이 끝나면 그냥 끝인 겁니다. 이런 결과를 감당할 수 없다면 평범한 직업을 선택했어야죠." 마쿼트의 약물로 사망한 사람은 애초에 생각했던 것보다 많은 200~300명 정도로 추정된다. 그는 22년 동안 복역한 후 2015년에 출소했다.

마쿼트는 이제 펜타닐에서 완전히 손을 뗐다고 맹세했지만 후회하는 기색은 거의 보이지 않았다. "순진하거나 마약 투여 경험이 없는 사람들에게 약물을 공급했다고 생각하진 않아요." 그가 말했다. "죄책감이 들지는 않습니다. 그들은 원래 그런 사람들이니까요. 저도 원래 이런 사람이고요. 모두 범죄자일 뿐이죠."

책임에 대한 도덕적 논의는 대학 소속의 합법적인 과학자들을 고려하면 더욱 복잡해진다. 그들 역시 마쿼트와 마찬가지로 펜타닐을 제조했기 때문이다. 과학자들은 의학 연구를 발전시키고 궁극적으로는 통증으로 고통받는 사람들에게 도움이 될 새로운 화학 물질에 대한 특허를 얻고자 했다. 이러한 이유로 대부분의 사람들은 그들의 의도를 선의로 해석한다. 때로 금전적 유혹에 빠지고, 자신도 모르게 악덕 화학자들이 그들의 연구를 악용할 수 있는 길을 열어주더라도 말이다.

대표적인 사례로 미시시피대학교 의화학과 교수인 토마스 라일리가 특허를 취득한 3-메틸펜타닐3-methylfentanyl이라는 펜타닐 유사체를 들수 있다. 라일리는 폴 얀센의 오리지널 펜타닐을 바탕으로 3-메틸펜타닐을 개발했는데, 3-메틸펜타닐이 펜타닐의 강력한 통증 완화 특성은 유지하면서 위험한 특성은 제거해 의약품으로 널리 사용되기를 바랐다. 1973년, 그는 두 명의 공동 연구자와 함께 쥐를 대상으로 3-메틸펜타닐을 연구한 논문을 발표했지만 결과는 기대했던 것과 달랐다. 3-메틸펜타닐은 시판되지 않았고 라일리는 이 약물로 한 푼도 벌지 못했다.

그러나 3-메틸펜타닐은 중독자들 사이에서 큰 인기를 끌었다. 1980년대 후반 이 약물은 펜실베이니아 서부에서 18명의 목숨을 앗아갔다. 탱고와 캐시보다 앞서 발생한 이 사건은 1980년대 초 캘리포니아에서 일어난 약물 과다 복용 사건 이후 처음 발생한 펜타닐 관련 주요 사망 사건이었다.

그로부터 10여 년 후 모스크바에서 발생한 무장 인질극의 중심에도 3-메틸펜타닐이 있었다. 2002년 10월 23일, 러시아 역사상 가장 비싼 제작비를 투입해 만든 뮤지컬 '노르드-오스트Nord-Ost(북동부)' 공연을 보기 위해 수많은 관중이 볼 베어링 공장을 개조해 만든 공연장에 모여들었다. 하지만 수십 명의 체첸 반군이 시설을 장악하고 800여 명의 관객을 인질로 잡은 다음 러시아와 체첸 간의 전쟁이 즉시 종료되지 않으면 이들을 죽이겠다고 위협하면서 공연은 갑작스럽게 중단되었다. 대치 상태는 며칠 동안 지속되었고, 10월 26일 러시아 보안 경찰은 강제 진압을 시도하기 전 납치범들을 기절시키기 위해 건물 안으로 회색 에어로졸 가스를 분사했다. 납치범들은 사살되었지만 며칠 동안 음식과 물을 먹지 못해 이미 쇠약해진 인질 120여 명도 함께 사망했으며, 일부는 병원으로 이송되는 도중에 숨을 거두었다.

당국은 처음에 어떤 화학 물질이 사용되었는지 밝히지 않았지만, 얼마 후 러시아 보건부 장관과 러시아 신문은 해당 물질이 3-메틸펜타닐이었다고 발표했다. 이후 생존자들의 의복을 분석한 결과 카펜타닐을 비롯한 여러 약물이 혼합된 물질이었을 가능성이 제기되었다.

러시아는 사용된 가스가 치명적이지 않으며 반군과 민간인 모두를 잠들게 하려는 의도였다고 주장했다. 일부에서는 인질 대부분을 구한 러시아의 노력을 칭찬했지만, 많은 국제 전문가들은 이 공격이 국제 조약을 위반했을 뿐만 아니라 허술한 과학에 근거한 일종의 화학전이라고 비판했다.

하버드대학교 생물학 교수인 맷 메셀슨은 "많은 사람을 잠들게 하려면 그중 상당수는 목숨을 잃게 됩니다. 의학적 관점에서 그걸 피할수 있는 방법은 없습니다"라고 말했다. "의학에서는 환자를 한 명씩 대합니다. 환자가 언제 잠들었는지 확인할 수 있고, 밸브를 조절하는 당신의 손이 심하게 떨리지 않는다면 아마도 환자를 죽이지는 않겠죠. 하지만 군사적 목표는 다릅니다. 전체 인원의 50%도, 70%도 아닌 100% 를 재워야 하고, 그것도 신속하게 해야 해요. 이를 효과적이면서 안전 하게 수행할 방법은 없습니다." 전문가들은 펜타닐이 소량으로도 큰 피 해를 입힐 수 있다는 점에서, 특히 테러리스트에 의한 대규모 공격에 사용될 가능성에 대해 지속적으로 우려를 표시한다. 2019년 1월, 매사 추세츠주 상원의원 에드 마키는 국무부와 국방부에 서한을 보내 미국 인을 표적으로 하는 이러한 공격 가능성에 대해 경고했다. "제가 알기 로 현재 펜타닐의 위협에 대응할 수 있는 전략은 존재하지 않습니다."

1988년 국제 조약에 따라 3-메틸펜타닐은 규제 약물로 지정되어 전 세계 대부분의 국가에서 사실상 불법화되었다. 그러나 이 약물은 2000년대 초반부터 에스토니아를 비롯한 동유럽 및 북유럽 국가에서 거리의 마약으로 유행하기 시작했다. 구소련의 작은 위성 국가였던 에 스토니아는 빠른 경제 성장을 이룩했지만 이미 헤로인 문제가 심각했 다. 하지만 2000년 탈레반이 아프가니스탄에서 양귀비 재배를 금지한 이후 헤로인 공급이 줄어들자, 에스토니아와 국경을 맞대고 있는 러시 아에서 펜타닐과 3-메틸펜타닐이 유입되었고 이들 약물이 유행하기 시작했다. 그 후 10년 동안 에스토니아에서 펜타닐과 3-메틸펜타닐 과 다 복용으로 사망한 사람은 1000명이 넘었다. 인구가 130만 명에 불과 한 나라에서 놀라운 수치가 아닐 수 없다.

헤로인 공급이 재개되었지만 에스토니아에서 펜타닐과 3-메틸펜 타닐로 인한 폐해는 계속되었다. "딜러들은 헤로인보다 펜타닐이 운반 하고 포장하기가 더 쉽다는 사실을 알고 있으므로 펜타닐 중심으로 시장을 엄격하게 통제합니다. 마약 사용자들은 헤로인을 선호한다고 말하지만, 에스토니아 시장에서는 딜러들이 이를 허용하지 않아요." 에스토니아 국립 보건 개발 연구소의 전염병 및 약물 남용 예방 부서 책임자인 알요나 쿠르바토바는 이렇게 설명했다.

2016년 연구에 따르면 에스토니아는 세계에서 약물 과다 복용으로 인한 사망자 수가 가장 많이 증가한 국가다. 에스토니아에 펜타닐과 3-메틸펜타닐이 정착한 것은 2위인 미국에 대한 경고로 작용한다. 위기가 정점을 찍었다는 희망에도 불구하고 전문가들은 펜타닐과 그 유사체가 이제 막 확산하기 시작했을 수 있다고 본다. 펜타닐은 다른 국가에서도 유행병으로 자리 잡을 조심을 보인다. 호주에서는 2017년 펜타닐을 비롯한 합성 오피오이드로 인해 232명의 사망자가 발생했으며, 그 수는 급증하고 있는 것으로 추정된다. 유엔마약범죄사무소의 보고에 따르면, 호주에서 불법 펜타닐을 사용하는 가장 일반적인 방법은 경피용 패치와 같은 의약품에서 약물을 추출하는 것으로 보이며 이는 독일에서도 마찬가지이다. 유럽의 펜타닐 문제는 북미보다 심각하지 않지만, 사망자가 급격히 증가하고 있는 것은 이 위기가 다른 유럽 국가에 비해 다크 웹에서 펜타닐을 가장 많이 구매하는 영국으로도 확산될 수 있음을 의미한다.

한편, 일부 국가에서는 펜타닐 유사체가 위기를 촉발했다. 2016년 스웨덴에서는 아크릴펜타닐과 관련해 43명의 사망자가 발생했는데, 이 물질은 1980년대 과학 문헌에서 논의된 적이 있었지만 사람을 죽이기 시작할 때까지 스웨덴에서는 알려지지 않았다. 2017년에는 사이클로프로필펜타닐로 인해 70명 이상의 사망자가 발생했다. 이제 유사체 덕분에 펜타닐은 헤로인을 제치고 스웨덴에서 가장 많이 사용되는 죽음의 약물로 부상했다. 이 펜타닐 유사체들은 거의 전적으로 중국에서 인터넷을 통해 판매된다.

다른 유럽 및 동유럽 국가에도 중국산 펜타닐이 유입되기 시작했지만 이는 상당히 최근의 현상이다. 몇 년 전까지만 해도 유럽에서는 펜타닐을 약국에서 훔치거나 병원 폐기물로 버려진 패치에서 채취하는 등의 방법으로 현지에서 조달하거나 러시아 및 동구권 이웃 국가에서 수입했다.

역시 중국에서 대량의 엑스터시와 합성 카나비노이드를 수입하는 러시아에서도 헤로인 및 '배스 솔트' 등의 약물로 인한 공중 보건 문제가 광범위하게 발생하고 있다. 또한 러시아에는 거대한 사이코너트 커뮤니티가 있는데, 이곳의 회원들은 새로운 약물을 만들고는 인터넷 게시판에서 이에 관해 의견을 주고받는다. 러시아는 데이터 수집이 제대로 이루어지지 않기 때문에 펜타닐 중독이 얼마나 만연해 있는지 가늠하기 어렵다. 그러나 러시아가 합법 또는 불법으로 오랫동안 합성 마약을 생산해 왔다는 사실에는 의심할 여지가 없다. 소련이 해체되기 전에는 군대를 위해 펜타닐을 생산했다. 유럽 마약·마약중독감시센터의 루멘 세데포프는 "펜타닐은 소련군 구급상자에 진통제로 포함되어 있었습니다"라고 말했다. "소련 붕괴 후 리투아니아를 비롯한 여러 나라에 펜타닐이 대량 비축되어 있었고, 그중 많은 양이 유럽으로 유입되어 불법 시장에서 판매된 것으로 추정됩니다. 이것이 유럽에서 펜타닐 유행의 확산을 촉진했을 수 있습니다." LSD 제조 및 유통을 공모한 혐의로 현재 종신형을 선고받고 복역 중인 LSD 화학자 윌리엄 레너드 피카드는 하버드대학교 케네디 행정대학원 재학 시절인 1990년대에 러시아 펜타닐 유행에 대해 연구했다. 그는 아제르바이잔에서 마피아가 운영하는 실험실을 찾아냈는데, 그곳에서는 러시아 화학 올림피아드 우승자 출신의 화학자들이 3-메틸펜타닐을 포함한 펜타닐을 합성하고 있었다. 그들은 투옥되었지만 그는 과거 소련에 고용되었다가 실직한 다른 화학자들이 펜타닐을 국경 너머로 퍼뜨릴 수 있다고 우려한다.

펜타닐 유사체인 3-메틸펜타닐은 의약품으로 사용된 적이 없다. 사람을 죽이는 길거리 펜타닐의 종류를 확인하기 위해 소량의 샘플이 필요한 국립 법의학 연구소를 제외한다면 누구도 합법적으로 이 물질을 소유할 이유가 없다. 그럼에도 불구하고 수많은 중국 실험실에서는 불법적인 용도로 3-메틸펜타닐을 제조하고 있다.

3-메틸펜타닐은 수천 명의 목숨을 앗아갔지만, 이 약을 발명한 토마스 라일리는 2005년에 사망했기 때문에 그 여파를 알지 못했을 것이다. 그의 미망인 필리스 라일리는 그가 이 약이 불법적으로 사용되었다는 사실을 몰랐다고 생각한다. 그의 전 동료이자 미시시피대학교 약리학 교수로 재직했다가 퇴임한 마빈 윌슨은 대니 B. 헤일, 라일리와 함께 1973년 〈약학 저널Journal of Pharmaceutical Science〉에 게재된 3-메틸펜타닐에 관한 논문의 공동 저자였다. 윌슨은 마약 판매상들이 이 논문을 통해 3-메틸펜타닐에 대해 알게 되었을 수 있다고 인정했다. 1980년 〈뉴욕 타임스〉에 실린 관련 기사에서는 다음과 같이 보도했다. "DEA 소속 화학자들은 유능한 화학자라면 누구나 논문에 실린 라일리 박사의 설명을 읽고 이 물질을 만들 수 있을 거라고 생각한다." 윌슨은 마약의 남

용 가능성에 대해서는 크게 우려하지 않았다고 회상했다. "워낙 강력했기 때문에 당시에는 약물이 남용되지 않을 거라고 생각했어요. 그렇게 되면 너무 위험할 거고, 소량만으로도 인체에 심각한 영향을 미칠 테니까요. 신종 헤로인이라고 생각하지는 않았죠."

합법적인 의과학과 불법 약물 화학 사이의 대립은 NPS가 확산하면서 전면에 부각되었다. 펜타닐뿐만 아니라 치명적인 환각제, 합성 카나비노이드, 가짜 엑스터시, 기타 흥분제 모두 연구실에서 시작되었다. 학자들은 합법적인 과학적 창조물이 남용의 영역으로 넘어가는 것을 막으려면 과학을 억압하는 수밖에 없다고 말하지만, 이러한 추세에 분노한 일부 약물 과다 복용 피해자 가족들은 약물을 개발한 과학자들에게 책임을 물어야 한다고 요구한다.

"우리 과학자들은 남용을 유발하는 수용체와 진통제와 관련된 수용체를 아직 구별하지 못했습니다." 윌슨은 한탄했다. "이것이 바로 문제입니다. 과학자들이 지식을 전달하면 사람들은 그 지식을 다양한 방식으로 사용합니다. 어떤 것은 유익하지만 어떤 것은 그렇지 않죠. 그렇다고 과학적 탐구를 계속하지 않는 것은 분명 인류에게도 바람직한 선택이 아닐 겁니다."

펜타닐의 유행 가능성을 과소평가한 사람은 마빈 윌슨과 그의 동료들만이 아니었다. 의료진부터 일류 과학자까지 다양한 전문가들은 펜타닐이 엄청나게 강력하고 중독성이 강하다는 사실을 알고 있었지만, 이렇게까지 사람들을 장악하리라고는 예상하지 못했다. 불과 얼마 전인 2015년에도 DEA는 펜타닐의 잠재력을 과소평가했다. DEA는 그해의 마약 남용 동향에 관한 국가 마약 위험 평가*National Drug Threat Assessment* 개요에서 다음과 같이 기술했다. "펜타닐이 비밀리에 생산되는 현재 상황이 지속되는 한 이 약물은 여전히 위협이 되겠지만, 오피오이드 시장의 상당 부분을 차지할 가능성은 낮다. 펜타닐은 사망률이 높고 약효가 지속되는 기간이 짧기 때문에 지속 시간이 길고 위험성이 낮은 헤로인에 비해 선호도가 떨어진다."

1년 후, 펜타닐은 헤로인을 제쳤다. 펜타닐은 해마다 미국 역사상 그 어떤 마약보다 많은 미국인의 목숨을 앗아가고 있으며, 점점 더 빠른 속도로 개발 및 판매되고 있는 펜타닐 유사체들은 상황을 더욱 악화시키고 있다. 2012년부터 2016년까지 유엔마약범죄사무소에 17개의 펜타닐 유사체가 보고되었는데, 이 중 일부는 30~40년 전에 발표된 과학 논문에서 찾아낸 정보를 바탕으로 개발된 것이다. 옥펜타닐, 푸라닐펜타닐, 아세틸펜타닐, 부티르펜타닐을 포함한 이들 펜타닐은 시판되는 약물로 출시된 적이 없다. 이러한 화학 물질은 서류상으로만 존재했지만, 오래된 연구에 대한 접근성이 그 어느 때보다 높아진 지금에 와서야 비로소 실체화되었다.

우리는 지금 약리학 교수인 게리 헨더슨이 1988년 논문 '디자이너 약물: 과거 역사와 미래 전망'에서 묘사한 디스토피아적 미래에 살고 있다. 헨더슨의 예측대로 불법 펜타닐 생산은 국제적인 비즈니스가 되었다. 대부분의 NPS와 마찬가지로 불법 펜타닐의 대다수는 중국 마약 실험실에서 만들어진다. 그런 다음 다크 웹을 통해 개인 딜러에게 판매되거나 멕시코 마약 카르텔로 배송되는데, 이들은 이것을 위조 알약으로 만들거나, 헤로인, 코카인 또는 메스암페타민과 혼합하거나, 분말로 포장해 미국으로 반입한다.

헨더슨이 예상하지 못한 것은 다수의 펜타닐 사용자가 자신이 펜타닐을 복용하고 있다는 사실조차 인지하지 못한다는 점이다. 그들은 다른 약을 구입한다고 생각하지만 실제로는 펜타닐이 혼합된 약물을 받으며, 치명적일 수 있는 약물을 자신의 몸속으로 넣었다는 사실을 너무 늦게서야 깨닫게 된다. 오늘날 펜타닐이 섞이지 않은 헤로인은 거의 찾아볼 수 없다. 시날로아의 한 밀매업자는 펜타닐을 언급하며 "요즘에는 '엘 디아블리토El Diablito(작은 악마라는 뜻으로, 대개 펜타닐을 비롯한 합성 오피오이드를 지칭한다 – 옮긴이)'의 품질 때문에 순수 헤로인을 만드는 사람이 거의 없습니다"라고 말했다.

딜러가 자신의 고객을 죽이는 것은 직관에 반하는 것처럼 보일 수 있다.

세인트루이스 카운티 경찰청 마약단속국의 리카르도 프랭클린 형사는 "돈이 더 되니까요"라고 말했다. "물론 더 많은 사람이 죽지요. 하지만 사용자는 죽음에 대해 생각하지 않아요. 누군가가 중독되었다는 소식을 들으면 그 약물이 엄청난 쾌감을 줄 거라고 생각하죠. 친구에게 전하면 그는 다른 친구에게 전하고, 그는 또 다른 친구에서 전하면서 결국은 홍보가 되는 겁니다."

세인트루이스의 전직 펜타닐 딜러였던 잭 샌더스는 "중독자들은 누군가를 죽인 약을 발견하면 그 약으로 몰려들어요"라고 말했다. "그들은 가장 센 걸 원합니다. 대부분의 사람들은 약물에 압도되길 바라죠. 딜러들은 고객을 잃는다고 생각하지 않습니다. 오히려 더 많은 고객을 확보할 수 있다고 생각하는 겁니다."

오늘날 존슨앤드존슨의 자회사 얀센 제약은 펜타닐 제품으로 오직 한 가지, 즉 펜타닐 패치만 생산한다. 듀라제식Duragesic이라는 이름으로 판매되는 이 제품은 암 환자의 만성 통증 완화에 도움이 된다. 1986년 미국에서 특허를 받은 듀라제식은 1990년 FDA로부터 중증 통증 치료제로 승인받았으며, 의료용 펜타닐은 더 이상 드로페리돌로 희석할 필요가 없게 되었다. 2004년에는 전 세계적으로 20억 달러의 매출을 달성하며 블록버스터 약물로 인정받았다. 그러나 옥시콘틴을 제조한 퍼듀 파마와 마찬가지로 얀센 제약은 듀라제식이 다른 오피오이드보다 남용 가능성이 적다고 주장하며 기만적인 마케팅을 펼쳤다. 2000년 FDA는 얀센이 이 패치에 대해 제기한 주장이 "허위이거나 오해의 소지가 있다"고 판단했고, 4년 후 FDA는 이 패치가 다른 오피오이드보다 덜 남용된다는 주장을 '즉시 중단'하라고 회사에 지시했다.

회사의 공식 보도에 따르면, 2006년 특허가 만료된 후 듀라제식의 매출이 감소했고 얀센은 2년 후 마케팅을 중단했다. 하지만 이 패치는 의료기관에서 여전히 사용되며, 다른 제약사에서도 막대 사탕 형태를 포함한 여러 펜타닐 제품을 판매한다. 특히 패치형 제제는 암시장에서 지속적으로 밀매되는데, 예를 들어, 얼마 전 다크 웹 쇼핑몰인 월스트리트 마켓Wall St. Market에서는 BigPoppa7777이라는 판매자가 듀라제식 패치를 개당 100달러에 판매했다.

펜타닐은 북미와 전 세계 지역사회를 황폐화시키고 있지만 여전히 중요한 의약품으로 남아 있다. DEA에 따르면 2015년 의사가 펜타닐을 처방한 건수는 총 650만 건이었으며, 2016년에는 600만 건, 2017년에는 500만 건으로 감소했다. 하지만 여전히 많은 의약품을 생산하는 존슨앤드존슨의 자회사 얀센 제약은 계속해서 번창하고 있고, 현재 전 세계 연구소와 사무실에 근무하는 직원은 4만 명이 넘는다.

폴 얀센은 펜타닐이 초래한 대량 살상을 지켜볼 만큼 오래 살지 못했다. 2003년 일흔일곱 살의 나이로 세상을 떠난 그는 생명을 구한 혁신가로 널리 칭송받았다. 부고 기사에는 중국을 향한 얀센의 열정에 대한 찬사가 이어졌다. 얀센 제약은 중국에 제약 공장을 설립한 최초의 서구 기업이었고, 1993년 폴 얀센은 외국인으로는 최초로 중국에서 명예 제약 박사 학위를 받았다. 얀센 공장은 중국 최초의 황제인 진시황을 사후 세계에서 지키기 위해 함께 묻힌 테라코타 병사(병마용) 발굴 현장과 가까운 산시성에 자리한다. 얀센은 테라코타에 곰팡이가 생겼을 때 피해 상황을 분석하고 자사가 개발한 항진균 스프레이를 제공했으며, 심지어 현장 연구소를 설치하기도 했다. 병마용은 현재 중국에서 가장 인기 있는 관광 명소 중 하나다.

폴 얀센이 오늘날 미국, 캐나다, 에스토니아를 휩쓸고 있는 오피오이드 유행을 알았다면 분명 공포에 떨었을 것이며, 중국 실험실이 전 세계 불법 펜타닐의 대부분을 생산하고 있다는 사실에도 충격을 금치 못했을 것이다. 존슨앤드존슨 대변인 앤드류 휘틀리에 따르면, 미국에서 판매되는 듀라제식 패치는 미국에서 제조되고, 미국 이외 지역에서 판매되는 패치는 벨기에에서 생산되며, 얀센이나 존슨앤드존슨의 규제 대상 의약품 성분 중에 중국에서 만들어지는 것은 전혀 없다.

얀센과 퍼듀를 비롯한 여러 제약 회사는 현재 오피오이드 유행을 조장한 혐의로 미국 전역의 주 정부 및 기타 기관으로부터 소송을 당했지만, 폴 얀센은 여전히 독보적인 의약품 혁신가로 기억된다. 2005년부터 존슨앤드존슨은 그의 이름을 딴 생의학 연구상도 수여한다. 하지만 불법 펜타닐의 확산으로 인해 그의 유산도 달라질 수 있다. 얀센은 학술 콘퍼런스 참석 차 방문한 로마에서 숨을 거둔 그날까지, 고통 완화에 도움이 되는 화학 물질 개발에 관한 연구와 사업에만 평생 매진했다. 얀센은 의학의 힘으로 인류를 이롭게 할 수 있다고 확신했다. 1959년 처음 합성되었을 때만 해도 펜타닐이 이렇게 엄청난 고통을 야기할 줄은 아무도 예측하지 못했다. 마찬가지로 펜타닐이 미국 도심에서 판매되는 값싼 술처럼 흔하면서 훨씬 더 치명적인 마약이 되리라는 것도, 인터넷에 접속할 수 있는 사람이라면 누구나 펜타닐을 집 앞까지 배송받을 수 있게 되리라는 사실도, 아무도 몰랐을 것이다.

4장

사샤 슐긴과 사이키델릭

1986년 제정된 연방유사체법은 과학과 의학 분야에도 영향을 미쳤다. 어떤 사람들은 이 법이 인체를 실험 대상으로 새로운 화학 물질을 연구하는 것을 어렵게 만들어 유익한 치료법과 의약품 개발을 저해한다고 믿었다. 1993년 사샤 슐긴은 "의료 연구 승인을 법 집행 기관인 DEA에 맡기는 것은 어리석고 부적절하며 용납할 수 없는 일"이라고 주장했다.

슐긴을 무시하는 사람도 있었다. 그는 의사가 아니라 화학 물질의 구조를 조작해 새로운 약물을 개발하는 사이키델릭 화학자였기 때문이다. 슐긴은 연구 과정에서 합법성의 경계를 뛰어넘은 전력이 있었고, 연방유사체법이 통과되면서 그의 새로운 결과물 대부분이 원칙적으로 불법이 될 가능성이 높았다. 하지만 슐긴의 연구를 이해하는 사람들은 그가 단순히 사람들을 약에 취하게 하는 방법을 찾는 게 아니라는 사실을 알고 있었다. 그는 약물과 인간의 정신 사이의 관계를 탐구하는 평생의 여정을 이어가고 있었다. 슐긴은 일부 향정신성 물질이 끔찍한 영향을 미칠 수 있다는 점을 알고 있었지만, 또한 많은 물질이 생명을 구하는 약이 될 수 있다고 믿었다.

우주 비행사가 우주 공간으로 항해를 떠나는 것처럼, 사이코너트는 자신의 정신세계로 항해를 떠나 새로 만든 화학 물질, 즉 엄청나게 기분이 좋아지거나 정신을 잃게 만들 수도 있는 이 물질을 테스트한다. 많은 사람들이 자신의 약물 경험을 자랑했고, 일부는 자신에게 돌이킬 수 없는 해를 끼치기도 했다.

여든여덟 살까지 살았으며 사샤라는 이름으로 더 잘 알려진 알렉산더 슐긴은 그중에서도 단연 돋보이는 인물이다. 그는 수천 번의 사이키델릭 여행을 하면서 인간이 한 번도 섭취한 적이 없는 수백 가지 약물을 복용했다. 그중 상당수는 그가 직접 발명한 것이다. 그는 자신의 제조법을 책으로 출판해 언더그라운드 베스트셀러에 등극시키며 대중에게 이들 약물의 복음을 전파했다. 슐긴은 오늘날 우리가 살고 있는 신종 향정신성 물질의 세계를 만드는 데 그 누구보다 크게 이바지했다. 어떤 사람들은 슐긴이 노벨상을 받을 자격이 있다고 생각한다. 하지만 다른 사람들은 그를 감옥에 가두길 원했다.

슐긴은 제2차 세계대전 중 해군에서 복무하던 젊은 시절에 마약에 대해 처음으로 진지하게 생각하기 시작했다. 그는 대서양의 호위 구축함에 승선해 끔찍한 전투를 치렀고, 이후 오랫동안 특별한 활동 없이 배 안에서 지냈다. 슐긴은 무료한 시간을 보내기 위해 두꺼운 화학 교과서를 읽고 그 내용을 암기했다. 1944년에는 엄지손가락 감염으로 영국 리버풀의 군 병원에서 수술을 받게 되었는데, 수술 준비 과정에서 오렌지 주스 한 잔을 건네받고는 그 안에 강력한 진정제가 들어 있다고 생각했다. 그는 곧바로 잠이 들었고 수술 내내 깨지 않았다. 하지만 음료 안에는 진정제가 전혀 들어 있지 않았다는 사실을 나중에 알게 되었다. 그는 이 사건을 계기로, 약물을 복용할 때 일어나는 일은 사람의 마음가짐에 따라 결정된다는 확고한 신념을 가지게 되었다.

슐긴은 캘리포니아대학교 버클리캠퍼스에서 생화학 박사 과정에 있던 1955년에도 이 교훈을 기억했다. 그는 처음으로 메스칼린을 복용한 후 마치 어린아이가 된 것처럼 주변 세상을 바라보는 경험을 했다. 원래 선인장에서 추출한 사이키델릭으로, 당시만 해도 합법적이었던 메스칼린은 놀라운 감각 기억을 불러일으켰다. 그는 다시 궁금해졌다. 이 감각 기억을 불러온 건 약물일까, 아니면 내 마음일까?

"이 놀라운 기억은 극소량의 흰색 고체 물질에 의해 생겨난 것이었지만… 그 기억이 하얀 고체 안에 들어 있었다고는 도저히 말할 수 없다. 내가 인식한 모든 것은 내 기억과 정신의 심연에서 나온 것이었다." 그는 이렇게 썼다.

슐긴은 자신의 소명을 깨달았다. 사이키델릭을 과학적 관점에서 탐구하는 것이었다. 그는 베트남 전쟁에서 살포된 치명적인 제초제 에이전트 오렌지Agent Orange를 만든 다우케미컬에서 일하며 임무에 착수했다. 슐긴은 이 회사에서 근무하는 동안 '달팽이, 민달팽이, 벌레 킬러Snail Slug'n Bug Killer'(포장지에 "정말 효과가 있습니다"라고 쓰여 있었다)라는 이름의 생분해성 살충제를 합성해 엄청난 수익을 올렸고, 그 후 전권을 부여받아 향정신성 약물 구조에 대한 실험을 시작했다. 그는 서반구 원주민들이 수천 년 동안 자연적인 형태로 섭취해 온 물질이자 1918년 실험실에서 최초로 합성된 사이키델릭인 메스칼린 등의 화학 물질을 변형해 새로운 화합물을 만들었다.

슐긴은 약물이야말로 세상에서 가장 위대한 자원인 인간 두뇌의 힘을 활용할 수 있는 가장 효율적인 방법이라고 믿었다. 그는 사이키델릭이 사람들에게 미치는 영향에 대해 연구함으로써 과학, 의학, 정신의학, 예술, 심지어 종교에까지 도움이 되기를 바랐다. 슐긴의 다우케미컬 동료였던 솔로몬 스나이더는 "그는 상사에게 정신병적 증상을 초래할 부작용 우려가 없는 적은 용량으로도 치료 효과가 있을 수 있다고 주장했습니다"라고 말했다.

슐긴은 새로운 화합물을 개발하면 아주 낮은 용량부터 시작해 자신에게 테스트해 보았는데, 간혹 이전에는 경험하지 못한 반응을 얻기도 했다. 사실 이것은 표준적인 과학 연구 프로토콜은 아니다. 그러나 인간을 대상으로 임상시험을 했다면 이는 매우 부적절하고 비윤리적이었을 것이며, 만약 동물을 대상으로 했다 하더라도 어떤 동물도 사이키델릭의 효과를 제대로 설명할 수 없었을 것이다. 슐긴의 약물 테스트는 캘리포니아 라파예트의 베이 에어리어 자택에서 운하를 따라 몇 마일 떨어진 월넛 크리크의 다우케미컬 시설까지 아침 하이킹을 하는 것으로 시작되었다. 회사는 슐긴의 아이디어를 받아들여 그가 개발한 몇 가지 약물에 특허를 내기도 했다. 그중 하나는 DOM이라는 사이키델릭인데, 슐긴은 이 약이 LSD보다 훨씬 더 강력하다는 사실을 깨달았다.

"몸이 중독된 것처럼 떨리고 무력감에서 벗어날 수 없지만 적어도 메스꺼움은 없다." 그는 다소 과한 양의 샘플을 복용한 후 이렇게 썼다. "특별한 음악과 에로틱한 분위기에 판타지까지… 나에게는 조금 지나친 것 같다." 슐긴은 직접 이 약물을 유통하지는 않았지만, 그의 제자 폴 데일리에 따르면 1960년대 중반 또 다른 사이키델릭 화학자 닉 샌드에게 제조 방법을 지도했다고 한다. 샌드는 유명한 오렌지 선샤인Orange Sunshine 브랜드의 LSD 생산 자금을 마련하기 위해 헬스 엔젤스Hell's Angels(1948년 캘리포니아에서 창단된 오토바이 갱단으로, 마약 밀매, 폭력 등 범죄 활동으로 악명이 높다 - 옮긴이)에게 다량의 DOM을 판매했다. 그 과정에서 DOM은 STP(평온serenity, 고요tranquility, 평화peace)로 이름이 바뀌었고, 헬스 엔젤스는 이 약물을 정제로 만들어 배포하기 시작했다.

얼마 지나지 않아 캘리포니아의 LSD 금지 조치에 분노한 수천 명의 사람들이 1967년 1월 14일 샌프란시스코의 골든게이트 공원에 모여 '휴먼 비-인Human Be-In'이라는 이름의 행사를 개최했다. 이 행사는 그해 열린 '사랑의 여름Summer of Love(1967년 여름 샌프란시스코에서 10만여 명의 히피들이 모여 함께한 대규모 문화 퍼포먼스 - 옮긴이)'의 기폭제가 되었다. 그레이트풀 데드와 제퍼슨 에어플레인이 공연을 펼쳤고, 사이키델릭 사상가 티모시 리어리는 군중들에게 "깨어나고, 조화를 이루고, 이탈하라Turn on, tune in, drop out"라고 조언했다. 안타깝게도 헬스 엔젤스가 배포한 정제는 슐긴이 권장한 용량보다 훨씬 많았기 때문에 STP를 복용한 사람들 다수가 응급실에 실려 갔다.

슐긴이 무법천지의 젊은 세대 문화와 연관된 영역에 관여하는 것에 겁을 먹은 다우케미컬은 그에게 자신의 출판물에 회사 이름을 사용하지 말라고 요청했다. 슐긴은 이를 계기로 회사를 완전히 그만두고 버클리 인근의 20에이커(약 2만 5000평) 부지에 있는 자택 옆 연구실에서 혼자 연구하기 시작했다. 그는 이 연구실을 '농장Farm'이라 불렀으며, 이곳에서 연구를 이어가며 명성을 쌓아 마침내 '엑스터시의 대부'로 알려지게 된다.

엑스터시는 오피오이드처럼 사용자를 희열감에 도취되게 하는 마약이 아니다. 메스암페타민처럼 초능력을 부여하는 전형적인 암페타민도 아니며, LSD처럼 세상을 처음 보는 것처럼 바라보게 하는 사이키델릭도 아니다. 이 약물은 위의 세 가지가 결합되어 이성과 감각을 융합해 지고의 행복감을 심어준다. 엑스터시는 일렉트로닉 댄스 뮤직 무대에서 등장해 지역과 문화를 초월하여 주류문화로 침투하면서, 최근 수십 년 동안 세상에서 가장 인기 있는 불법 약물 중 하나가 되었다. 사샤 슐긴은 엑스터시나 MDMA(몰리로 불리기도 한다)라는 약물을 발명하지는 않았지만, 이를 대중화한 공로로 '엑스터시의 대부'라는 칭호를 얻게 되었다.

MDMA는 독일 제약 회사 머크Merck에서 혈액 응고제를 개발하는 과정 중에 탄생했다. 당시 다른 기업에서도 이 분야의 연구를 하고 있었기 때문에 머크는 1912년 말 MDMA에 대한 특허를 냈다. 하지만 머크는 이 약물의 향정신성 효과에 대해서는 전혀 알지 못했다. 이후 수십 년 동안 MDMA에 대한 연구는 거의 이루어지지 않다가 1953년 미 육군이 동물 실험에 MDMA 및 이와 유사한 약물을 사용하기 시작했다. 이 프로그램에 영감을 준 것이 무엇인지, 군대가 찾고 있던 것이 무엇인지는 명확하지 않다. 아마도 자백 유도제truth serum였을 수도 있고, '해피 밤happy bomb'(적을 무력화하지만 죽이지는 않는 화학 무기)이었을 수도 있다. 1960년에는 두 명의 폴란드 과학자가 MDMA 합성에 대한 논문을 발표했으며, 사샤 슐긴은 1965년 다우에서 근무하던 중 MDMA를 처음 합성했다. 슐긴의 접근 방식은 이미 알려진 약물의 구조를 골격으로 삼아 다른 화학 원소를 더하거나 빼면서 흥미로운 물질이 생성되는지 확인하는 것이었다. 슐긴은 MDMA보다 환각 효과가 더 강한 MMDA에

착안해 구조적으로 유사한 약물을 합성한 것으로 보인다. 그러나 슐긴은 엑스터시의 효과를 즉시 깨닫지 못했는데, 이는 아마도 너무 적은 양을 복용했기 때문일 것이다.

제조법이 유출되면서 MDMA는 오락용으로 사용되기 시작했다. 1972년에는 경찰이 시카고 거리에서 MDMA를 발견하기도 했다. 슐긴은 캘리포니아대학교 샌프란시스코캠퍼스 대학원생으로부터 그 효과에 대한 이야기를 들었고, 그 후 이 물질을 재합성하여 자신의 경험을 기록하기 시작하면서 놀라움을 금치 못했다. "몸속이 완전히 깨끗해졌고 순수한 행복감이 몰려왔다. 이렇게 기분이 좋았던 적도, 이런 일이 가능하다고 믿었던 적도 없었다." 그는 이렇게 기록했다. "청결함, 명료함, 내면의 단단한 힘에 대한 경이로움은 다음 날까지 지속되었다. 나는 그 경험의 심오함과 이전에는 느낄 수 없었던 강력함에 압도되었는데, 그저 존재의 상태가 지속적으로 개선될 뿐, 다른 뚜렷한 이유는 없었다."

슐긴은 파티용 마약이 아니라 정신요법의 도구로서 MDMA를 찬양했다. 그는 이 약물이 사람들의 정신에 도움이 될 잠재력이 있다고 믿었다. 1978년 그는 퍼듀대학교의 데이비드 니콜스 교수와 함께 MDMA의 효과를 설명하는 최초의 과학 논문을 공동 집필하며 다음과 같이 기술했다. "본질적으로 이 약물은 쉽게 통제할 수 있으며, 감정적이고 관능적인 색채를 지닌 의식의 변성 상태를 불러일으키는 것으로 보인다." 사이키델릭 연구 분야의 또 다른 저명한 인물인 니콜스는 MDMA를 흥분제 및 사이키델릭과 구별하기 위해 엔탁토젠*entactogen*('유대감이나 감정적 개방감을 생성한다'는 의미)이라는 용어를 만들었다.

MDMA는 두려움에 대한 반응을 조절하는 편도체라는 뇌 부위를 진정시키는 작용을 하므로, 사용자가 고통스러운 경험을 극복하는 데 도움이 될 수 있다. 슐긴은 은퇴한 심리학자인 친구 레오 제프를 비롯한 정신요법 분야의 핵심 인물들에게 MDMA를 소개했는데, 제프는 처음에는 회의적이었지만 MDMA를 사용해 본 후 이내 매료되었다. 제프는 곧바로 은퇴를 번복하고 '수많은 다른 치료사들에게 MDMA를 소개하며 치료에 활용하는 방법을 가르쳤다.'

사랑의 마약love drug(MDMA를 지칭하는 말 – 옮긴이)은 통제가 불가능했다. MDMA는 1980년대에 뉴욕과 샌프란시스코에서 이비자에 이르기까지 댄스 클럽에서 인기를 끌었으며, 처음에는 '엠퍼시Empathy(감정 이입)'와 '아담Adam' 등의 이름으로 불렸는데, 아담은 에덴동산과 같은 순수함을 의미했다. 엑스터시라는 이름은 1980년대 초에 본격적으로 사용되었다. 1984년 〈샌프란시스코 선데이 이그재미너 앤 크로니클San Francisco Sunday Examiner and Chronicle〉 칼럼에 따르면, 이 새로운 '여피 사이키델릭'은 LSD와 달리 '아무것도 가르쳐주지 않고 어디로도 데려다주지 않는다'는 점에서 매력적으로 다가왔다. "이 약물은 단순히 대뇌 피질의 쾌락 중추를 자극하기 위해 고안되었으며, 그 지지자들은 아담을 올더스 헉슬리의 『멋진 신세계Brave New World』에 나오는, 모든 것을 지워주는 행복의 마약인 소마Soma에 비유한다."

엑스터시는 댈러스의 스탁 클럽Starck Club과 같은 핫 플레이스에서 판매되었다. 영수증에는 이렇게 적혀 있었을지도 모른다. "진토닉 2잔, 엑스터시 1정."

한편, 시카고대학교의 연구에서 엑스터시와 유사한 화학 물질인

MDA가 쥐에서 뇌 손상을 유발한다는 사실이 밝혀지자, 1985년 7월 1일 DEA는 이를 근거로 엑스터시를 금지했다. 그러나 논문에는 이 연구의 저자들조차 이러한 조치가 논리의 비약이라는 것을 인정하는 듯 다음과 같이 쓰여 있다. "현재의 연구 결과를 사람에게 적용하는 것은 시기상조이다." 슐긴은 전혀 동요하지 않았지만, 이 새로운 법이 정신요법에 방해가 될 것이라고 주장했다. 실제로 오늘날 엑스터시가 불순물로 가득 차 있다는 점을 고려하면 금지령이 생명을 구했다고 보기는 어렵다. 댄스세이프의 설립자 에마누엘 스페리오스는 "나이트클럽에서 MDMA가 합법적으로 판매되던 시절에는 사망자가 한 명도 없었습니다"라고 말했다. "아무도 죽지 않았다고요!"

아이러니하게도 사샤 슐긴은 예상보다 그의 작업에 관대했던 DEA와 수년간 특별한 관계를 유지했다. 심지어 DEA는 그에게 1급 마약을 취급할 수 있는 면허를 이례적으로 부여했고, 그는 20년 이상 이를 유지했다. DEA는 오락용 화학 물질에 대한 이해를 넓히기 위해 그의 도움을 받았고, 1988년에 출간된 그의 저서『규제 물질: 연방 마약법에 대한 화학 및 법률 가이드Controlled Substances: Chemical and Legal Guide to Federal Drug Laws』를 참고했으며, 그의 공로를 인정해 상을 수여하기도 했다.

그러나 1991년, 슐긴이 아내 앤 슐긴과 함께 아마추어 화학자를 위한 사이키델릭 사용 설명서인『피칼: 화학 사랑 이야기PiHKAL: A Chemical Love Story』를 출간한 이후 DEA와의 우호적 관계는 완전히 단절되었다. 제목인 PiHKAL은 'Phenethylamines I Have Known and Loved(내가 알고 사랑한 펜에틸아민)'의 머릿글자였는데, 책을 내려는 출판사가 없었기 때문에 부부가 직접 출간했다. 1997년에는 후속작으로 『티칼 - 내가 알고 사랑한 트립타민*TiHKAL - Tryptamines I Have Known And Loved*』도 내놓았다. 펜에틸아민과 트립타민은 사이키델릭의 두 가지 주요 계열이다. 이 두 권의 책에는 LSD처럼 슐긴이 발명하지 않은 많은 물질, 2C-B처럼 슐긴이 발견하여 인기를 끌게 된 몇 가지 사이키델릭, 그리고 가네샤GANESHA(2,5-디메톡시-3,4-디메틸암페타민) 및 4-HO-MET(4-하이드록시-N-메틸-N-에틸트립타민)처럼 아직 알려지지 않은 약물을 포함해 230여 종의 약물에 대한 제조법이 포함되어 있다. "이 책들은 불법 마약을 만드는 방법에 대한 지침서나 다름없습니다." DEA 샌프란시스코 지부 대변인 리처드 마이어가 〈뉴욕 타임스 매거진〉에 말했다. "요원들이 급습한 비밀 실험실에서 그 책들의 복사본이 발견되었거든요"

1994년 10월 27일, 환각 선인장이 곳곳에 흩어져 있는 한 언덕에 DEA 관용차가 나타났다. 슐긴의 DEA 면허 위반 여부를 조사하기 위해서였다. 요원들은 슐긴의 자택을 급습해 샅샅이 뒤졌고 몇 가지 사소한 위반 사항을 발견했다. 누군가 엑스터시의 진위 여부를 확인할 목적으로 슐긴에게 소포를 보내 검사를 의뢰했는데, 슐긴은 이 물질을 테스트하지는 않았지만 폐기하지도 않았기 때문에 문제가 된 것이었다. 결국 슐긴은 2만 5000달러의 벌금을 물었고 DEA 면허도 박탈당했다.

전 세계 당국도 슐긴을 위협적인 존재로 간주하기 시작했다. 영국은 『피칼』에 등장하는 모든 화합물을 전면 금지하는 전례 없는 조치를 취했다. 물론 그렇다고 해서 슐긴의 연구가 지대한 영향을 미치는 것을 막지는 못했다. 슐긴의 바람대로 그의 제조법은 널리 배포되었고, 1990년대 인터넷이 등장하자 기술에 정통한 사이코너트들로 구성된 새로운 커뮤니티가 슐긴의 연구 결과를 마치 메뉴판에서 고르듯 하나씩 시도해 보았다. 슐긴의 영향력은 불법 화학 물질과 피해 감소harm reduction에 초점을 맞춘 정보 게시판인 블루라이트Bluelight부터 모든 오락용 약물과 그 효과에 대한 백과사전식 정보를 제공하는 에로위드Erowid에 이르기까지, 사이키델릭 인터넷의 곳곳에서 느낄 수 있다.

슐긴의 약물로 인해 얼마나 많은 사람이 과다 복용을 하고 사망했는지는 알기 어렵다. 에로위드에 의하면, 2C-T-7이라는 펜에틸아민으로 3명이 사망했고, 5-MeO-DIPT라는 트립타민으로 2명이 사망했다고 한다. 물론 다른 사망자도 있을 수 있다. 하지만 슐긴이 100개가 넘는 신약을 세상에 내놓았음에도 불구하고 사망자 수는 많지 않았을 가능성이 높다. 일반적으로 몇 가지 주목할 만한 예외를 제외하면 사이키델릭은 특별히 독성이 강하지 않으며, 오피오이드, 코카인, 메스암페타민, 벤조디아제핀(자낙스, 발륨 등)에 비해 사망률이 극히 낮다.

슐긴의 제조법은 전 세계 화학자들에게 영감을 주었다. 이들은 비즈니스에 뛰어들었고, 이 기술을 사용해 슐긴이 만든 것보다 훨씬 더 위험한 여러 약물을 발명했다. 슐긴의 화학 물질을 판매하는 중국 연구소는 수백만 달러의 수익을 올렸으며, 인터넷 게시판과 다크 웹 쇼핑몰 등 슐긴의 사이키델릭을 퍼뜨리는 데 일조한 바로 그 채널은 훨씬 더 위험한 마약을 선전하고 판매하는 사람들에게도 열려 있다. 한편, 무장 범죄 조직도 이러한 활동에 가세했다. 슐긴이 자신이 개발한 화학 물질 중 가장 좋아했던 메스칼린 유도체 2C-B는 최근 몇 년 동안 콜롬비아의 마약 조직에서 대량으로 밀매되었으며, 메데인 같은 곳에서는 클럽 마약으로 선호된다. 색깔 때문에 코카이나 로사다*cocaína rosada*(핑크 코카인) 또는 단순히 투시*tusi*('2C'의 스페인어 발음)로 알려진 이 약은 코카인처럼 흡입하는데, 환각적인 특성으로 인해 일부 집단에서는 코카인의 인기를 대체하고 있다.

슐긴은 펜타닐처럼 실험실에서 만든 약물이 헤로인과 같은 식물성 물질을 대체할 것으로 예상했고, MDMA의 변질 과정을 지켜볼 만큼 오래 살았다. 폴 데일리는 "그는 MDMA가 어느 정도 통제하에서 사용되던 정신분석학계를 벗어나 레이브 무대로 빠져나가는 것을 보며 슬퍼했습니다"라고 말했다. "특히 그는 엑스터시의 대부라고 불리는 걸 좋아하지 않았어요. 길거리에서 판매되는 엑스터시는 실제로 엑스터시가 아닌 경우가 많았거든요. MDMA의 혜택을 누리던 사람들이 갑자기 품질과 용량을 알 수 없는 불순한 물질만 접하게 되었습니다."

현재 레이브 현장에서 흔히 볼 수 있는 '엑스터시' 정제는 이물질이 다량 혼합된 것으로, 최근 몇 년간 의료계에서 순수 MDMA가 받아들여진 것과 대조를 이룬다. 순수 마약의 대표적인 옹호자 중 한 명인 앤 슐긴은 MDMA의 금지로 인해 수년간 이 약물에 대한 중요한 의학 연구가 사실상 중단되었다고 말했다. "MDMA를 규제하지 않았다면 아마도 외상 후 스트레스 장애PTSD는 거의 사라졌을 거예요. MDMA는 PTSD에 가장 완벽한 약물이거든요. 하지만 규제 조치 때문에 전 세계 수백만 명의 참전 용사들이 고통받고 있죠."

미국 재향군인회에 따르면 미국인 13명 중 1명이 외상 후 스트레스 장애를 앓고 있으며, 재향군인은 이 질환에 걸릴 확률이 두 배나 높다. 마침내 2017년 8월 FDA는 MDMA를 '혁신적 치료제'로 지정해, 외상 후 스트레스 장애 환자에서의 치료 효능을 검증하기 위한 마지막 단계인 3상 임상시험을 신속하게 진행하도록 지원했다. 임상시험이 성공하고 승인이 떨어지면 공인 심리치료사가 진료실에서 125mg짜리 엑스터시 알약으로 환자를 치료할 수 있게 되며, 조만간 MDMA의 의료용 사용이 합법화될 것으로 예상된다(MDMA는 외상 후 스트레스 장애 환자를 대상으로 한 임상 3상에서 효과가 입증되었으며, FDA 승인을 눈앞에 두고 있다 – 옮긴이).

2상 임상시험에서 외상 후 스트레스 장애 환자를 담당했던 치료사 줄레인 앤드리스는 "MDMA를 복용한 환자들은 확장성을 갖게 되었어요"라고 말했다. "그들은 두려움을 느끼지 않습니다. 수치심이나 분노도 느끼지 않아요. 오직 자신을 바라보며 연민을 가질 수 있게 되죠." 이 연구를 주도해온 사이키델릭 연구를 위한 다학제 연합Multidisciplinary Association for Psychedelic Studies, MAPS의 보고에 따르면, 2상 임상시험 종료 후 1년이 지난 시점에서 환자의 68%가 더 이상 외상 후 스트레스 장애의 진단 기준에 부합하지 않는 것으로 나타났다.

엑스터시는 치료사들 사이에서 신뢰를 얻었다. 하지만, 21세기의 길거리에서 순수한 형태의 엑스터시를 찾기는 점점 더 어려워졌다.

5장

뉴질랜드 마약왕

사샤 슐긴은 『피칼』에서 MDMA를 만드는 가장 쉬운 방법은 사프롤saf-role이라는 전구체를 사용하는 것이라고 썼다. 육두구를 비롯한 향신료에서 발견되는 천연 화합물인 사프롤은 한때 루트 비어의 재료로 쓰였지만, FDA에서는 이를 식품 첨가물로 사용하는 것을 금지했다. 동물 실험 결과 암을 유발할 수 있는 것으로 나타났기 때문이다.

감초 냄새가 나는 사프롤 오일은 전 세계 여러 지역에서 자생하는 사사프라스 나무에서 얻는다. 미국에서는 사사프라스 나무를 심더라도 수익을 낼 만큼 충분한 양의 오일을 생산하지 못하지만, 미얀마, 베트남, 중국, 캄보디아 등에서는 1990년대 엑스터시 열풍이 불면서 현지 나무를 수익 상품으로 전환하기 위한 쟁탈전이 벌어졌다. 특히 캄보디아는 엑스터시 거래로 인한 착취에 취약했다. 인구 1600만의 가난한 동남아시아 국가인 캄보디아는 태국, 베트남, 라오스와 길게 뻗은 국경을 맞대고 있으며, 밀매업자들은 단속을 피하기 위해 자전거, 오토바이, 심지어 도보를 이용해 숲속을 질주하며 국경을 넘나든다. 이 나라는 순찰이 거의 없는 데다 오랫동안 부패 관리들이 마약 범죄를 외면해 왔기 때문에 밀수 천국으로 악명이 높다. 또한 캄보디아에는 진하고 효능이 뛰어난 사프롤 오일을 생산할 수 있는 희귀한 종류의 사사프라스 나무가 널리 분포하는데, 므레아 프레우 프놈*mreah prew phnom*으로 알려진 이 나무는 프놈삼코스 야생동물 보호구역으로 지정된 프놈펜의 산악 지역에서 대규모로 서식한다.

1988년 유엔 마약 조약에서는 마약과의 전쟁을 불법 마약 단속에서 사프롤 오일을 포함한 마약 제조에 사용되는 화합물에 대한 단속으로 확대하는 합의를 이끌어냈다.

전통적으로 동남아시아에서는 소량의 사프롤 오일을 피부 자극 완화제를 비롯한 의약품을 만드는 데 사용해 왔다. 그러나 20세기 말 MDMA에 대한 수요가 증가하자, 캄보디아에서는 더욱 대형화되고 정교해진 방식으로 수백만 달러 규모의 거래가 이루어졌다. 오일은 무장 경비원의 보호를 받는 공장에서 추출되었고, 사업주들은 비단뱀, 천산갑, 호랑이 등을 취급하는 밀렵꾼과 협력했다.

오일을 추출하려면 므레아 프레우 프놈 나무를 통째로 베어 뿌리를 자른 후 커다란 솥에 넣고 일주일 가까이 끓여야 한다. 그렇게 얻은 사프롤 오일은 갤런당 200달러에 팔렸는데, 1갤런이면 엑스터시 정제 수천 개를 만들 수 있는 양이다. 그러나 대부분의 사사프라스 농부들은 이러한 작업의 목적을 알지 못했다. 2009년 미얀마 전문 매체 〈이라와디*Irrawaddy*〉는 "어떤 사람들은 야마, 즉 메스암페타민 생산에 사용되는 것으로 오인했고, 원자폭탄을 만드는 데 사용된다고 생각한 사람도 있었다"라고 보도했다.

나무를 베어내고 기름이 누출되면서 물고기, 개구리를 비롯한 여러 동물이 죽는 등 재앙에 가까운 환경 피해가 발생했다. "사사프라스 오일을 불법으로 추출하는 행위는 느리지만 확실하게 숲을 파괴하고 야생동물을 죽이고 있습니다." 2008년 국제동식물보호협회 야생동물 보호구역 프로젝트의 고문을 역임한 데이비드 브래드필드가 말했다. "사사프라스 오일 생산은 공장이 위치한 지역에만 영향을 미치는 것이 아니라 외부로 확산되어 엄청난 재앙과 피해를 초래합니다." 그는 야생동물 보호구역에서 사냥과 채집 활동을 하는 1만 5000여 원주민의 생계가 위태로워졌다고 덧붙였다.

캄보디아의 생산량은 1999년 이웃 베트남이 사프롤 오일 생산을 금지한 후 급증했고, 2004년 중국이 더 엄격한 규제를 시행한 후 또다시 치솟았다. 그리고 3년 후, 므레아 프레우 프놈 나무가 멸종 위기에 처할 수 있다는 위기감에 직면한 뒤에야 캄보디아는 오일 생산을 금지했다.

동시에 동남아시아 국가들은 사프롤 오일 거래를 단속하기 위한 노력에 박차를 가했다. 2007년 10월, 태국 남부의 한 항구에서 캄보디아산 샤프롤 오일 약 50톤이 담긴 컨테이너 세 대가 압수되었다. 두 개는 중국으로, 한 개는 미국으로 향하는 이 컨테이너의 전체 가치는 1억 5000만 달러로 추정되었다.

1년 후, 밀거래를 근절하려는 국제 기관들은 더 강력한 메시지를 보냈다. 2008년 6월, 캄보디아와 호주 연방 경찰은 캄보디아 서부 푸르샷 주에 들이닥쳐 사프롤 오일 연구소 50곳을 부수고 수많은 사람들을 체포했다. 방독면과 방호복을 입은 경찰관들은 사람들이 더 이상 사프롤을 밀매하지 못하게 하려고 압수한 1200여 드럼의 기름을 공개적으로 불태웠다. 거대한 검은 연기구름이 하늘을 뒤덮으면서, 수십억 달러에 달하는 엑스터시 알약 2억 개 이상을 만들 수 있는 샤프롤 오일이 불길에 휩싸였다.

법 집행 기관 역시 역대급 규모의 엑스터시 단속을 벌였다. 2005년 호주 멜버른에서는 경찰이 약 1톤의 엑스터시 정제를 압수했다. 2007년에는 롭 카람(2005년 엑스터시 압수 사건으로 보석 상태에서 재판을 기다리고 있었다)이라는 마약 거물이 이탈리아 남부의 칼라브리아 마피아와 수십억 달러에 달하는 대규모 엑스터시 판매 협상을 위해 홍콩을 방문했다. 하지만 카람이 만난 사람은 위장 근무 중이던 호주 연방 경찰이었다. 그가 빼낸 정보 덕분에 정부는 토마토 통조림에 담긴 엑스터시 정제 4톤을 적발할 수 있었다.

엑스터시 거래를 방해하려는 국제사회의 노력은 놀라울 정도로 성공적이었다. 대규모 마약 적발이 항상 공급에 큰 타격을 주는 것은 아니었고, 한 종류의 전구체 화학 물질(약물의 핵심 성분)을 제거하면 화학자들이 다른 성분으로 전환하는 경우도 있었지만, 아무튼 이러한 노력이 효과를 발휘하면서 그 결과 2000년대 초에 정점을 찍었던 MDMA는 점점 더 구하기 어려워졌다.

일렉트로닉 댄스 뮤직 문화가 유행하던 영국에서는 MDMA 부족 현상이 가장 즉각적으로 나타났다. 저널리스트이자 마약 전문가인 마이크 파워는 "매주 50만 명이 참여하는 시장에서 이례적으로 MDMA를 구할 수 없었습니다"라고 말했다.

사용자가 약물을 테스트한 후 결과를 게시하는 사이트인 필 리포트Pill Reports에 따르면 영국에서 유행하기 시작한 엑스터시 중 상당수에 불순물이 섞여 있는 것으로 나타났다. 이 사실이 댄스 플로어에 있는 사람들이 약을 삼키는 것을 막지는 못했지만 세심하게 주의를 기울인 사람들은 금방 뭔가 잘못되었다는 것을 깨달았다. 이제 엑스터시 공급업체들은 사프롤 오일 부족 사태에 대한 대책을 마련해야 했다. "여러 국제 조직들이 알약의 가격을 인상할지, 아니면 더 저렴한 대체품을 찾을지를 놓고 투표를 실시했다." 파워의 저서인 『드러그스 언리미티드*Drugs Unlimited*』에서 내부 정보를 가진 익명의 소식통이 말했다. "투표는 확실히 대체품 쪽으로 기울었죠. 그 이후부터 불순물 성분이 함유된 알약이 점점 더 많이 보이기 시작했어요."

MDMA 가뭄은 전 세계 댄스 음악 문화에도 영향을 미쳤다. 유럽에서는 '리걸 하이'로 알려진 새로운 종류의 약물이 등장했고, 미국에서는 불순한 엑스터시로 인해 레이브에서 사망자가 급증했다. 그리고 지구의 저 아래쪽 뉴질랜드에서는 더 사악한 물질인 메스암페타민이 출현했다. 문제가 너무 심각해지자 신과 대화했다는 한 괴짜 남성이 모종의 조치를 취하기로 마음먹었다.

1971년에 태어난 맷 보우덴은 조숙한 아이였다. 뉴질랜드에서 자란 그는 음악을 좋아했고 열여섯 살에 대학에 조기 입학해 컴퓨터 공학을 공부했지만 곧 자퇴했다. "지루해졌어요. 인생을 살아가는 데 학위가 필요하지 않다고 생각했죠." 그는 메탈 밴드에서 연주하고 기타를 가르치며 생계를 유지했고, 20대에 접어들어서는 일렉트로닉 음악과 불법 약물에 빠져들었다.

1990년대 후반에는 클럽에 드나들며 밤 문화에 탐닉했다. 그가 뉴질랜드판 '사랑의 여름'이라고 불렸던 1998년 여름, 보우덴이 거주하던 오클랜드는 MDMA로 가득했다. 댄스 음악 현장은 열기가 뜨거웠고, 모두가 서로를 껴안고 있는 것 같았다. 이러한 축제는 몇 년 동안 계속되었다. 2003년경 마약 근절을 위한 국제 사회의 노력으로 뉴질랜드에서도 엑스터시 공급이 조금씩 줄어들기 시작했다.

오랫동안 뉴질랜드의 마약 환경은 다른 대부분의 국가와 달랐다. 남서태평양에 위치한 두 개의 주요 섬과 수백 개의 작은 섬으로 이루어진 뉴질랜드는 호주에서 1000마일 떨어져 있으며, 전 세계에서 가장 고립된 인구 밀집 국가다. 이러한 고립성 덕분에 몇몇 약물은 뉴질랜드에서 확산되지 않는다. 은퇴한 마약반 선임 형사인 이안 헤이스팅스는 "뉴질랜드는 바다로 둘러싸여 있고 국경을 강력하게 통제하기 때문에 코카인이나 헤로인 같은 마약이 유입되는 것은 쉽지 않았습니다"라고 말했다. "어떤 면에서는 축복이지만 다른 많은 면에서는 그렇지 않아요." 엑스터시나 코카인(일부 국가에서는 코카인이 엑스터시의 공백을 메웠다)이 없는 대신, 뉴질랜드에는 수제 메스암페타민이 뿌리를 내리기 시작했다. 2003년에는 메스암페타민을 사용하는 인구의 비율이 2.7%로 증가하며 역대 최대치를 기록했다.

보우덴의 친구와 가족 중 상당수가 메스암페타민에 빠져들었고, 보우덴 역시 중독되었다. 이 기간 동안 보우덴은 지역 문화가 급격히 변화하는 것을 목격했다. "나이트클럽의 모든 사람들이 서로를 거칠게 대하기 시작했습니다"라고 그는 말했다. "사람들은 편집증적인 반응을 보였죠." 이전에 클럽을 찾는 사람들이 서로에게 따뜻하고 친근하게 대하던 모습과 달리, 싸움이 일상적으로 벌어졌다. 보우덴의 한 친구는 마약에 취한 상태에서 정신병적 증상을 보이며 사무라이 칼로 자신을 찔러 목숨을 잃었다. 또 다른 친구는 마약 제조실이 폭발하면서 사망했다. 이러한 죽음으로 보우덴은 무척 괴로워했고, 도울 방법을 고심했다. 보우덴은 약리학자 밑에서 견습생으로 일한 경험이 있었고, 한동안은 '허브 하이herbal high'로 알려진 합법적 성분의 흥분제를 개발하는 일을 한 적도 있었다. 이제 보우덴은 엑스터시의 후계자이자 밤새도록 열광하는 군중의 욕구를 충족시킬 수 있는, 메스암페타민을 대체하는 안전한 약물을 개발하고자 했다.

약물에 대한 인터넷 게시판이 인기를 끌면서 보우덴은 벤질피페라진benzylpiperazine, BZP이라는 화합물에 대한 글을 읽기 시작했다. 이 약물은 수년에 걸쳐 기생충 치료제 및 항우울제로 개발되었지만 어느 쪽에도 적합하지 않았다. 스피드와 같은 특성을 가진 이 약은 1996년 캘리포니아에서 사용되면서 DEA의 레이더망에 처음 포착되었는데, 당시에는 크게 유행하지 않았지만 남용 가능성에 대한 우려가 있었다. 하지만 보우덴은 임상시험의 역사를 더 깊이 파고들었고 이 약이 비교적 안전하다는 결론을 내렸다. 그는 "암페타민 중독자들을 대상으로 한 연구 결과가 저를 매료시켰습니다"라고 말하며, 중독자들이 덜 위험한 BZP로 전환하는 것에 대해 호의적인 반응을 보였다고 덧붙였다. BZP 역시 메스암페타민과 마찬가지로 사용자들을 흥분시키지만 메스암페타민과 달리 중독으로 이어지지는 않는 것으로 보였다. "과도하게 투여하고 나면 실제로 그렇게 느꼈어요." 보우덴은 설명했다. "계속 더 투여하고 싶은 충동이 생기지 않았죠."

BZP는 뉴질랜드에서 금지된 적이 없었기 때문에 합법적이었다. 보우덴은 동료 레이버들에게 BZP를 전파한 후 뉴질랜드 전역으로 퍼뜨리기 시작했다.

보우덴은 전형적인 마약왕이 아니다. 그는 지금은 불법이 된 화학물질을 판매해 엄청난 부자가 되었지만, 자신의 궁극적인 목표는 약물 과다 복용과 중독으로부터 아이들을 구하는 것이라고 말했다. 뉴질랜드의 마약법을 정비하려는 그의 시도는 그 자신과 마찬가지로 대담하고 파격적이었다. 그는 대부분의 마약왕들처럼 베일에 가려져 있길 원치 않았다. 오히려 자신의 주장을 펼치며 주목받을 수 있는 기회를 찾았고, 한동안 뉴질랜드 텔레비전에서는 화려한 정장을 입거나 스팀펑크 스타일에서 영감을 받은 공상과학풍의 의상에 금발과 깃털이 달린 머리를 한 그의 모습을 볼 수 있었다. 수년 동안 그의 열정은 복잡한 화학 공정을 배우고 법안의 세부 사항을 파헤치는 것부터, 데이비드 보위에서 영감을 받은 분신인 스타보이로 록 오페라를 공연하는 것까지 다양했다.

그는 또한 자신이 신과 대화한다고 주장했다.

"어렸을 때 저는 독실한 기독교 신자였습니다." 그는 스카이프 화상 통화에서 뉴질랜드 억양으로 빠르게 말했다. "제게는 소명이 있었던 것 같아요. 저는 신이 살아 있고 우리와 대화할 수 있으며 우리의 삶에 관심을 가지고 있다는 믿음을 토대로 창조주와 관계를 맺었습니다. 우리가 창조주와 대화하고 '내가 가야 할 길은 무엇인가요? 무엇을 해야 하나요?'라고 묻는다면 그분은 대답해 주시고 우리를 인도해 주실 겁니다."

보우덴은 1990년대 초, 이 핫라인을 통해 하늘에 연락하기로 마음 먹었다. "저는 '언제쯤 제가 결혼할 만한 여자를 데려다 주실 건가요'라고 물었습니다." 보우덴의 주장에 의하면, 신은 그의 진정한 짝이 칵테일을 가져다줄 것이기 때문에 알아볼 수 있을 거라고 대답했다. 하지만 보우덴은 7년이라는 긴 세월을 기다려야 했다. 그사이 보우덴은 마약에 중독되면서 삶이 무너지기 시작했다. 어느 날 밤, 자신에게 미안한 마음이 들었던 그는 클럽에 들어갔다가 무대에 있는 여성과 눈이 마주 쳤다.

"그 남자가 걸어 들어오는데 빛이 그를 환하게 비추고 있었어요." 댄서가 말했다. "헝클어진 금발에 밝은 초록색 셔츠를 입은 그 남자가 활짝 웃으며 저를 바라보고 있었죠." 얼마 지나지 않아 그녀는 바에 가서 '예언대로' 그에게 술을 가져다주었다. 그렇게 맷 보우덴은 호주판 〈펜트하우스*Penthousec*〉와 〈허슬러*Hustler*〉의 표지 모델이었던 아내 크리스티를 만났다. 이때가 2000년 7월 4일이었고, 두 사람은 결혼해 두 아이를 낳았다.

같은 시기에 보우덴은 또 다른 획기적인 시도를 했다. 바로 BZP의 복음을 전파하기 시작한 것이다. 피페라진이라는 약물 계열에 속하는 BZP는 엑스터시보다는 암페타민에 가깝다. 인도의 한 실험실에서 화학자들을 고용해 약물을 합성한 그는 클럽에서 친구들에게 샘플을 나눠주었다. 보우덴은 이 약물이 자신과 크리스티를 포함한 몇몇 사람들이 마약 중독에서 벗어나는 데 도움이 되었다고 말했다. 초기 실험이 성공하자 보우덴은 BZP를 대량 생산하기 시작했다. 그는 중국에 본사를 둔 제조업체를 찾았다. "인터넷을 찾아보니 제약 회사가 약물을 생산해야 할 때 어디로 가는지 알겠더라고요. 그래서 그런 공장을 찾아갔어요." 그는 전국 각지의 헤드 숍에 BZP를 배포하기 시작했다. 이 약물은 인기를 끌었고 수십만 명의 뉴질랜드인이 복용했다. 그리고 2004년부터 뉴질랜드의 메스암페타민 사용률이 감소하기 시작했다.

BZP는 유럽에서도 인기를 얻어 리걸 엑스Legal X, 코즈믹 켈리Cosmic Kelly 등의 이름으로 판매되었다. 유럽에서 가장 정교한 화학 분석 실험실을 운영하는 오스트리아 빈 종합병원의 라이너 슈미드는 "피페라진은 우리가 본 최초의 MDMA 변조 신약이었습니다"라고 말했다. "이건 보우덴 덕분에 얻은 결과였어요."

BZP는 MDMA의 감소를 위한 훌륭한 해결책으로 보였고, 대체로 안전했다. 미국에서는 규제 약물이었지만 유럽과 뉴질랜드에서는 여전히 합법이었고, 6정 한 팩에 40달러 정도의 가격으로 주유소부터 지역 쇼핑몰까지 거의 모든 곳에서 판매되었다. 2008년까지 BZP는 뉴질랜드에서 약 2600만 개가 판매되며 마리화나에 이어 두 번째로 인기 있는 기호용 마약이 되었다. 뉴질랜드의 메스암페타민 문화에서 빼놓을 수 없었던 싸움, 과다 복용, 폭력은 줄어들었다.

그러나 곧 새로운 변화가 일어났다. 모방 전문 화학자들이 용량을 늘리고 적절한 상표도 붙이지 않은 BZP 제품을 출시하기 시작한 것이다. 정부 규제 당국이 단속에 나설 것을 우려한 보우덴은 딜러들과 맞섰다. "당신들이 내 지적 재산을 훔쳤습니다." 하지만 그는 화를 내거나 고소하겠다고 협박하는 대신 그들에게 힘을 합치자고 제안했다. "몇 가지 안전 기준을 마련하도록 함께 노력합시다." 그는 뉴질랜드의 대다수

BZP 제조업체와 함께 뉴질랜드 강장제 협회STANZ라는 단체를 결성했다. 그리고 경찰과 정부의 의견을 구하면서 약품 생산 및 유통에 관한 '실천 강령'을 제정했다. BZP를 가능한 한 안전하게 만들자는 의도였다. 협회는 최대 용량과 연령 제한에 대한 규칙을 설정하려고 했지만, 가장 좋은 방법은 정부가 규제하는 것이라고 판단했다.

이 시점에서 보우덴의 경력에 변화가 생겼다. 그는 파티용 알약 제국을 키우는 대신 안전한 약물 소비에 대한 복음을 전파하는 데 더 집중했다. 마약 딜러들은 대중을 대상으로 한 인식 개선 캠페인을 벌이지 않지만, 보우덴은 뉴질랜드 국민과 정치인들에게 마약 산업을 적절히 규제하는 것이 공중 보건에 큰 도움이 될 것이라고 설득하고자 했다. 그는 어떤 사람들은 항상 마약을 복용할 것이기 때문에 그들을 죽이지 않는 약물을 제공하는 것이 공공 서비스가 될 것이라고 주장했다.

"저는 약물 사용을 장려하는 게 아닙니다. 더 안전한 정책을 홍보하는 거예요."

뉴질랜드 강장제 협회는 BZP 사용이 건강에 어떤 결과를 초래하는지 이해하는 데 도움이 되는 연구를 의뢰했다. 이 단체는 연구를 통해 정부의 태도가 우호적으로 바뀌길 바랐고, 그 결과는 고무적이었다. "부작용이 별로 없었어요." 보우덴이 말했다. 협회는 BZP로 인해 입원한 사례는 많았지만, "사망, 장기간 지속되는 손상 또는 질병은 없었다"고 밝혔다.

뉴질랜드 정부는 보우덴의 의견을 적극적으로 수용했다. 2004년 뉴질랜드 보건부는 BZP에 대한 추가 연구를 의뢰했고, 중독 전문가이자 자문 위원인 더그 셀먼 박사는 진정으로 이 약을 이해하기 위해, 가

미카제Kamikaze, 랩처Rapture 등의 브랜드를 취급하는 코스믹 코너Cosmic Corner라는 헤드 숍에 가서 직접 BZP를 구매해 복용했다. "그들은 저에게 작은 봉투를 줬어요. 금요일 밤 집에서 그걸 먹은 다음, 텔레비전 앞에 앉아 기다렸죠." 그가 말했다. 한밤중까지 깨어 있었고, 다음 날 숙취가 심했던 것 외에 별다른 일은 없었다. "이 약에 대해서는 조금도 걱정할 필요가 없습니다." 그는 위원회에 이렇게 말했고, 위원회는 보고서를 통해 BZP를 금지하지 말 것을 권고했다.

2005년, 뉴질랜드 정부는 보건부의 권고에 따라 BZP 구매자의 연령을 18세 이상으로 제한하고 약물의 복용량과 제조를 규제하는 법안을 통과시켰다. 바로 뉴질랜드 강장제 협회가 바랐던 바였다. 그러나 1년 후, 여러 새로운 연구 결과를 검토하고 대중의 의견을 수렴한 후(보우덴은 언론이 BZP를 부정적인 시각으로 바라보기 시작했다고 말했다) 보건부는 BZP가 '중등도 위험'을 초래하므로 재분류해야 한다고 발표했다. 2008년 뉴질랜드 정부는 BZP를 금지했다.

그러나 싸움은 이제 막 시작되었다.

6장

'리걸 하이' 시대

MDMA를 대체하는 새로운 약물에 불안감을 느낀 건 뉴질랜드 정부만이 아니었다. 2000년대 후반, 영국에서는 4-메틸메트카티논이라는 합성 카티논(카트 잎에서 발견된 흥분제를 실험실에서 만든 것)이 선풍적인 인기를 끌었다. 메페드론mephedrone으로 알려진 이 물질은 1929년 프랑스 화학자에 의해 처음 합성된 것으로, 2003년 키네틱이라는 이스라엘 사이코너트 화학자가 직감에 따라 새로 만들면서 부활했다. 그는 사샤 슐긴의 방식과 유사하게, 이 새로운 약물을 직접 맛본 후 약에 취한 상태에서 인터넷을 통해 합성 과정을 공개하고 자신의 경험trip을 설명했다. "50mg은 그다지 큰 효과가 없었다. 나는 약 30분 후에 100mg을 더 흡입했고 그제서야 느낌이 왔다." 그는 하이브Hive라는 토론 게시판에 이렇게 썼다. "매번 에너지가 밀려오는 것을 느낄 수 있었고, 그 후에는 내가 사랑하는 엑스터시 외에는 어떤 마약에서도 경험하지 못했던 황홀감을 느꼈다."

지금은 닥터 지로 알려진 키네틱은 곧 다른 누리꾼들로부터 찬사를 받기 시작했다. 한 네티즌은 샴페인을 터뜨리는 이미지를 올리며 댓글을 남겼다. "정말 멋진 선구적인 연구예요, 축하!" 얼마 지나지 않아 아마추어 화학자들은 메페드론을 직접 제조했고 이 약물이 암페타민과 엑스터시 사이의 최적의 지점에 위치한다고 말했다. 이제 메페드론은 일반 대중에게 퍼지기 시작했고, 미국에서는 유사체법에 의해 금지되었지만 영국에서는 투여가 허용되면서 최초의 블록버스터 NPS로 자리매김했다. 이 제품은 이스라엘 및 동유럽의 공급업체가 서피스 웹surface web(일반 브라우저로 쉽게 연결할 수 있는 인터넷을 의미하며, 구글 등에서 검색이 불가능한 웹은 딥 웹deep web, 딥 웹 중에서 암호화된 소프트웨어를 사용해 더 강력한 보안을 제공하는 웹은 다크 웹dark web이라고 한다 - 옮긴이)을 통해 판매했는데, 대부분의 영국인이 인터넷을 통해 구입한 최초의 기호용 화학 물질이었으며, 곧 상점에서도 판매되어 '리걸 하이' 시대를 열었다. 선동적인 언론에서는 이 약물의 화학명의 약자가 M-CAT이라 이를 '야옹야옹meow meow'이라고 불렀지만, 이는 오히려 인기를 불러일으키는 효과를 낳았다. 한 설문조사에 의하면, 메페드론은 영국에서 마리화나, 엑스터시, 코카인에 이어 네 번째로 인기 있는 마약으로 꼽혔다. 2009년, 27세의 패션업계 종사자 데이브 팀스는 "저는 MDMA보다 메페드론을 선호합니다"라고 했다. "사람들이 처음 시도하는 것을 보면 웃음이 나요. 그들은 합법적인 것이 정말 효과가 있을지에 대해 회의적이죠. 하지만 실제로 효과가 있습니다."

중국 화학자들은 메페드론을 대량으로 생산하기 시작했다. 가장 유명한 인물은 상하이에서 에릭장이라는 이름으로 활동하던 장레이였다. 그는 중국 부강 화학China Enriching Chemistry이라는 회사를 운영하며 메페드론, 메스암페타민 성분(전구체 화학 물질이라고도 한다), '배스 솔트' 및 기타 마약을 제조해 서피스 웹에서 판매했다. 장은 영국을 비롯한 여러 국가에서 메페드론이 규제 약물로 지정된 2010년 이후에도 노골적으로 이 약물을 판매했는데, 이 물질은 전 세계에 판매되었으며 그의 밀매 조직에는 부패한 항공사 승무원이 연루된 것으로 드러났다. 장은 미국 고객으로부터만 3000만 달러를 벌어들인 것으로 알려졌다. 마이크 파워는 "그 사람은 정말 바빴어요. 고급 아파트에 살았지만, 너무 바쁜 나머지 아내가 그의 얼굴을 보지 못한다고 불평할 정도였죠"라고 말했다. 인터폴은 장을 추적했고, 미국은 해외마약왕지정법에 의거해 그를 기소했다. 그는 2013년 대륙을 넘나드는 합동 작전 끝에 마침내 중국 공안에 체포되었다. 얼마 후 러시아 텔레비전은 충격적인 영상을 공개했는데, 여기에는 대규모 특수기동대가 장의 상품이 유통되는 '환적 거점'으로 알려진 모스크바 외곽의 한 호텔을 급습하는 장면이 담겨 있었다. 특수기동대는 겁에 질린 호텔 투숙객들을 뒤로한 채 엄청난 양의 분말을 압수하고 여러 명의 용의자를 체포했다.

2015년 12월, 상하이 제1중급인민법원은 '마약 제조' 및 '타인에게 범죄 수법 전수' 혐의로 장에게 14년 징역형과 50만 위안(약 9400만 원)의 벌금을 선고했다. 장이 비교적 가벼운 처벌을 받은 이유는 그가 제조한 마약이 자국에서 규제 대상이 아니었기 때문이다.

메페드론의 이야기는 NPS 혁명의 모든 특징을 담고 있으며, 계속해서 반복되는 패턴의 일부다. 원래는 합법적인 실험실에서 합성되었지만 오락용으로 재탄생한 이 약물은 인기 있는 금지 약물인 MDMA의 공백을 채웠다. 또한 인터넷의 특정 커뮤니티에서 명성을 얻다가 중국에서 제조되어 더 많은 사람들에게 알려졌고, 규제 당국과 경찰은 이를 통제하기 위해 동분서주했다. 메페드론은 2016년 영국에서 향정신성 물질을 전면 금지하는 데 중요한 역할을 했다.

중동에서는 많은 사람들이 천연 향정신성 화학 물질이 함유된 카트라는 관목 식물의 잎을 씹어 먹는데, 메페드론은 이 물질과 유사하게 만든 흥분제인 합성 카티논의 일종이다. 한 예멘인은 〈타임Time〉과의 인터뷰에서 "무슬림에게 카트는 술과 마찬가지예요"라고 말했다. 2000년대 후반과 2010년대 초반, 미국과 영국의 상점에서는 합성 카티논이 '배스 솔트'라는 이름으로 합법적으로 판매되었다. 하지만 이는 입욕제가 아니라 오락용으로 사용되는 다양한 화학 물질을 함유한 모호한 물질이다.

2010년대 초반에는 다른 합성 카티논도 등장하기 시작했다. 그중 플라카Flakka는 유튜브 동영상에서 볼 수 있듯이 몇몇 사람들이 자제력을 잃고 알몸으로 거리를 뛰어다니게 만든 약물이다. 화학명이 α-PVP(알파 피롤리디노발레로페논)인 플라카는 플로리다주 포트 로더데일 지역에서 특히 치명적인 피해를 입혔으며, 1년 반 동안 60명 이상이 사망했다. 2015년 브로워드 카운티의 한 마약 담당관은 이 지역에서 플라카가 코카인보다 더 인기가 있다고 말했다.

그해에 플라카는 미국과 중국 모두에서 명시적으로 금지되었다. 그러나 중국에는 이를 막을 수 있는 유사체법이 없었으므로 중국 화학자들은 그 즉시 분자를 약간 변형하기 시작했다. 그러면 여전히 합법이었기 때문이다. 곧 α-PHP라는 새로운 버전의 플라카가 인터넷에서 판매되기 시작했다. 그러다가 α-PHP가 금지되자 α-PHPP라는 물질로 대체되었고, 그다음에는 4-Cl-PVP가 판매되었지만, 2018년 8월 중국이 이 화학 물질을 금지하자 제조업체들은 또다시 다른 물질로 옮겨갔다.

"벤젠 고리의 네 번째 위치에 무작위로 염소기를 추가한 것뿐입니다." 신약 전문가인 시드니 피체는 4-Cl-PVP에 대해 이렇게 설명했다. 문제는 화학 구조에 '무작위'로 무언가가 추가되면 약물에 기분 나쁘게 취하게 되고 약물 자체가 더 위험해진다는 사실이다. "약물의 부피가 커지면서 혈액-뇌 장벽을 통과하거나 특정 수용체를 활성화하는 능력에 영향을 미치죠. 이 새로운 흥분제는 약간 불쾌한 느낌을 주면서 심장을 격렬하게 뛰게 합니다."

또 다른 합성 카티논인 메틸론은 사샤 슐긴이 동료와 함께 항우울제로 사용하기 위해 개발한 약물이다. 사람들에게 메틸론은 MDMA를 대체하기에 충분했다. 맷 보우덴 역시 정부가 메틸론을 금지하려는 계획이 분명해지기 전까지 이 약물을 판매했다.

메틸론과 메페드론은 엑스터시 정제에 혼합되는 가장 잘 알려진 합성 카티논으로, 과다 복용으로 인한 다수의 사망 사건과도 관련이 있다. 공식적인 통계는 구하기 어렵지만, 이들 약물은 훨씬 더 독성이 강한 MDMA 대체 약물인 PMA(파라메톡시암페타민)보다는 사망자 수가 적다. 〈가디언Guardian〉에 따르면, 2010년대 초 영국에서만 PMA 및 관련 화합물인 PMMA로 인해 100명 이상의 사망자가 발생했으며, 캐나다와 전 세계 다른 국가에서도 수십 명이 사망한 것으로 나타났다. "MDMA와 효과는 비슷하지만 약효가 나타나는 데 2시간 정도 걸립니다. 하지만 한 시간이 지나면 사용자들은 '아무런 느낌이 없다'고 생각하며 다시 복용해요." 캘리포니아에서 마약 피해를 줄이기 위해 활동하는 에이미 레이브스가 설명했다.

"PMA나 PMMA를 일부러 복용하는 사람은 없어요." 댄스세이프의 설립자 에마누엘 스페리오스는 이 사람들은 자신이 MDMA를 복용하는 걸로 생각한다고 했다. "이러한 약물이 제조되는 이유는 저렴하고, 만들기 쉽고, MDMA를 대체할 수 있는 데다가, 사용자를 흥분시키기 때문입니다."

엑스터시를 퇴치하려는 국제적인 시도로 인해 호기심을 자극하는 다양한 신종 화학 물질이 등장했다. 하지만 그중 일부는 무해한 반면 일부는 위험하고, 대부분 임상시험이 제대로 이루어지지 않았기 때문에 건강에 어떤 영향을 미치는지는 약물의 사용과 동시에 확인되는 실정이다.

일본, 프랑스, 호주, 캐나다 등 각국 정부는 새로운 약물이 등장할 때마다 예상되는 대응을 보였다. 즉, 이를 범죄화하기 위해 노력한 것이다. 그러나 맷 보우덴의 고국에서는 여러 어려움에도 불구하고 다른 방식으로 문제에 대처하려고 했다.

2008년 뉴질랜드가 BZP를 불법화하자 맷 보우덴은 좌절했다. 그의 약물은 현지의 파티 문화에서 약물 과다 복용과 폭력을 감소시키는 데 기여했지만 아무 소용이 없었다. "지시대로 약물을 복용한 사람 중 사망자나 지속적인 손상을 입은 사람은 없었어요. 심각한 부작용으로 입원한 사람도 없었고요. 하지만 정부는 이를 불법화했습니다." 그는 사람들이 다시 메스암페타민으로 돌아갈까 봐 우려했다. 보우덴은 울적한 마음을 달래기 위해 잠시 휴식을 취했다. 그는 머리를 길렀고, 글램

록의 분신인 스타보이(KISS 스타일의 페이스 페인트와 스팀펑크 액세서리를 착용했다)의 후원을 받아 새 앨범 작업을 시작했다. 하지만 2010년, 그에게 새로운 마약이 찾아왔다. 바로 가짜 마리화나였다.

보우덴은 합성 카나비노이드의 안전성을 우려하는 세간의 인식을 잘 알고 있었다. 하지만 가짜 마리화나 화합물 제조에 관한 제안이 들어왔을 때 보우덴은 주저하지 않았다. 뭔가 다른 방법이 있을 거라고 생각한 그는, 메스암페타민 대체 물질을 찾던 이전과 마찬가지로 안전한 제품을 만드는 데 주력했다. 약리학자들과 협력해 덜 해로운 합성 카나비노이드를 찾기 위해 노력한 것이다. "우리는 수백 개의 새로운 카나비노이드 물질을 만들면서 어떤 물질이 독성이 적은지 연구했습니다." 그리고 그중 가장 우수한 물질을 합성해 특허를 받았다.

그는 뉴질랜드 정부에 제품 테스트를 거치고, 성분 표기를 명확하게 하고, 안전성 기준에 부합하며, 음지에서 운영되지 않는 기호용 마약 산업이 필요하다는 점을 납득시키기 위해 전 뉴질랜드 총리 제프리 파머 경이 이끄는 유명 로펌을 고용해 홍보 활동을 재개했다. 놀랍게도 정치인들이 귀를 기울이기 시작했다. 그리고 얼마 지나지 않아 법안까지 제정되었다.

피터 던 의원은 "간단히 말해서, 이제 그들은 모든 제조업체가 해야 하는 일, 즉 제품의 안전성을 확인해야 할 겁니다"라고 주장하며, 2013년 향정신성 물질법을 지지하는 발언을 했다. 이 법은 BZP뿐만 아니라 보우덴이 만든 약물을 포함해 여러 다른 파티용 약물과 합성 카나비노이드도 사실상 합법화하는 것이었다. 이는 지금까지 전례가 없던 법안으로, 뉴질랜드는 신종 마약을 최대한 빨리 불법화하는 서구의 다른 국가들과는 정반대의 방향으로 나아가고 있었다.

뉴질랜드는 유엔의 국제 마약 통제 조약에 따라, MDMA나 마리화나와 같은 기존의 마약을 합법화하는 대신 이러한 물질에 주력했다. 이 조약은 가장 흔한 기호용 마약을 불법으로 규정하는데, 뉴질랜드 역시 조인국 중 하나였기 때문이다. 향정신성 물질법의 문제점은 어떤 새로운 약물(보우덴의 약물도 포함된다)도 임상시험을 거치지 않았으며, 임상시험을 진행하려면 엄청난 기간이 소요된다는 점이었다. 이 문제를 해결하기 위해 이 법은 이전에 아무 문제없이 판매된 새로운 약물에 대해서는 예외적으로 허용하는 내용을 담고 있었다.

이는 매우 복잡한 법안으로, 합법화가 아닌 규제에 초점을 두고 있었다. 어쩌면 뉴질랜드 의회의 의원 모두가 자신이 투표하는 내용이 무엇인지 완전히 이해하지 못했을 수도 있다. 2013년 7월 17일 놀라운 투표 결과가 나왔다. 119 대 1로 찬성 표가 압도적으로 많았던 것이다.

합법화 지지자들은 보우덴과 마찬가지로 환호했다. 그들은 이 새로운 법이 기소나 투옥보다 안전과 통제를 우선시함으로써 NPS 위기를 극복하는 방법을 전 세계에 제시할 것으로 기대했다. 판매는 18세 이상 성인으로 제한되었고, 주유소나 식료품점에서는 알약을 판매할 수 없었다. 그리고 포장지에는 내용물을 섭취한 후 운전하지 말라는 경고 문구가 표시되었다. 이것은 놀라운 정책 변화였다. 갑자기 전 세계 사람들이 양떼로 잘 알려진 이 작은 섬나라에 주목하기 시작했다.

'뉴질랜드의 디자이너 약물 법이 전 세계의 이목을 끌다'라는 헤드라인의 CBS 뉴스에서는 일부 영국 국회의원들이 자국에도 유사한 정책을 도입하기를 희망한다는 내용이 포함되었다. 보우덴이 "작고 기동력 있다"고 칭찬한 뉴질랜드 정부는 갑자기 진보적인 마약법의 선봉에 서게 되었다. 여기에는 보우덴의 공이 컸다.

보우덴은 중국에서 새로운 약물을 제조하고 있었지만, 중국 파트너들이 자신의 신제품을 기밀로 유지하지 않는다고 생각해 2013년 오클랜드에 자체 연구소를 설립했다. 최첨단 장비를 구비한 이 연구소의 직원은 모두 5명이었다. 보우덴의 설명에 따르면 이들의 연구는 성공적이었다. "우리 제품은 중독이나 과다 복용을 유발하지 않았습니다."

보우덴에게는 10년 넘게 추구해 온 꿈이 마침내 실현되는 순간이었다. 보우덴과 그의 팀은 실험실에서 파티용 메스암페타민과 엑스터시 대체 약물을 대량 제조했고, 스파이스나 K2처럼 막대한 피해를 야기한 약물에 대한 합성 카나비노이드 대체 물질을 만들었다. 과거에 그는 마약으로 큰돈을 벌지 못했을 뿐만 아니라, 더 안전한 제품을 만들겠다는 목표에만 집중했다. 하지만 마침내 그는 돈을 벌 때라고 판단했다. 합법화 이후 합성 카나비노이드로 인한 수익이 본격적으로 쌓이기 시작하자 그는 녹음이 우거진 교외에 가족을 위한 호화 저택을 사들였다. 그 순간 그는 신이 점지한 사랑스러운 아내, 화목한 가정, 유토피아적 이상에 기반하고 정부의 승인을 받은 자랑스러운 사업 등 원하는 것을 모두 다 가진 것 같았다.

하지만 고작 1년 만에 맷 보우덴의 혁명은 물거품이 되고 말았다. 여론이 합법화된 마약에 대해 반감을 가지게 된 것이었다.

여러 요인이 복합적으로 작용해 전세가 역전되었다. 우선, 상점 주인들이 번거로운 승인 절차를 거치고 싶지 않아서인지 약물 판매를 신청한 매장이 많지 않았고, 그 결과 허가를 받은 소수의 매장에 줄이 길게 늘어서거나 약에 취해 소란을 피우는 사람들이 몰려들었다. "마을에 주류 판매점이 한 곳만 있다고 상상해 보세요. 사람들이 줄을 서게 되겠죠." 보우덴이 말했다. "바로 그런 상황이었습니다. 사람들이 줄을 서서 담배를 피우고 길거리에서 취해 있는 거죠." 언론은 이 문제와 응급실 방문 증가, 그리고 일부 사람들이 카나비노이드에 중독되고 있다는 사실에 주목하기 시작했다.

또한 신약 개발의 핵심 요소인 동물 실험 문제에 대한 논란도 불거지기 시작했다. 이에 항의하는 시위가 일어났는데, 보우덴은 잘못된 정보가 퍼졌다고 말했다. "어떤 사람들은 '파티 약쟁이들이 우리 개들을 죽이려 한다'고 말하기도 했어요." 하지만 보우덴은 개를 대상으로 실험한 적이 없다고 단언했다. 그는 또한 자신이 알코올을 대체할 수 있는 안전한 물질을 개발하려고 하자 주류업자들이 자신을 비난하는 캠페인을 벌이기 시작했다고 했다.

그 결과 선거가 있던 2014년, 뉴질랜드는 법안을 수정해 파티용 알약과 합성 카나비노이드 계열의 약물 사용을 불법으로 규정했다. 1년 전 합법화 법안에 찬성표를 던졌던 의원 중 일부는 당시 자신들이 무엇을 지지하는지 몰랐다고 주장했다. 이전에 합법화되었던 약물은 더 이상 허용되지 않았다. 개정된 법안에서도 합법적인 판매 허가를 받을 수 있는 방법이 있긴 했지만, 동물 실험이 제한된 점이 발목을 잡았다. 사실상 새로운 약물이 승인을 받을 가능성이 원천적으로 차단된 셈이었다.

보우덴은 "업계가 바로 암시장에 고스란히 넘어갔습니다"라고 말했다. "모든 제조 표준, 모든 복용량 관리가 폐기되었어요."

뉴질랜드의 합법화 폐지 이후에도 맷 보우덴은 BZP를 포함한 자신의 약물이 규정을 준수할 수 있도록 최선을 다했다. 하지만, 막대한 투자를 했던 산업이 붕괴되면서 그는 재정적으로 큰 타격을 입었다. 보우덴은 약 360만 뉴질랜드 달러(약 29억 원)에 달하는 미납 세금과 기타 채무로 인해 2015년 5월, 회사를 정리했다. "제가 실수한 것은 사실입니다." 그는 인정했다. "소규모 회사로 시작했을 때 회계 처리에 서툴렀거든요."

신규 대출을 받을 수 없었던 보우덴은 실험실에서 쫓겨났고, 크리스티와 함께 작업했던 스팀펑크 패션 라인을 포함한 모든 재산을 잃었다. 2015년 뉴스 보도에 따르면, '실험실 장비, 음악 장비, 의상 및 소품 대여 사업부'를 포함한 보우덴의 회사 '고정 자산'이 23만 뉴질랜드 달러(약 1억 8500만 원)에 매각되어 채권자들에게 넘어갔다. 파산하고 수백만 달러의 빚을 진 데다 세금 체납으로 인해 징역형에 처할 상황에 직면한 보우덴은 아내, 두 자녀와 함께 2015년 뉴질랜드를 떠나 태국의 창마이로 도피했다.

2017년 7월, 오클랜드에서 합성 카나비노이드로 인해 10명의 사망자가 발생했다. 이 사건은 전국적인 파장을 일으켰다. 뉴질랜드 국가 마약 정보국은 곧 보고서를 발표하고 광범위한 얼굴 문신으로 유명한 뉴질랜드 최대 갱단인 몽그렐 몹이 마약 유통의 대부분을 장악하고 있다고 비난했다. 뉴질랜드 뉴스 웹사이트 스터프*Stuff*는 "이들이 공급망에 대한 통제력을 높이고 이를 유지하기 위해 자체적으로 제품을 생산하기 시작한 것으로 추정된다"고 보도했다. 보우덴을 비롯해 합성 카나비노이드의 실체를 밝히고자 했던 사람들이 우려했던 최악의 상황이 현실화되고 있었다. 오클랜드 사망 사건과 관련된 약물은 이전에 뉴질랜드에서 합법적으로 판매되던 것과 달리 훨씬 더 강력했다. 보우덴은 "사람들이 복용량을 미친듯이 늘리고 있어요"라고 말했다.

2019년 말까지 뉴질랜드에서 합성 카나비노이드와 관련된 사망자가 70명을 넘어서면서, 전 세계 언론 보도로 이어졌다. 대부분의 기사에서 뉴질랜드의 정치적 실험에 대한 언급은 극히 제한적이었다. 제대로 된 안전성 테스트와 명확한 성분 표시를 포함한 합법화 조치가 희생자들의 생명을 구할 수 있었는지에 대한 분석은 거의 이루어지지 않았다. 보우덴은 "동물 실험에 대한 말도 안 되는 논란으로 법이 무너졌습니다"라고 말하며, 법이 바뀌면서 인간이 실험 대상이 되었다고 지적했다.

치명적인 합성 카나비노이드의 재앙이 뉴질랜드에만 국한된 것은 결코 아니다. 의학 실험실에서 가장 강력한 약물의 대다수가 발명된 미국 전역에서 대규모 과다 복용과 '좀비' 집단 발병에 대한 언론 보도가 나오기 시작했다.

7장

가짜 마리화나의 부상

마이크(개인정보 보호를 위해 가명을 사용했다)는 일리노이주에서 지게차를 운전한다. 2010년대 초, 마이크는 회사에서 정기적으로 약물 검사를 받아야 했기 때문에 검사 리스트에 포함된 약물(마리화나 등)은 가급적 사용하지 않으려 했다. 그러던 중 그는 대체 약물이 있다는 소식을 듣고 반색했다. 가짜 마리화나는 저렴하고 상점에서 합법적으로 구할 수 있을 뿐 아니라 약물 검사에서도 검출되지 않았기 때문이다. 나온 지 얼마 안 된 데다 종류가 다양해서 아직 검사가 정립되지 않은 시점이었다. 직장에 다니고 있거나 가석방 중이거나 심지어 자신을 의심하며 검사를 요구하는 부모가 있는 경우라면 더할 나위 없이 완벽한 약물이었다. "그래서 대부분의 사람들이 이걸 피우기 시작했어요." 마이크가 말했다. "추적할 수 없으니까요."

그는 점점 더 자주 충동을 느낄 때마다 구석진 마켓에 가서 1g에 15달러짜리 한 봉지를 사곤 했다. 가끔 운이 좋으면 10g짜리 한 봉지에 25달러인 것도 발견했다.

사람들은 그것을 스파이스라고 했고 마이크는 K2라고 불렀다. 하지민 스파이스와 K2 외에도, 알록달록하고 광택이 나는 포장지에 적힌 이름은 킹콩, 스쿠비 스낵, 큰 소리로 웃다laugh out loud 등 엄청나게 다양 했다. '파워 디젤Power Diesel'이라고 불리는 것도 있었는데, 이는 사워 디 젤Sour Diesel로 알려진 마리화나 계통에서 따온 것이다. 때로는 '포푸리' 또는 '향'이라고도 써 있었다. 하지만 정말로 기만적이었던 건 모든 포 장마다 '먹는 게 아님'이라는 경고 문구가 적혀 있다는 사실이었다.

표면적으로 보면 가짜 혼합물, 엄밀하게 말해 합성 카나비노이드는 일반 마리화나와 비슷했다. 마이크는 이걸 유리 파이프로 피우거나 심 지어 대마초 담배에 말아서 피웠다. 하지만 비슷한 점은 그게 전부였 다. 마이크는 "합성 카나비노이드를 피우면 완전히 취하게 되요"라고 말했다. "맛, 효과, 쾌감 등 모든 것이 달랐죠." 부드럽고 편안한 기분이 드는 게 아니라 심장을 요동치게 만들었다. 때로는 즐거웠지만, 토하거 나 기절하기도 했다. 마리화나와 달리 K2는 식물이 아니며, 대개 용매 (주로 아세톤)에 녹인 다음 말린 식물 잎에 뿌려서 마리화나와 비슷하게 만드는 화합물이다. 게다가 당시 K2는 밀봉 포장되어 판매되었는데 품 질 관리는 전혀 이루어지지 않았다. 어떤 건 너무 순해서 효과가 거의 없었고 다른 제품은 약효가 지나치게 강했다.

마이크는 K2가 헤로인과 겹치는 부분이 많다고 했다. 헤로인 금단 상태에 있는 사람들은 K2를 피우면 기절하면서 일시적으로나마 아편 금단 증상의 신체적 고통에서 벗어날 수 있었기 때문에 K2를 사용하기 도 했다. 하지만 결국 고통이 찾아왔다. 그는 K2 금단 증상은 자신이 경 험했던 펜타닐 금단 증상보다 '더 심하다'고 토로했다. "매일 끊임없이 구토를 했어요. 피부도 녹색으로 변했고요. 사람들은 제가 죽을 거라고 생각했죠."

마이크는 약물을 완전히 끊었고, 회복하는 데 3주가 넘게 걸렸다. 그는 '끔찍한 고통'이라고 표현했다.

가짜 마리화나에 빠져들 무렵, 마이크는 은퇴를 앞둔 딥 사우스의 유기화학 교수인 존 윌리엄 허프먼에 대해 들어본 적이 없었다. 하지만 허프먼은 합성 카나비노이드가 폭발적으로 증가하는 데 큰 역할을 한 사람이다.

1932년에 태어난 허프먼은 일리노이주 북부 에반스턴에서 자랐다. 의사였던 그의 아버지는 아들도 의사가 되길 바랐지만, 허프먼은 노스웨스턴대학교 의예과 학생 시절 유기화학에 눈을 뜨면서 진로가 바뀌었다. 허프먼은 1957년 하버드대학교에서 박사 학위를 취득하고 조지아 공대를 거쳐 사우스캐롤라이나에 있는 클렘슨대학교의 유기화학 교수가 되었다. 1980년대 후반에는 미국 국립 약물 남용 연구소National Institute on Drug Abuse, NIDA로부터 카트 식물의 향정신성 성분인 카티논 합성을 위한 보조금을 받았다.

이 보조금이 종료되자 허프먼은 마리화나를 섭취한 후 체내에서 생성되는 THC 카르복실산 합성을 연구하기 위해 NIDA에 추가 자금을 요청했다. 1990년, 한 대학원생이 새로운 비스테로이드성 소염진통제를 개발 중인 제약 회사 스털링-윈스럽에서 만든 흥미로운 화합물에 대해 알려주었다. 이 화합물은 통증 완화 효과가 뛰어났지만 무언가 석연치 않은 점이 있었다. 바로 카나비노이드 수용체와 결합한 것이었는데, 이 화합물은 마리화나의 주요 향정신성 성분인 THC와는 전혀 다른 구조를 지니고 있었기 때문에 이러한 성질은 의문을 자아냈다.

스털링-윈스럽은 이 화합물에 관심이 없었지만(오락용 화학 물질과 관련된 검증되지 않은 약물이 아닌 진통제를 원했기 때문이다), 허프먼은 이 화합물이 THC와 같은 수용체와 상호작용하는 이유에 관심을 가졌다. NIDA는 이 연구의 잠재적 효용(신약 개발 가능성)을 보고 그의 연구실에 200만 달러 이상의 연구비를 지원했다. 1990년대 초부터 허프먼이 은퇴한 2011년까지, 클렘슨 연구소는 400개 이상의 새로운 합성 카나비노이드 화합물을 만들어 중추신경계 및 면역계에 존재하는 카나비노이드 수용체와 어떻게 상호작용하는지 연구했다. 목표는 수용체를 더 잘 이해하고, 진통제부터 암 치료제에 이르기까지 모든 약을 개발하는 데 기여하는 것이었다. "이 수용체는 사람들이 마리화나를 피우고 취하기 위해 존재하는 것이 아닙니다." 허프먼이 말했다. "이는 식욕, 메스꺼움, 기분, 통증 및 염증을 조절하는 역할을 합니다."

"허프먼이 만든 화합물은 약리학적 도구, 즉 뇌에서 일어나는 일을 이해하는 데 도움을 준 도구였습니다." NIDA의 선임 연구원인 마릴린 휴스티스가 말했다. "그는 우리에게 많은 것을 깨닫게 해준 화학 물질의 전체 제품군을 만들었어요." 허프먼은 그의 화합물 중 하나가 쥐 실험에서 피부암, 뇌종양과 싸울 수 있는 가능성을 보여줬다고 말했다. 2018년에는 펜실베이니아 주립대학교 의과대학 연구진이 대장암 세포의 성장을 막는 합성 카나비노이드 10종을 발견하는 등 다른 과학자들도 진전을 보였다.

허프먼이 합성 카나비노이드 화합물을 만든 유일한 과학자는 아니다. 1988년 세인트루이스대학교 의과대학의 약리학 교수 앨린 하울렛과 대학원생 윌리엄 데베인이 카나비노이드 수용체를 처음 발견한 후 과학자들은 앞다투어 신약을 개발하기 위해 노력했다. 그러나 이러한 약물이 과학 문헌에서 발췌되고, 제조되고, K2 및 스파이스와 같은 제품으로 판매되는 과정에서 가장 큰 영향을 끼친 것은 허프먼이었다.

그는 직접 만든 화합물에 자신의 이니셜인 JWH를 새겼는데, 그중 가장 유명한 약물은 그가 18번째로 개발한 화합물인 JWH-018이다. 4년 후 이 화합물은 학술지에 기술되었고, 곧 학술 분야를 벗어나 오락 분야로 진입했다.

2000년대 후반과 2010년대 초반 유럽과 북미의 헤드 숍과 보데가 bodega(스페인계 미국인들이 주로 애용하는 식품 잡화점 - 옮긴이)에서는 바코드를 부착한 합성 카나비노이드가 진열대에 놓여 합법적으로 판매되었다.

이것은 언뜻 보기에 헤드 숍에서 그동안 늘 판매해왔던 식물성 혼합물, 즉 담배처럼 피우면서 그다지 강한 쾌감은 주지 않는 순한 화합물로 보였을 것이다. 이 물질은 화학 구조가 THC와 유사하지 않았기 때문에 1986년 제정된 연방유사체법의 적용도 받지 않았다. 이 법에 따르면, 새로운 약물을 불법으로 규정하기 위해서는 이미 금지된 약물과 '상당히 유사'할 뿐만 아니라 사람의 섭취를 목적으로 해야 했기 때문에 카나비노이드 포장에는 '사람의 섭취를 목적으로 하지 않음'이라는 경고 문구가 적혀 있었다.

이 제품을 판매하는 사람은 그 안에 무엇이 들어 있는지 전혀 알지 못했다. JWH-018 또는 CP 47497(원래 화이자에서 개발한 합성 카나비노이드)이 있었을 수도 있지만, 어쩌면 수백 가지의 다양한 성분이 들어 있었을지도 모른다. 오늘날에도 합성 카나비노이드는 가장 빠르게 종 수가 늘어나는 약물 계열이다. 유엔마약범죄사무소는 2015년까지 200종 이상의 합성 카나비노이드를 확인했으며, 이후에도 그 수는 계속 증가하고 있다. 마리화나보다 효능이 두 배 강한 것도 있고, 100배 이상의 효능을 지닌 것도 있다. 공식적인 테스트가 거의 없기 때문에 약물을 개발한 과학자조차 각 혼합물이 얼마나 안전한지 거의 알지 못한다.

허프먼은 THC가 "그다지 강력하지 않다"고 말했다. 하지만 합성 카나비노이드에는 THC가 없다. 합성 카나비노이드와 THC에 포함된 화학 물질은 모두 카나비노이드 수용체에 결합하지만 결합 방식이 다르다. THC는 이러한 수용체의 '부분 작용제'이기에 수용체를 완전히 활성화하지 않는 반면, '완전 작용제'로 분류되는 합성 카나비노이드는 강력한 효과를 나타내며 예측이 불가능하다. 마리화나는 거의 즉시 효과가 나타나지만, 일부 합성 마리화나는 효과가 나타나기까지 시간이 걸리기 때문에 사용자는 더 많이 흡연하고 과다 복용하게 된다.

한편 허프먼은 "THC는 혈압을 낮춰주지만, 합성 카나비노이드는 혈압을 올리기 때문에 이를 복용한 젊은이 중 일부는 혈압 상승으로 뇌졸중이 발생하는 경우도 있습니다"라고 말했다. 2010년대 초 독극물 관리 센터에 신고 전화가 쇄도했고, 과다 복용 사례가 보고되기 시작했다. 2012년 1월에는 배우 데미 무어가 그 주인공이었다. 그녀는 디아블로라는 브랜드의 '합성 대마초'를 피운 후 로스앤젤레스 병원으로 이송되었다. 그녀의 친구들은 911에 연락해 데미 무어가 체온이 급격히 상승하고 경련을 일으켜 의식을 거의 잃었다고 말했다.

무어는 완전히 회복되었고, 지역 및 연방법에서 JWH 약물을 비롯한 여러 마약을 겨냥한 법안이 잇따라 발의되었다. 2012년 오바마 대통령은 26종의 합성 카나비노이드와 카티논을 금지하는 합성 약물 남용 방지법Synthetic Drug Abuse Prevention Act에 서명했다. 그러나 마약 문화는 엄청난 속도로 변화하기 때문에 〈와이어드Wired〉에 따르면 이 법은 "서명의 잉크가 마르기도 전에 무용지물이 되어 버렸다. 법에 명시되지 않았고 법적 규제를 피해 합성된 약물이 이미 판매되고 있다."

이후 몇 년 동안 합성 카나비노이드는 보데가와 헤드 숍에서 사라진 대신 길거리에서 판매되기 시작했고, 그 과정에서 더욱 인기를 얻었다. 2015년 DEA는 고등학생들 사이에서 합성 카나비노이드가 마리화나 다음으로 인기 있는 마약이라고 밝혔다. "5년, 10년 후 많은 아이들에게 '어떻게 마약을 시작했냐'고 물어보면 아마도 K2라고 대답할 것 같습니다." 텍사스주 플래노의 마약 전담 경사인 코트니 페로가 말했다. 이제 합성 카나비노이드는 흡입기vaporizer와 전자담배용으로 판매되는 오일에서 검출된다. 인기 있는 베이핑vaping 액상 중 하나인 CBD 오일은 건강에 도움이 되는 것으로 알려져 있는데, 이는 마리화나와 대마 식물에서 추출하지만 향정신성 성분은 아니다. 그러나 2018년 11월 버지니아 커먼웰스대학교 연구진이 실시한 연구에 따르면, 다이아몬드 CBDDiamond CBD라는 회사에서 만든, 합법적으로 판매되는 대마 추출 CBD 제품에 ('100% 천연'이라는 웹사이트에서의 주장과 달리) 5F-ADB라는 합성 카나비노이드가 함유된 것으로 나타났다. 포트로더데일에 본사를 둔 상장 기업 다이아몬드 CBD의 모회사 CEO인 케빈 하겐은 자체적으로 테스트를 실시한 결과 합성 카나비노이드가 발견되지 않았다고 주장했지만, 연구가 시작된 이후 제조법이 바뀌었다고 시인했다. 한편, 2019년 말에는 수십 명의 사람들이 베이핑 관련 폐 손상으로 사망하기 시작했는데, CDC는 암시장 THC 베이프 오일에 종종 첨가되는 비타민 E 아세테이트라는 첨가제 때문이라고 밝혔다.

미국과 유럽의 합성 카나비노이드 수요가 급증하자 중국에서는 거대한 제조 산업이 생겨났다. 그보다 규모는 작지만 인도에서도 마찬가지였다. 이 산업은 백만장자를 양산했는데, 이들은 엄청난 수요를 감당하지 못할 지경이었다. 한편 미국 법 집행 기관은 이들을 표적으로 삼기 시작했다. 중국 국적의 마약왕으로 알려진 하이쥰 티안은 2015년 3월 4일 중국에서 비행기를 타고 로스앤젤레스 국제공항에 도착한 직후 DEA와 국세청 범죄수사국 요원에게 체포되었다.

DEA는 이 소식을 전하며 티안을 '지금까지 미국에서 체포된 최고 위급 디자이너 약물 밀매업자'라고 칭했다. 연방 검찰은 그를 AB-FU-BINACA라는 합성 카나비노이드 반입 혐의로 기소하며, 그의 중국 공장에서 매달 2톤씩 가짜 마리화나가 생산된다고 했다. 검찰은 그에게 17년 형을 구형했지만 판사는 고작 30개월 형을 선고했다. 아이러니하게도 2013년 수사가 진행되던 중 제조 공장이 폭발한 것이 티안에게 유리하게 작용했다. 당시 미국은 2009년 화이자가 유력한 진통제 후보 물질로 특허를 취득한 AB-FUBINACA를 금지하기 전이었는데, 폭발이 일어나자 티안이 이를 합성했다는 증거가 사라졌다. 비록 그가 이 물질을 수입한 사실은 인정했지만 말이다.

미국은 합성 카나비노이드 판매책을 기소하는 데 어려움을 겪어 왔다. 2010년대 초부터 연방법뿐만 아니라 뉴욕시부터 일리노이주, 텍사스주에 이르기까지 여러 도시와 주에서 합성 카나비노이드를 금지하는 법이 생겨났지만, 합성 카나비노이드에는 수백 가지의 다양한 종류가 있는 데다가 그 구조가 모두 유사하지 않기 때문에 유사체법에 따른 기소가 어렵다. 또한 합성부터 포장, 유통에 이르기까지 관련자도 매우 다양하다. 매사추세츠대학교의 독성학 조교수인 크리스토퍼 로젠바움은 "K2 유통업체가 하나만 있는 게 아닙니다"라고 말했다. "모두가 직접 만들어서 K2라고 이름 붙여 판매하죠. 이게 가장 불안한 부분입니다."

유엔마약범죄사무소의 불법 합성 마약 전문가인 마틴 라이텔후버는 "유럽과 북미의 공급업체에 원재료 형태로 배송되면, 그곳에서 제조 공정의 두 번째 단계, 즉 식물성 물질에 혼합, 용해, 분무하는 과정을 거칩니다"라고 말했다. "그런 다음 해당 국가의 사람들에게 어필할 수 있는 방식으로 포장하고 상표를 붙이죠. 온라인 플랫폼에서 이를 판매하는 다른 유통업체로 배송될 수도 있고요."

원료는 중국이나 인도 제조업체에서 kg당 1000달러 정도에 쉽게 구할 수 있으며, 공급업체에서는 어린이용 간이 풀장에 화학 물질을 가득 넣은 후 말린 식물 잎을 담그거나 회전하는 콘크리트 믹서 안에서 섞으면서 배치를 혼합한다.

수익은 천문학적이지만 제조 방식이 조잡하기 때문에 일부 배치는 다른 배치보다 훨씬 더 강력하고 이로 인해 즉각적인 과다 복용이 유발되는 경우도 있다. 2016년 3월, 플로리다주 클리어워터의 한 공원에서 약에 취한 시민들이 비틀거리거나 쓰러져 있다는 신고가 들어왔다. 경찰은 이들이 스파이스라고 불리는 약물을 복용했다는 수십 건의 신고를 접수했다. 클리어워터 경찰관 에릭 갠디는 뉴스 방송국 WFLA에 "우리가 목격하고 있는, 또 우리 대원들이 현장에서 대처하고 있는 이러한 폭발적인 증가 추세는 전례가 없는 일입니다"라고 말했다. "좀비 영화 같았어요. … 15명 정도가 흐느적거리며 돌아다니고 있었습니다."

뉴욕도 예외가 아니었다. 2016년 7월에는 불과 3일 동안 이 도시에서 130명의 K2 과다 복용 의심자가 발생했다.

많은 피해자가 베드포드-스튜이브산트와 부시윅 지역의 경계에 위치한 델리에서 마약을 구입한 것으로 추정된다. 브루클린에 있는 이 지역은 합성 카나비노이드 사용자들이 비틀거리며 돌아다니거나 의식을 잃고 쓰러져 있기 때문에 '좀비랜드'라고도 불린다. 지난 9월 뉴욕 경찰의 단속 결과, 델리 직원이 임대한 보관 시설에서 3만 개가 넘는 마약 꾸러미가 발견되었다. 이후 〈뉴잉글랜드 의학저널〉에서는 다수의 피해자가 복용한 약물을 조사했다. 이 약물은 'AK-47 24캐럿 골드'라는 그럴듯한 이름으로 포장되어 있었지만 실제로는 AB-FUBINACA로 알려진 합성 카나비노이드가 함유되어 있었다. 논문에서는 이 유사체가 JWH-018보다 50배 더 강력하다고 지적했다.

2018년 8월 한 주 동안 코네티컷주 뉴헤이븐의 한 공원과 그 주변에서 100명이 넘는 사람들이 합성 카나비노이드를 과다 복용했다. 몇몇은 토하거나 경련을 일으켰고, 쓰러진 사람도 있었다. 소방서장 존 알스턴은 "구급대원들이 환자를 후송하고 현장에 복귀하면 그 사이에 새로운 희생자들이 바닥에 쓰러져 있었습니다"라고 말했다. 펜타닐에 비해 합성 카나비노이드로 인한 사망자는 흔하지 않으며, 이 사건에서도 사망자는 보고되지 않았다. 하지만 2018년 워싱턴 DC에서는 합성 카나비노이드 사망자가 여럿 발생했고, 과다 복용 사례는 3000건이 넘었다. 워싱턴 DC의 한 구호 활동가는 K2는 가격이 저렴하기 때문에 노숙자들이 특히 위험에 처해 있다고 말했다. 2018년 말, CDC는 쥐약에 사용되는 화학 물질인 브로디파쿰이 일부 합성 카나비노이드에 섞여있었다고 발표했다.

데미 무어의 과다 복용부터 플로리다와 뉴욕에서 발생한 '좀비' 사태에 이르는 모든 일이 벌어지는 동안 존 윌리엄 허프먼은 은퇴를 앞두고 있었다. 그는 거의 평생을 남들의 눈에 띄지 않고 일하다가 2008년 독일에서 판매되던 스파이스 제품에서 JWH-018이 발견되었다는 사실을 알게 되었다. 이 물질은 독일에서 최초로 발견된 기호용 합성 카나비노이드였다. 이 물질을 피우는 사람들에 대해 처음 들은 허프먼은 "사용자가 하나둘씩 늘어나는 데 정말 오랜 시간이 걸렸군요"라며 비꼬듯 말했다.

2010년, 허프먼의 인생에서 처음으로 언론이 찾아왔다. 대부분의 기자들은 주로 과학적인 내용을 물었지만, BBC 라디오 진행자 존 험프리스는 공격적인 질문을 던졌다. "당신이 만든 것이 금지되었다는 사실이 부끄럽지 않습니까?"

허프먼은 대답했다. "전혀 그렇지 않습니다."

그럼에도 불구하고 그는 자신이 '판도라의 상자'를 열었다는 사실을 인정했고, 자신의 창조물과 다른 가짜 마리화나 물질이 초래한 피해에 대해 한탄했다. 사실 그조차도 합성 카나비노이드가 인체에 미치는 영향을 온전히 이해하지는 못했다. 허프먼은 사람들이 약물을 너무 많이 복용해서 사망하는 것인지, 아니면 이 약물은 어떤 용량에서도 안전하지 않은 것인지 분명하게 알지 못했다.

허프먼은 마리화나가 성인에게만 판매되고 세금을 많이 부과한다는 조건으로, 이를 합법화하는 것이 해결책이라고 믿는다. 2011년 합성 카나비노이드와 마리화나 사용자 2500명을 대상으로 한 연구에 따르면 93%가 전통적인 마리화나를 선호하는 것으로 나타났지만, 마리화나의 전면 합법화가 합성 카나비노이드 소비를 실제로 줄일 수 있는지는 여전히 불분명하다. 2016년 8월 뉴욕시 보건국의 보고서에서는 마리화나 합법화가 공중 보건 측면에서 바람직한 대안이 될 수 있을 것으로 내다보았다.

허프먼은 합성 카나비노이드에 대해 아직 알려진 바가 많지 않지만, 마리화나를 대체하기에는 본질적으로 매우 위험한 물질이라고 말했다. "합성 카나비노이드는 THC와 같은 구조를 지닌 계열에 속하지 않습니다. 정말 위험한 화합물이에요."

사람들은 저렴하고 효능이 강력한 데다 약물 검사에서 검출되지 않는다는 이유로 합성 카나비노이드를 사용하기 시작했다. 그러나 비슷한 시기에 주목받기 시작한 또 다른 신종 마약이 시장의 공백을 메우고 있었다. 바로 사이키델릭이다.

8장

LSD와 캔자스 미사일 격납고 사건

'애시드^{acid}'라고 하면 보통 LSD, 다시 말해 1960년대에 처음 대중화된 사이키델릭인 리세르산 디에틸아미드를 의미한다. 이 약물과 관련된 모든 논란에도 불구하고 LSD는 치명적인 과다 복용을 유발한 적이 없다. 하지만 역시 '애시드'라고도 불리는 가짜 NPS는 그렇지 않았다. 이 새로운 '애시드'는 화학적으로 LSD와 공통점이 거의 없지만, 2000년대 초반 LSD가 희소해진 상태에서 등장해 치명적인 결과를 초래했다.

LSD와 그 모조품인 가짜 NPS의 이야기는 철제 서류 가방을 들고 다니던 196cm의 한 남자로부터 시작된다. 사람들의 시선을 끄는 타입인 그가 캔자스주의 한 스트립 클럽에 들어섰을 때 그곳에 있던 사람들 모두 후줄근한 옷을 입고 아미쉬 스타일의 콧수염을 기른 이 키 큰 남성을 주목했다.

크리슬 콜 역시 예외가 아니었다. 캔자스주 토피카 외곽의 평범한 가정에서 자란 콜은 자비로 출간한 자서전『리세르산^{lysergic}』에서 그곳을 '백인 쓰레기'로 가득 찬 '영혼의 블랙홀'이라고 불렀다. 그녀는 열다섯 살에 고등학교를 자퇴한 후 커뮤니티 칼리지에 진학했고, 소닉 드라이브 인Sonic Drive-in(미국의 드라이브 인 식당 프랜차이즈 - 옮긴이)에서도 일했지만 이후 스트리퍼로 전향했다. 고객들은 키가 크고 금발인 그녀의 외모를 좋아했다. 하지만 그녀의 무대 공연을 마음에 들지 않아 한 고객도 있었다. 콜은 그곳에서 너무도 외로웠다. 그리고 마침내 아미쉬족처럼 보이는 남자가 그녀에게 관심을 기울였을 때 동반자를 구하는 자신의 기도가 응답을 받은 것 같은 기분이 들었다.

고든 '토드' 스키너는 콜보다 나이가 두 배나 많았다. 얼굴에 이상한 수염이 있었지만 그는 아미쉬가 아니었고, 콜은 그가 무슨 일을 하는지 잘 몰랐다. 하지만 두 사람은 마음이 잘 맞았다. 그날 클럽에서 몇 시간 동안 이야기를 나눈 후, 콜은 자기 집으로 가자는 스키너의 말을 흔쾌히 받아들였다. 콜은 폐기된 아틀라스 E 미사일 기지에 있는 스키너의 집을 보고 깜짝 놀랐다. 도대체 왜 미사일 기지에서 사는 걸까? 그녀는 궁금했다. 어떻게 미사일 기지에 자리를 얻은 거지? 정부로부터? 이 이상한 남자는 대체 누굴까?

얼마 지나지 않아 스키너는 콜에게 MDMA를 건넸다. 그녀의 첫 경험이었다. 콜은 "우린 캔자스에서 알던 어느 누구보다 가까운 친구가 된 것 같았어요"라고 말하며, 약물 경험을 통해 영혼이 '다시 태어난' 기분이었다고 덧붙였다.

콜이 무슨 일을 하는지 묻자 스키너는 말을 아꼈다. 그는 사업차 캔자스주를 자주 떠났지만 그렇다고 해서 콜이 마음을 변화시키는 물질의 세계에 빠져드는 것을 막지는 않았다. 그는 콜과 다른 손님들에게 많은 양의 마약을 제공했다. 대부분 정체불명의 약물이었다. 그들은 미사일 격납고에서 '마음을 바꾸는 여행'을 밤낮으로 즐겼고, 최첨단 음향 장비를 최대 볼륨으로 틀어놓고 값비싼 사치품에 빠져들었다. 그중 특히 대담한 사이키델릭 카우보이들은 약물 복용량을 조절하기 위해 자신의 몸에 정맥 주사 라인을 연결하기도 했다. "파티는 정말 광란의 도가니였어요." 콜이 말했다.

스키너는 그녀에게 돈은 문제가 되지 않는다고 확신을 주었다. 콜은 스트리퍼 일을 그만두었고, 스키너로부터 재정적 지원을 받기 시작했다. 스키너는 다른 여성들과 관계를 가지면서도 콜에게 값비싼 옷을 사주고 그녀와 함께 전국을 여행하면서 그의 포르쉐를 몰게 했다. 그들은 함께 약물에 심취했다. "우리는 신을 경험했어요. 이렇게 표현하는 게 맞는 건지 모르겠지만요." 콜이 말했다.

오래전부터 캔자스주 와메고의 이웃들은 미사일 격납고에서 벌어지는 일들을 의심해 왔다. 총 25에이커(약 3만 평)가 넘는 부지에 지어진 이 격납고는 1960년대 초에 정부가 핵 공격을 견딜 수 있도록 각각 수백만 달러를 들여 건설한 여러 격납고 중 하나로, 약 1만 5000제곱피트(약 420평)의 터널과 원통형 통로, 그리고 천장이 높은 커다란 방으로 이루어진 수평식 지하 구조로 되어 있었다. 콜은 이곳을 "철책선과 철조망으로 둘러싸인 요새와 같았다"고 묘사했다. 캔자스주 곳곳에 이런 시설이 있는데, 대부분 건축된 지 몇 년 만에 폐기된 후 괴짜들이 이를 매입했다. 지상에서는 클라이즈데일(스코틀랜드 출신의 말로, 체격이 크고 힘이 세 농경용으로 많이 이용된다 — 옮긴이)과 라마가 이곳을 지배하고 있었다. 스키너는 콜에게 이 시설이 금속 스프링 공장의 본거지라고 말했다. 실제로 스키너의 어머니가 가드너 스프링Gardner Spring이라는 기업을 소유하고 있었다는 점을 감안하면 그럴듯한 이야기처럼 들렸다.

지역 주민들은 비디오카메라로 면밀히 감시되고 비번인 경찰이 지키는 이 건물을 수상하게 여겼다. 와메고 경찰서장 켄 시거는 "계속해서 많은 돈이 지출되면서도 아무 일도 일어나지 않자 경찰관들이 의심을 품기 시작했습니다"라고 말했다. "자금 세탁 작업이라고 생각한 형사가 DEA에 연락해 국세청의 개입을 요청했죠." 하지만 아무 일도 일어나지 않았다. 1990년대 후반, 이 격납고와 관련이 있을 것으로 추정되는 LSD가 마을에서 발견됐을 때조차 DEA는 아무런 조치를 취하지 않았다. 시거는 "우리는 무슨 일이 벌어지고 있다는 것을 증명할 수는 없었지만 의심은 했습니다"라고 말했다.

마침내 스키너는 "제 진짜 정체를 말해줄게요"라고 이야기하며 콜에게 모든 사실을 털어놓았다. 그는 자신이 역사상 가장 유명한 LSD 밀매 조직인 '영원한 사랑의 형제단The Brotherhood of Eternal Love'의 '보안 책임자'라고 말했다.

1960년대 중반에 설립된 이 단체는 캘리포니아 오렌지 카운티에서 시작되었다. 초기 멤버 중에는 LSD 경험을 한 크루 컷 스타일의 부랑배들도 있었다. 그들의 목표는 거리의 불량배들이 LSD를 통해 신과 초월적 명상에 눈을 뜨도록 하는 것이었다.

이 젊은이들은 사샤 슐긴의 동료이자 '오렌지 선샤인'이라는 이름의 LSD를 제조했던 화학자 닉 샌드와 손을 잡았다(닉 샌드가 제조한 양은 300만 회 이상 투여할 수 있는 분량이었다). 1회 투여분이 10센트 정도에 판매되고 종종 공짜로 나눠주기도 했던 오렌지 선샤인은 찰스 맨슨, 헬스 엔젤스, 티모시 리어리 등 악명 높은 히피 시대의 반문화 인사들이 애용했는데, 특히 티모시 리어리는 이 형제단의 절친한 친구가 되었다. 하지만 작가이자 하버드대학교 심리학과 교수였던 리어리는 사이키델릭 연구가 감당할 수 없는 상황이 되면서 1963년에 해고되었다. 그는 치료 목적으로 LSD를 사용하는 것을 옹호했고, LSD의 대중화뿐만 아니라 LSD가 대중의 의식 속에서 악마화되는 과정 모두에 기여했다. 많은 약리학자들은 그의 행동 때문에 수십 년 동안 이 약물에 대한 의학적 연구가 금지되었다고 여겼다. 리어리가 마리화나 소지 혐의로 체포되어 1970년 캘리포니아주 샌루이스 오비스포에 수감된 후, 이 형제단은 급진주의 단체인 웨더 언더그라운드Weather Underground와 공모하여 그를 탈옥시켰다. 전신주와 철조망 울타리를 가로질러 감옥을 탈출한 리어리는 캐나다로 향했다. 그는 위조 여권을 발급받아 알제리로 건너갔고, 그곳에서 블랙팬서Black Panther(1960년대에 히피열풍과 반문화적 사회분위기에 힘입어 흑백차별금지 등을 추구한 미국의 급진적 정당이자 무장단체 – 옮긴이)의 도움으로 몸을 숨겼지만 1973년 아프가니스탄에서 결국 체포되었다.

스키너와 '영원한 사랑의 형제단'의 정확한 관계는 파악하기 어렵지만, 2000년까지 그는 격납고에 엄청난 규모의 실험실을 운영했다. 나중에 DEA 관리들은 이곳에 최소 3600만 회 분량의 LSD를 제조하기에 충분한 재료가 있을 것으로 추정했다. 당시에는 전혀 몰랐지만 크리슬 콜은 역사상 가장 규모가 큰 LSD 사건 중 하나에 우연히 발을 들인 셈이었다.

만난 지 얼마 지나지 않아 스키너와 콜은 오클랜드로 날아갔다. 그곳에서 스키너는 콜에게 자신의 사업 파트너라며 50대의 윌리엄 레너드 피커드와 그녀의 약혼자인 러시아 출신의 나타샤를 소개했다.

나중에야 알게 된 사실이지만, 피커드는 LSD 화학자였으며 영원한 사랑의 형제단의 일원으로 추정된다. 그는 또한 사샤 슐긴의 제자이자 친구였는데, 그의 이야기는 반전과 우여곡절로 가득하다. 피커드는 한때 수도승으로 수련을 받았고 LSD를 제조한 혐의로 투옥된 적도 있다. 하버드대학교 케네디 행정대학원(슐긴이 추천서를 썼다)에서 석사 학위를 받은 그는 보스턴과 모스크바에서 펜타닐 남용에 대해 연구했으며, 1996년 하버드 교수 클럽Harvard Faculty Club 강연에서 현재의 펜타닐 대유행을 예상한 몇 안 되는 연구자 중 한 명이다. 또한 UCLA의 약물 정책 분석 프로그램 부국장을 역임하기도 했다.

스키너는 1997년 샌프란시스코에서 열린 민족식물학 콘퍼런스에서 피커드와 처음 만났다. 1년 후 다른 콘퍼런스에서 다시 만난 그들은 서로의 배경과 관심사에 대해 이야기를 나누었다. 피커드에 의하면, 스키너는 피커드가 약물 연구를 위한 자금을 모으는 데 도움을 줄 수 있으며, 워런 버핏으로부터도 지원을 받을 수 있다고 했다. 스키너는 자신을 엄청나게 부유한 사람으로 표현했다. "그는 믿을 수 없을 정도로 통이 컸어요. 그런 사람은 처음이었죠." 피커드는 훗날 이렇게 회고했다. "저는 그의 자금이 합법적이라고 생각했습니다."

얼마 후 스키너는 피커드를 캔자스로 초대해 미사일 격납고를 보여주었다. 피커드는 이를 부인했지만, 보도에 따르면 피커드와 스키너는 동업자가 되었다. 피커드의 역할은 LSD를 제조하는 것이었고, 스키너는 보안을 담당하고 돈을 세탁하는 역할을 맡았다고 한다. DEA에 따르면 밀레니엄에 접어들면서 이들의 새로운 사업체는 전 세계 LSD 공급의 대부분을 책임졌다.

리세르산 디에틸아미드는 1938년 알버트 호프만이라는 스위스 과학자에 의해 우연히 발견되었다. 산도스 제약에서 근무하던 호프만은 호밀에서 자라며 역사적으로 집단 괴저 및 경련을 일으켰던 맥각ergot이라는, 예측할 수 없고 잘 알려지지도 않은 곰팡이를 가지고 실험하고 있었다. 하지만 맥각은 의약품으로도 상당히 유망해 보였다. 호프만은 이 곰팡이에서 일련의 합성 화합물을 만들어냈다. 그중 일부는 성공적인 약물이 되었는데, 출산 후 출혈을 막는 메더진Methergine이라는 약은 오늘날에도 여전히 사용된다. 이 시리즈의 스물다섯 번째 화합물인 LSD-25의 경우, 처음에는 특별히 눈에 띄는 점이 없었다. 이 약은 동물 실험에서 '무의식 중 안절부절못하는'(또는 약에 취해 의식이 혼미한) 증상을 일으켰지만, 그 외에는 별다른 효과가 없어 실패작으로 간주되었다.

호프만은 다른 프로젝트로 넘어갔다. 하지만 5년 후인 1943년, '이상한 예감, 즉 이 물질이 첫 번째 연구에서 확인된 것과 다른 특성을 가질 수 있다는 느낌'에 이끌려 LSD-25를 다시 연구하기 시작했다. LSD-25를 다시 만든 호프만은 실수로 이 혼합물을 약간 만졌다. 약물이 피부를 통해 흡수되자 그는 어지러움을 호소하며 불안해했다. "환상적인 그림, 강렬하고 만화경처럼 색이 변하는 특별한 형상이 끊임없이 흘러나오는 것을 느꼈다." 그는 이 역사적인 첫 경험을 이렇게 기술했다.

무슨 일이 있었는지 정확히 알지 못했던 그는 3일 후 바젤 연구소에서 LSD-25 250ug을 물 한 컵에 녹여 마셨다. 그는 소량이라고 생각했지만, 사실 이는 오늘날 우리가 알고 있는 통상적인 LSD 복용량의 약 두 배에 해당하는 양이다. 곧 그는 비틀거리기 시작했다. 메모를 계속 할 수도, 문장을 일관성 있게 구성할 수도 없었던 호프만은 실험실 조교에게 집으로 데려다 달라고 부탁했다. 전시戰時에는 차량 통행이 제한되었기 때문에 그들은 자전거를 타고 바젤을 거쳐 집으로 돌아갔다. 이웃 여성이 우유를 가져다주었는데, 우유가 '중독'을 치료할 수 있다고 믿은 호프만은 2L를 꿀꺽 삼켰지만, 그녀마저도 '악랄하고 교활한 마녀'로 보였다. 자신의 몸에 악마가 침입했다고 확신한 호프만은 주치의를 불렀다. 그러나 동공이 확장된 것 외에 별다른 이상을 발견하지 못한 주치의는 그를 안심시켰다. 곧 호프만은 이 경험에 익숙해졌고, 일상의 사물을 심오하고 초월적인 것으로 인식하기 시작했다. "문손잡이 소리나 지나가는 자동차 소리와 같은 모든 청각적 지각이 시각적 지각으로 전환되는 과정이 특히 놀라웠다"라고 그는 기술했다.

호프만은 '나의 문제 많은 자식'이라고 불렀던 자신의 발명품과 복잡한 애증의 관계를 맺게 되었지만, 그럼에도 불구하고 LSD가 의학에 큰 도움이 될 수 있다고 믿었다. 일부 학자들 역시 LSD가 정신 질환 치료에 도움이 될 수 있을 거라고 생각하는 그의 의견에 동조했다. 체코의 영향력 있는 정신과 의사이자 환자와 수천 건의 사이키델릭 세션을 진행해 온 스타니슬라브 그로프는 정신의학과 심리학에 대한 LSD의 잠재적 유용성을 '현미경이 생물학과 의학에, 망원경이 천문학에 갖는 가치'에 비유했다. 그러나 CIA는 이 약물로 정신을 통제할 수 있다고 생각해 1950년대 초부터 MK 울트라MKUltra라는 프로젝트의 일환으로 사람들에게 몰래 약물을 투여하고 그들의 반응을 관찰하는 등 은밀하고 광범위한 실험을 진행했다(샌프란시스코에 기반을 둔 미드나잇 클라이막스Midnight Climax라는 프로그램에서는 매춘부들을 고용해 남성에게 LSD가 함유된 음료를 마시도록 유도한 후, CIA 요원들이 이들의 성관계를 몰래 지켜보기도 했다).

이와는 별도로 미 육군은 1960년대에 적을 무력화시키는 기술을 개발하기 위해 LSD 및 기타 약물을 테스트했다. 그로부터 시간이 한참 흐른 후, 자원자들의 병력과 정신과 이력을 조사한 결과에서 사샤 슐긴의 제자 폴 데일리는 "확인할 수 있는 후유증은 없었습니다"라고 말했다. "통계적으로 유의미한 사실은 LSD 지원자들이 더 오래 살았다는 것뿐이었습니다."

1950년대에는 험프리 포테스큐 오스몬드라는 정신과 의사가 LSD를 이용해 합법적으로 알코올 중독자를 치료했으며, 올더스 헉슬리와 편지를 주고받으며 사이키델릭이라는 용어를 만들어 냈다. 호프만의 직장인 산도스 제약은 25만 회 분량의 LSD를 유통했는데, 이는 1950년대와 1960년대 정신의학 연구에 널리 사용되었다. 그러나 LSD가 의료용에서 오락용으로 전환되면서 주류 사회에서 나쁜 평판을 얻게 되자, 산도스는 생산량을 줄이기 시작했다. 그 대신 불법 화학자들이 LSD를 제조하기 시작했고, 이 약물은 반문화 운동의 중심에 서게 되었다.

1967년, LSD는 미국에서 금지되었지만 그 인기는 조금도 사그라들지 않았다. 그러나 대중의 의식 속에서 받아들여지는 정도에는 약간씩 차이가 있었다. 의료 목적으로 활용할 가능성이 완전히 입증되지는 않았지만, LSD는 놀라울 정도의 안전성을 유지하면서 사람들에게 심오한 반응을 이끌어내는 신비로운 약물로 평판을 이어가고 있었다. 실제로 일부 사용자는 한 번에 수백, 수천 회 분을 복용하고 그 과정에서 극심한 고통에 시달리기도 했지만, 살아서 그 이야기를 전하기도 했다.

1972년, '영원한 사랑의 형제단'은 대규모 마약 밀매 작전에 휘말렸다. 이로 인해 이 단체의 활동은 중단되었지만 그렇다고 완전히 종결된 것은 아니었다. 그 후 수십 년 동안 대부분의 다른 LSD 제조업체와 형제단은 법 집행 기관의 감시망을 피했다. LSD 제조 시설은 상대적으로 적고 추적하기도 어려웠으며, 메스암페타민 제조 시설처럼 강한 냄새가 나거나 쉽게 폭발하지 않았기 때문에 경찰은 단속에 어려움을 겪었다. LSD는 만들기 어렵기로 악명이 높은데, 이는 합성에 필요한 전구체인 에르고타민 타르트산염을 구하기가 어렵기 때문이다. 스키너와 피커드의 시대에 미국 화학자들은 동유럽에서 비밀리에 이 물질을 공급받곤 했다.

메스암페타민 위기가 고조되던 2000년, LSD는 DEA의 단속 우선순위 목록에서 한참 아래에 있었다. 실제로 1991년 이후 DEA는 LSD 실험실을 단속한 적이 없었다.

콜에게 피커드를 소개한 직후, 스키너는 그녀에게 라스베가스로 가야 한다고 말했다. "어느 순간 속도계를 보니 시속 220km였어요." 콜은 기억을 떠올렸다. 포르쉐 박스터(스키너의 '서부 해안용 차량')가 중심을 잃고 미끄러지며 전봇대를 들이받았다. 콜은 목을 좀 다쳤고, 스키너는 충돌 즉시 차에서 뛰어내렸다. "제가 바닥에 쓰러져 있는 동안, 스키너는 부서진 차 트렁크에서 옷과 100달러짜리 지폐 뭉치처럼 보이는 것을 꺼냈어요."

콜은 병원으로 이송되어 경부 염좌 및 뇌진탕 진단을 받았다. 하지만 두 사람은 다음 날 아침 라스베가스로의 여정을 예정대로 강행했다. 그곳에서 그들은 피커드와 나타샤를 만났고, 콜은 나타샤와 함께 카지노의 고급 스위트 룸에서 휴식을 취했다. 피커드의 말에 따르면, 스키너는 그곳에서 20만 달러 상당의 칩을 사서 약간의 도박을 한 다음 칩을 카지노의 현금으로 바꾸며 돈세탁을 했다.

한편 사고가 난 포르쉐 수리비는 수십만 달러에 달하는 그의 부채 목록에 추가되었다. 고가의 스테레오를 구입한 상점을 포함해 몇몇 업체에서 스키너에게 12만 달러의 빚을 갚으라며 소송을 제기했다. 스키너는 피커드의 약물 연구를 위한 자금도 마련하지 못했다. 피커드는 〈롤링스톤Rolling Stone〉과의 인터뷰에서 이렇게 말했다. "저는 엄청난 사기를 당했습니다. 거짓말에 넘어간 거죠. 모든 것이 속임수라는 것을 깨닫고 나서 이용당했다는 생각에 발을 빼기 시작했어요."

스키너 역시 피커드와의 관계에 나름대로 불만이 있었다. 그는 피커드가 에르고타민 타르타르산염을 공급하는 사람의 정체를 폭로한 또 다른 사람과 마찰이 있었다고 생각했다. 〈토피카 캐피털 저널Topeka Capital-Journal〉은 "스키너에 따르면, 피커드는 그 사람을 납치하거나 약물을 투여한 다음 과테말라로 데려가려고 3년 동안 시도했다"라고 썼다. 콜 역시, "스키너는 이 남성을 살해한 책임이 피커드에게 있다고 믿었다"고 말했다(하지만 피커드는 살인 혐의로 기소되거나 유죄 판결을 받은 적이 없다).

피커드에 대한 불신이 점점 커진 스키너는 비밀리에 DEA와 공모하고 연방 검사와 만나기 시작했다. 스키너는 그들에게 자신이 세계 최대

규모의 LSD 실험실을 소유하고 있다고 고백했다. 법무부에서는 처음엔 의심의 눈초리를 보냈지만, 결국 실험실을 넘기고 피커드에 대해 증언하기로 동의한 스키너에게 면책특권을 부여했다. 곧 스키너는 피커드에게 만나자고 연락했고, 피커드는 약속한 돈을 주지 않아 스키너에게 화가 난 상태였지만 2000년 10월 23일 캘리포니아주 샌 라파엘에 있는 포포인츠 쉐라톤 호텔에서 만났다. 당시 피커드의 아내이자 임신 중이던 나타샤는 바에 앉아 있었고, 두 사람은 위층에서 앞으로의 LSD 계획에 대해 약 30분 동안 이야기를 나누며 몇 주 안에 캔자스에서 재회하기로 합의했다. 옆 방에서 그들의 대화를 엿듣던 DEA는 모든 대화 내용을 기록했다.

11월 4일, 피커드가 클라이드 애퍼슨이라는 친구와 함께 이삿짐 트럭을 몰고 스키너의 미사일 격납고에 도착했다. 스키너는 핑계를 대고 자리를 떠났고, 피커드와 애퍼슨은 실험 기구와 에르고타민 타르타르산염을 싣기 시작했는데, 이 과정에만 이틀이 걸렸다. 그런 다음 두 사람은 다시 차량에 올라탔다. 검찰은 이들이 콜로라도에 있는 새로운 실험실로 향하고 있었다고 생각했지만, 피커드는 나중에 이들 물질을 파괴할 생각이었다고 주장했다.

캔자스 고속도로 순찰대가 출동해 차를 멈춰 세웠다. 애퍼슨은 그 자리에서 체포되었지만 피커드는 "눈 덮인 땅을 가로질러 숲속으로 질주했고, 고속도로 순찰대원 두 명이 그를 맹렬히 추격했다. 곧이어 DEA 요원, 적외선 스캐너가 달린 헬기, 추적견이 합류했다"라고 〈롤링스톤〉은 보도했다. 다음 날, 숨어 있던 피커드는 농부의 신고를 받고 출동한 경찰에 의해 체포되었다.

DEA 대변인 셜리 암스테드에 따르면, 미사일 격납고에서 3600만에서 6000만 회 분량의 LSD를 생산할 수 있는 화학 물질이 압수되었다. 최종 집계는 아직 나오지 않았지만 수사관들은 이 시설이 "미국, 아니 어쩌면 전 세계 LSD의 3분의 1을 공급했을 수 있다"고 추정했다. 정부 요원들은 자축했다. 이 한 번의 적발로 그들은 미국의 LSD 생산에 회복할 수 없는 타격을 입힌 것처럼 보였다.

스키너는 재판에서 피커드에게 불리한 증언을 했다. 사샤 슐긴의 지인이자 1987년부터 DEA에서 화학자로 일해 온 로저 엘리는 슐긴이 자신을 피커드에게 소개해 줬다고 말했다. 엘리는 자신과 피커드가 '인터넷을 통한 불법 마약 판매와 수사망을 피하기 위한 암호화된 메시지 사용, 러시아 마약 밀매, 합성 불법 물질' 등에 대해 논의했다고 덧붙였다.

피커드는 가석방 없는 종신형을 선고받고 애리조나주 투손에 있는 연방 교도소에 수감되었다(2020년 7월 27일, 20년간 복역을 마친 후 고령과 코로나19 감염 위험 등의 사유로 석방되었다 ― 옮긴이). 그는 수도승이 되기 위해 받았던 수련에 의지해 내면의 평화를 유지하고 교도소 안에 있는 400m 트랙을 돌며, 600페이지 분량의 사이키델릭 관련 저서 『파라셀수스의 장미The Rose of Paracelsus』를 썼다. 피커드는 자신을 숭배하는 열성 팬층을 보유하고 있는데, 이들은 그가 부당한 판결의 희생양이라고 생각한다.

스키너는 협조한 덕분에 풀려났다. 그는 콜과 함께 전국을 돌아다녔고, 시애틀, 멘도시노, 투손, 털사 등에서 잠시 거주했다. 콜은 그들이 MDMA를 포함한 약물을 팔면서 '사이키델릭 왕족처럼' 살았다고 말했다.

둘의 관계는 시들해졌다. 콜은 스키너가 욕설을 퍼붓기 시작했고 "전에는 본 적 없는 폭력적인 면모를 드러내기 시작했다"고 토로했다. "정체불명의 사이키델릭을 집안 전체에 살포해 3일 동안 '여행'을 하게 만들었다"고도 했다. 콜은 마약 판매를 그만두고 싶었다. 그리고 얼마 후 비슷한 또래의 남자 브랜든 안드레스 그린을 만나기 시작했다. 콜에 따르면, 이때부터 스키너는 불안정해지고 질투심이 생겼다. 그린은 털사의 한 호텔에서 구타와 고문을 당하고 약물을 투여받았다. 스키너와 콜, 그리고 윌리엄 어니스트 호크라는 남자가 납치 혐의로 기소되었는데, 누가 정확히 무슨 일을 했는지에 대한 세부 사항은 불분명하지만 콜은 그린에게 5만 2000달러의 배상금을 지불하라는 명령을 받고 풀려났다(그린은 콜이 이 중 극히 일부만 갚았다고 말했다). 콜은 현재 캔자스주 위치타의 한 쇼핑몰에서 아트 갤러리를 운영하고 있으며, 이곳에서 동물과 자연을 소재로 한 사이키델릭 그림을 전시한다.

납치 및 폭행 혐의로 유죄 판결을 받은 스키너는 종신형에 추가로 90년 형을 선고받았으며, 마약 범죄에 대해서도 비공식적으로 처벌을 받은 것으로 추정된다.

이 사건은 관련된 모든 사람의 인생을 바꾸었으며, 미국 내에서 오락용 마약의 지형을 바꾼 사건이기도 했다. 캔자스 미사일 격납고 사건의 여파로 LSD는 점점 더 구하기 어려워졌다. DEA에 따르면 LSD 관련 체포 건수는 2000년 154건에서 2001년 100건, 2002년에는 22건으로 감소했다. 이 기관은 마약과의 전쟁에서 성공할 수 있었던 것은 LSD '90.86파운드(41.21kg)'를 압수한 덕분이라고 주장했다.

DEA는 보도자료를 통해 다음과 같이 발표했다. "이들이 미국에서 판매되는 LSD의 대부분을 불법 제조한 책임이 있다는 사실은 명백한 증거를 통해 입증되었다. 이들이 체포된 후 2년 동안 미국 내 LSD 공급량이 95% 감소했다는 사실을 보면 이러한 기소와 유죄 판결이 얼마나 중요한지 알 수 있다."

그러나 많은 사람들이 DEA가 제시한 수치와 방법론에 문제를 제기한다. 우선, 실제 압수한 LSD의 양이 지나치게 과장되었다는 것으로, 실제로 압수한 것은 미량의 LSD가 함유된 약 91파운드의 혼합물이며, LSD의 실제 무게는 1파운드 미만인 것으로 추정된다. 〈슬레이트*Slate*〉의 분석에 따르면 이 실험실에서는 약 1000만 회 분량의 LSD가 적발된 것으로 보이는데, 이는 알려진 것보다 훨씬 적은 양이다. 또한, DEA의 자체 분석에서는 1996년 캐나다에서 닉 샌드의 LSD 연구소가 압수되고 MDMA의 인기가 높아지는 등의 요인으로 인해, 이들이 적발되기 몇 년 전부터 LSD 공급량이 이미 감소하기 시작했다고 한다. 따라서 캔자스 검거 사건만으로 LSD 사용이 급격하게 감소했다고 보기는 어렵다.

결국 실험실 폐쇄는 헤드라인을 장식한 것보다 영향이 적었을 수 있다. 이 사건과 당시 LSD 제조에 대해 잘 알고 있는 댄스세이프의 이사 미첼 고메즈는 "피커드가 실제로 공급량의 95%를 생산했다고 생각하지는 않아요. 하지만 그 사건이 발생하자마자 다른 LSD 제조업체들이 문을 닫은 것은 분명합니다"라고 말했다. "그들이 체포되자마자 모두가 겁에 질렸거든요."

캔자스 사건 이후 LSD를 구하기는 정말 어려워졌다. 한편, 사이키델릭 시장의 판도가 바뀌면서 새로운 약물이 주목받기 시작했다. 이 화학 물질은 종종 애시드 또는 LSD로 판매되었지만 실제로는 전혀 달랐다. 일부 사람들은 환각 효과를 즐기기도 했지만, 이 약물은 그 특성이 제대로 규명되지 않았고, 적절한 용량으로 투여하기도 매우 어려웠다. 그리고 LSD와 달리 치명적일 수 있었다.

9장

N-폭탄의 등장

와메고 미사일 격납고에서 500마일 정도 남쪽으로 내려가면 댈러스의 부유한 교외 지역인 텍사스주 맥키니가 있다. 이곳은 2014년 〈머니Money〉 매거진에서 미국에서 가장 살기 좋은 곳으로 선정한 바 있다. 맥키니의 인구는 2000년과 2010년 사이에 두 배 이상 증가해 지금은 15만 명을 넘어섰으며, 지중해풍 고급 주택 단지인 아드리아티카Adriatica도 개발 중이다. 이 지역은 좋은 학교와 안전한 환경, 그리고 인근에 있는 기업들로 인한 경제 호황 덕분에 학부모들에게도 인기가 많다.

하지만 2010년대 초, 맥키니에 암울한 시기가 시작되었다. 정체불명의 신종 마약이 유행하면서 프리스코, 플레이노 등 비슷한 번영을 누린 인근 도시들과 함께 이 지역도 타격을 입은 것이다. 약물 과다 복용으로 고통받는 젊은이들이 늘어났지만 가족도, 구급대원도, 경찰도, 심지어 자신조차도 이 신종 마약에 대해 거의 알지 못했기 때문에 약물 과다 복용은 지역사회에 큰 충격을 주었다.

2013년, 리 스톡턴은 맥키니-보이드 고등학교 신입생이었다. 반짝이는 벽돌 건물에 숲으로 둘러싸인 멋진 운동 시설을 갖춘 이 학교는 새로운 교외 부유층의 전형처럼 보였다. 하지만 리의 열정은 스포츠가 아니라 사이키델릭에 있었다. "저와 제 친구들은 사이키델릭이 가져다주는 정신적 깨달음과 그 이면의 문화에 관심을 갖게 되었어요." 리가 말했다.

"미국에서는 사람들이 정신적으로 너무 닫혀 있는 것 같아요." 리는 전 세계를 여행하며 '아마존의 샤먼 부족'과 '동양의 불교 사원'을 방문하고 싶었지만 당시에는 내면의 여행으로 만족해야 했다. 그는 LSD를 시도하고 싶었으나 구하기 쉽지 않았고, 아는 사람을 통해 구입한 LSD는 가짜였다(인터넷 검색을 통해 얻은 조언대로 금속성의 씁쓸한 맛을 보고는 자신이 속았다는 것을 깨달았다). 나중에 딜러는 그것이 'N-폭탄'이라는 별명을 가진 화학 물질 그룹에 속한 25C-NBOMe라고 말했다. 다른 NPS와 마찬가지로, 25C-NBOMe 역시 인터넷에서는 '연구용 화학 물질'로 판매되었지만 이는 법 집행 기관을 혼란스럽게 하기 위한 완곡한 이름이었을 뿐 실제로는 단순히 약에 취하는 새로운 방법에 불과했다. 이 약물은 2010년경부터 불법 마약 제조업체의 웹사이트에 등장하기 시작했는데, 리가 처음 복용했을 당시에는 합법이었지만 2013년 11월 15일 DEA는 이를 불법으로 규정했다.

N-폭탄은 LSD와 효과는 비슷한 반면 가격은 훨씬 더 저렴했다. 이에 더 큰 수익을 노리는 마약상들은 N-폭탄을 LSD로 판매하기 시작했다.

리는 마약상을 통해 각종 불법 마약을 구입할 수 있는 다크 웹 쇼핑몰인 실크로드에 대해 알게 되었다. 하지만 LSD는 그가 지불할 수 있는 금액을 넘어섰고, 리는 결국 25C-NBOMe으로 돌아왔다. 그는 온라인 검색을 통해 이 화학 물질의 효과를 연구한 결과, 이 약물이 자신이 원하는 유형의 쾌감을 줄 수 있다는 결론을 내렸다.

온라인 주문 후 우편으로 받은 이 약물은 사용법도 간단했다. 액체 상태의 화학 물질이 이미 블로터지에 묻어 있었기 때문에 아무런 계량 작업 없이 '탭'이라고 불리는 작은 사각형 조각을 찢어 사용하면 그뿐이었다. 번거로움도, 소란스러움도 없었다. 1회 복용량이 650ug으로 매우 작아서, LSD와 마찬가지로 육안으로 측정하는 것이 거의 불가능하다는 점을 고려하면 이는 다행스러운 점이기도 하다(참고로, 소량의 엑스터시도 무게가 이것의 100배는 된다).

리는 동네 공원에 가서 약물을 복용했다. 이번에도 맛은 끔찍했지만 15분이 지나자 약효가 나타났다. 작은 호수를 바라보는 리의 눈앞에 환상이 스쳐 지나가기 시작했다. 예상했던 것보다 더 강렬한 경험이었지만 불쾌하지는 않았다. 그는 "정신이 맑고 완전히 명료해졌어요. 단지 주변의 모든 것이 변하고 있을 뿐이었죠"라고 말했다.

리 스톡턴은 그의 진짜 이름이 아니다. 그는 어느 순간에는 나이가 무색할 만큼 현명해 보이다가도 다음 순간에는 상황을 전혀 파악하지 못하는 것처럼 보이기도 한다. 리는 N-폭탄을 팔아 돈을 벌기로 마음먹었다. 첫 여행이 끝나고 얼마 지나지 않아 그는 열여섯 살의 나이에 주변 청소년들을 상대로 마약을 팔기 시작했다. 자신을 속이려 했던 딜러와 달리 그 약이 LSD라고 주장하지 않고 비슷한 효과가 있다고만 말했다.

맥키니-보이드에서 합성 사이키델릭은 순식간에 대성공을 거두었다. 개낭 5달러(리기 지불한 금액의 10배)에 팔린 이 물질은 사람들을 끌어모았다. "주말이 되면 풋볼 팀 선수들처럼 전혀 기대하지 않았던 아이들도 찾아왔어요. 너무 자연스러웠죠." 리는 실크로드에서 애시드 100개를 주문한 뒤 다 팔리고 나면 추가 주문을 하곤 했다. "수입도 괜찮았고, 덕분에 얻게 된 평판도 마음에 들었어요."

소포의 발신지는 미국 주소였지만, 그는 마약 자체는 중국에서 제조되었다고 생각했다. 리는 때때로 다른 판매자에게서 마약을 구매하기도 했고, 25I-NBOMe 및 25B-NBOMe와 같은 다른 유형의 N-폭탄도 시도해보았다. 다른 학생들도 마약을 거래하면서, 맥키니-보이드는 곧 마약으로 넘쳐났다. 주말이면 아이들은 자연을 산책하고 여행을 떠나거나, 인기 DJ를 보기 위해 댈러스로 내려가 일렉트로닉 댄스 뮤직 콘서트를 찾아 다녔다. 리는 N-폭탄 약물을 복용한 맥키니-보이드 학생들이 한 때 100명이 훨씬 넘었고 어쩌면 200명에 가까웠을 것으로 추정한다. 전교생이 3000명 정도인 학교, 게다가 명문 학교라는 점을 감안하면 결코 적지 않은 수치였다. "이유가 뭔지는 모르겠지만 맥키니-보이드 학생들은 환각제를 좋아했습니다. 마치 1960년대 같았죠." 리가 말했다.

하지만 맥키니-보이드의 레트로 시대는 오래가지 못했다. 리가 2학년이 되던 해에 학교는 스캔들과 비극적인 참사로 발칵 뒤집혔다. 리가 관여한 마약 거래로 유발된 일련의 약물 과다 복용이 원인이었다.

2014년 4월 초 하루 동안 그 지역에서 최소 3명의 학생들이 병원으로 이송되었다(피해 학생 대부분이 미성년자였기 때문에 경찰은 자세한 내용을 공개하지 않았지만, 상황을 잘 아는 사람들은 피해자 수가 훨씬 더 많다고 했다). 세 학생 중 두 명이 알몸으로 발견되었는데, 특히 한 학생은 옷을 벗은 채 고속도로를 걷고 있었다고 한다. 제보자에 따르면, 이 학생은 25B-NBOMe를 LSD로 알고 있었고, 권장량보다 더 많이 복용했다. 이 윽고 몸이 뜨거워지기 시작했고 그때문에 옷을 벗고서는 춥고 비 오는 날씨에 밖으로 나간 것으로 보였다. 그는 380번 고속도로를 따라 걷다가 경찰에게 제지당했다. 제보자는 "그는 겁에 질려 경찰관을 공격했습니다"라고 말했다.

중학교에 다니는 14세 소녀 역시 격렬한 반응을 보였다. 그녀는 친구와 함께 집에서 밤을 보내던 중 새로운 약물을 실험해 보고 싶어 했다. 겁을 먹은 친구는 발을 빼려 했지만, 모범생이면서 운동에도 적극적이었던 이 학생은 약물을 투여했고, 격한 반응을 보였다. "제가 그곳에 도착했을 때 그 아이는 약에 완전히 취해 있었어요." 목격자인 친척이 말했다. "눈이 온통 새까만 사슴의 사진을 본 적이 있으세요? 바로 그 암사슴 눈이었어요." 갑자기 초인적인 힘에 사로잡힌 이 작은 소녀는 욕실 수납장과 수건걸이를 부숴버렸다. 그러고는 마치 뚫고 들어가려는 듯이 화장실 벽에 몸을 부딪쳤다. "욕실이 엉망이 되었죠." 친척이 말했다.

그 학생도 몸이 과도하게 뜨거워져서 엄마가 딸을 샤워실에 넣고 찬물을 틀었다. 친척은 이 조치 덕분에 그녀를 구할 수 있었다고 생각한다. 뒤이어 도착한 구급대원들은 그녀를 들것에 태우기 위해 사력을 다해야 했다. 병원에서 그녀는 묶여 있었다.

소녀는 마침내 완전히 회복되었다. 하지만 의료진 중 누구도 그녀가 무엇을 복용했는지 전혀 알지 못했다.

독성학 전문가들은 NPS의 경우 이런 일이 매우 흔하다고 말한다. 수많은 새로운 '연구용 화학 물질'이 쏟아져 나오기 때문에 의료진이 할 수 있는 일은 증상을 치료하는 것뿐이다. 댈러스에 있는 파크랜드 병원 북부 텍사스 독극물 센터의 독성학자인 닥터 크리스티나 도만스키는 "환자가 복용한 화학 물질에 너무 집착하는 것은 잘못된 방향으로 가는 겁니다"라고 말했다. 파크랜드 병원의 또 다른 독성학자인 애슐리 헤인즈는 "6개월 후에는 현재 상황과 완전히 달라질 수 있어요. 계속해서 최신 정보를 파악하기는 쉽지 않습니다"라고 언급했다.

약물 자체가 위험하다기보다는 얼마나 복용해야 하는지 아무도 모른다는 사실이 더욱 위험하다. 파크랜드의 또 다른 독성학자인 섀넌 릭너는 "독성학에는 '복용량이 독을 만든다'는 오래된 격언이 있습니다"라고 말했다. MDMA가 한창 유행하던 1980년대 중반, 유행의 중심지였던 댈러스가 이 신종 약물 재앙의 온상으로 다시 부상했다. 이 지역의 한 약물 남용 상담사는 2016년에 자신이 상담한 아이들 중 25~30%가 이 새로운 합성 약물을 복용하고 있다고 말했다. 엑스터시는 파악하기가 쉬웠다. 법 집행관과 부모가 약물의 효과를 충분히 이해하고 있는 데다, 대체로 어떻게 유통되는지도 알고 있었기 때문이다. 하지만 이 신종 약물은 그들이 보아 왔던 어떤 것과도 달랐다.

2014년에 마약을 과다 복용한 맥키니 학생들은 아무 생각 없이 독극물을 입에 털어 넣은 중독자들이 아니었다. 대부분 우등생이었던 이들은 다른 사람들의 환각 여행에 대한 온라인 게시물을 읽고 마음을 확장하는 가능성을 직접 경험하고 싶었을 뿐이다.

맥키니 바로 서쪽의 텍사스 프리스코에 사는 몬태나 브라운도 마찬가지였다. 몬태나와 그의 형제들은 사전 조사를 마쳤다고 생각했다.

몬태나 브라운은 유쾌한 성격이었다. 아버지는 세 아들을 '삼총사'라고 불렀는데, 몬태나는 막내였지만 리더였다. 짙은 갈색 머리의 그는 얼굴에서 미소를 잃지 않는 사람이었고 풋볼을 좋아했고 활력이 넘쳐났다. 몬태나는 전자 담배를 피우고 커피를 끊임없이 마셨으며, 간혹 문제 행동을 하기도 했는데, 바로 프리스코에 있는 집 근처 밭을 뒤지며 마법의 버섯을 찾으러 다니는 일이었다.

몬태나는 동급생에게 진통제(집안에서 작은 사고가 있어 처방받은 것이었다)를 제공한 혐의로 보호 관찰 중이었고, 이 일로 소년원에 잠시 수감되기도 했다. 하지만 그는 친구가 많았고, 가족의 사랑도 듬뿍 받고 있었다. 몬태나는 가족 중 한 명이 사랑한다고 말하면 "내가 더 사랑해"라고 답하길 좋아했다. 그의 아버지는 이렇게 설명했다. "아들은 애정 표현에서도 승부욕이 강했습니다."

2013년 12월 13일, 형 로리가 대학 진학을 앞두고 있던 날, 몬태나는 둘째 형 잭과 함께 파티를 열기로 했다. 부모님이 집에 없는 동안 축하 자리를 마련할 계획이었다. 마리화나를 피우긴 했지만 좀 더 특별한 것을 원했던 형제는 마법의 버섯을 생각했다. 전에 버섯을 먹어본 적이 있었던 형들은 이번에는 막내와 함께 해보려 했지만 버섯을 구하는 데 실패했다. 그들은 스티븐 와그너라는 친구에게 연락했고, 그는 LSD를 구해줄 수 있다고 했다.

"원래 그렇게 위험한 행동을 할 생각은 없었어요." 둘째 형 잭이 말했다. 당시 열여섯 살이었던 잭은 파란 눈에 직사각형 모양의 안경을 쓴 건장한 체격의 소유자였다. "하지만 인터넷에서 찾아보니 그렇게 나쁘지 않아 보였습니다." 약효가 강할 수는 있지만 LSD는 사람들이 수십 년 동안 복용해 온 약물이었다. 그들이 두려워할 이유는 거의 없었다.

스티븐은 한 알당 10달러에 애시드를 구했다. 그날 밤 11시쯤 스티븐과 세 형제는 사각형 모양의 작은 종이를 입에 넣었다. 몬태나와 잭은 두 개씩, 로리와 스티븐은 세 개씩 복용했다. 약효가 나타나기를 기다리는 동안 로리와 잭, 스티븐은 차고에서 마리화나를 피웠지만, 보호관찰 상태였던 몬태나는 추후 약물 검사를 받을지도 몰랐기 때문에 참았다. 밖으로 나왔을 때 그들은 모두 들떠 있었다.

하지만 몬태나는 이내 불안해졌다. 그는 친구에게 문자 메시지를 보내 약을 복용한 것이 올바른 결정이었는지 의구심을 드러냈다. "나 좀 불안해. 지금 내 몸에서 흘러나오는 감각을 표현할 단어조차 떠오르지 않는다고." 그리고 곧바로 덧붙였다. "환각이 느껴져."

애시드는 세 형제가 예상했던 것보다 훨씬 더 강한 효과를 보였다. 소리가 변형되어 귀에 들어갔고, 색은 더 밝게 보였다. 잭은 "나중에는 시각적 환각이 많이 나타났지만 처음에는 같은 생각만 계속 반복해서 했어요"라고 말했다.

몬태나의 증상은 특히 더 심했다. 정확히 무슨 생각을 하고 있었는지는 분명하지 않지만, 다른 사람들과 마찬가지로 같은 생각이 그의 머릿속을 반복해서 맴돌았다. 몬태나는 자제력을 잃기 시작했다. 몬태나가 계단 위에 있던 잭과 로리를 향해 내려와서 같이 어울리자고 말했다. "여기 음악 좀 틀자." 그는 이상한 손짓을 하며 말했다. "여기 음악 좀 틀자." 몬태나는 다시 이상한 몸짓을 반복하며 말했다. "여기 음악

153

좀 틀자."

그들이 몰랐던 것은 자신들이 복용한 약물이 LSD가 아니라 25I-NBOMe라는 사실이었다. 형제들은 당황했다. 동생은 "여기 음악 좀 틀자"라는 말을 반복하고 있었는데, 이는 N-폭탄 사용자들이 종종 경험하는 현상, 즉 뇌에서 하나의 생각이 끝없이 반복되는 '사고 루프'에 사로잡힌 것이었다.

결국 그는 말을 멈추고 계단에 앉았다. 그러고는 경련을 일으켰다. 로리와 잭은 응급처치 교육을 받은 친구에게 전화를 걸었다. 몇 분 후 친구는 아무도 무슨 일이 일어나고 있는지 모르는 혼란스러운 현장에 도착했지만 너무 늦었다. 몬태나는 새벽 2시 10분에 사망했다. 고작 15살이었다.

몬태나의 아버지와 새어머니는 서둘러 비행기를 타고 돌아왔다. 스티븐과 잭, 로리는 병원에 입원했고 그날 밤의 기억은 흐릿했지만 몸 상태는 회복되었다. 부검은 시행되지 않았다. 사실 과학자들도 NBOMe 약물이 신체와 어떻게 상호 작용하는지에 대해 거의 알지 못한다. 하지만 몬태나의 아버지 에릭은 그가 커피와 전자 담배를 즐겨서 혈관이 이미 수축되어 있었기 때문에 4명 중 유일하게 사망한 것으로 추측했다. 그는 "이 약물이 그의 몸에 들어갔을 때 여러 요인이 겹치며 최악의 상황이 된 거죠. 혈관이 좁아져서 심장, 폐, 뇌에 피가 공급되지 않았어요"라고 말했다.

로리는 몬태나의 죽음을 자신의 탓으로 돌렸다. 그는 맏형으로서 몬태나를 보호했어야 한다고 생각했다. 에릭 브라운은 또 한 명의 아들을 자살로 잃게 될까 봐 걱정했다. 본인도 인정했듯이 로리는 매우 우울한 상태였다. 하지만 동생이 죽은 지 며칠 후 침대에 누워 있던 로리는 환영을 보고서 자신의 생각을 바꾸게 되었다. "벽에 불빛이 비치는데 몬태나가 거기 있었어요." 로리가 말했다. "동생은 '형 잘못이 아니야. 계획의 일부였어'라고 말했어요. 그리고 저를 안아줬어요."

아들의 죽음으로 큰 충격에 사로잡힌 에릭은 결혼 생활을 유지하지 못했다. 그는 몬태나가 복용한 약물에 대한 경각심을 높이기 위해 자신의 모든 것을 쏟아부었다. 다른 부모들과 함께 그룹 모임을 운영했고, 잘못된 길로 가는 청소년들을 위해 중재 활동을 펼쳤으며, 시장에 출시되는 새로운 합성 약물을 신속하게 단속할 수 있는 권한을 주 정부에 부여하는 새로운 텍사스 법안 제정에 일조했다. 이 법안은 2013년 합성 카나비노이드 복용 후 사망한 18세 소년과 몬태나의 이름을 따 '몬태나 브라운 및 제시 하이 법'으로 불린다.

에릭은 아들의 추모 페이스북 페이지를 정기적으로 업데이트하고 웹 트래픽 분석을 면밀히 검토한다. 수백만 명의 사람들이 이곳에 방문했고, 그는 N-폭탄에 대해 궁금한 점이 있거나 인터넷을 신뢰할 수 없다고 생각하는 사람들과 정기적으로 이야기를 나눈다. 2014년 12월, 플래이노Plano에 거주하던 17세 소년 에반 존슨이 N-폭탄 과다 복용으로 사망한 후, 그의 어머니는 아들 컴퓨터의 구글 검색 기록 상단에서 이 약물에 대한 잘못된 정보로 가득 찬 레딧 토론을 보고 낙담했다. "25x-Nbome 시리즈는 2c 계열의 약물에서 파생된 것으로, 사람들은 60년대부터 이 약물을 코로 흡입해 왔다. 25x를 적당히 사용한다면 크게 걱정할 필요가 없을 것이다." 한 게시글에는 이렇게 잘못된 정보가 적혀 있었다. 오늘날 인터넷에 올라와 있는 약물 관련 정보 중에는, (정확한 것도 있지만) 대부분의 NPS에 관한 내용이 그렇듯 상당수의 내용이 산발적이며 혼란을 초래한다.

에릭 브라운은 가능한 모든 자료를 읽으며 이 새로운 약물에 대해 많은 것을 배웠지만, 국가가 NPS를 다루는 방식에 대해 분노한다. 그의 설명에 따르면 응급 구조대원부터 법 집행 기관, 국회의원에 이르기까지 이 주제에 대해 제대로 교육받은 사람은 거의 없다.

몬태나 브라운의 목숨을 앗아간 마약을 조달하는 데 도움을 준 애플비 직원 스티븐 와그너는 공범인 스테파니 킹과 마찬가지로 6개월의 징역형을 선고받았다. 와그너에게 마약을 판매한 카이 웬 탄은 5년 형을 받았다(탄은 공급원을 밝히지 않았다).

이로써 아들의 죽음에 대한 심판이 어느 정도 내려졌을지 모르지만, 에릭 브라운은 이 약을 개발하는 데 기여한 전 퍼듀대학교 의화학 교수이자 사샤 슐긴의 협력자였던 데이비드 니콜스에 대해 여전히 분노한다. 니콜스가 N-폭탄을 발명한 것은 아니지만, 그의 연구와 저술은 오락용으로 불법 약물을 제조해 판매한 지하의 화학자들에게 청사진을 제시한 것으로 보인다.

지금은 은퇴한 니콜스는 자신의 연구를 옹호한다. 그는 인류의 발전을 가져올 분자 도구를 개발하기 위해 일생을 바쳤다고 말했다. 니콜스의 지지자들은 과학에 대한 그의 진정성을 옹호하며 그의 노력이 언젠가는 약물 중독, 우울증, 외상 후 스트레스 장애 등을 앓고 있는 사람을 돕는 의학 혁신에 기여할 거라고 말한다. 오늘날 그는 숭배받는 과학자이지만 일부에서는 그에게 약물 남용 사태에 대한 책임이 있다고 생각하는 사람들도 있다.

니콜스는 1974년부터 2012년까지 퍼듀대학교에서 도파민과 세로토닌 수용체를 중심으로 사이키델릭이 뇌에 작용하는 방식을 연구한, 이 분야에서 가장 유명한 학자이다. 사이키델릭은 사람들에게 환희와 영적 발견에서 비참함에 이르기까지 매우 독특하고 심오한 반응을 일으키기 때문에 뇌의 신경 경로를 이해하는 데 도움이 될 수 있으며, 니콜스는 이러한 용도로 사이키델릭을 연구에 사용했다.

실제로 니콜스는 마약을 조장하는 문화와 거리를 두기 위해 많은 노력을 기울인다. 그는 사이키델릭 연구 분야의 또 다른 거인으로 꼽히는 그의 오랜 친구이자 동료인 사샤 슐긴의 합법적 원칙주의자 버전이라 할 수 있다. 슐긴은 화학적 경로와 관련된 과학보다는 자신이 연구한 약물이 불러오는 신비 체험을 통한 통찰에 더 관심이 많았고, 전적으로 합법적인 법의 테두리 안에서 연구한 니콜스보다 훨씬 더 많이 법적 한계를 뛰어넘었다(데이비드 니콜스의 아들이자 뉴올리언스에 있는 루이지애나 주립대학교 의과대학의 약리학 교수 찰스 니콜스도 사이키델릭을 연구한다).

하지만 슐긴과 데이비드 니콜스는 마음을 변화시키는 약물이 지닌 놀라운 힘에 매료되었다는 점에서는 같은 입장이다. "어떤 사람들에게는 LSD와 같은 사이키델릭을 한 번 접하는 것만으로도 세상을 보는 방식이 영구적으로 바뀔 수 있습니다." 니콜스가 말했다. "이 물질이 어떻게 그럴 수 있을까요? 이 작은 분자가 머릿속으로 들어가 몇 시간이 지나고 나면 당신이 이전과 다른 사람이 되는 겁니다. 대체 어떻게 이게 가능할까요?"

데이비드 니콜스는 켄터키주 파크힐스라는 마을에서 자랐다. 니콜스의 아버지는 제2차 세계대전 당시 탱크에서 무전 통신병으로 복무했다. "아버지는 참혹한 피해 현장과 수많은 시체를 목격하셨어요." 니콜스가 말했다. 니콜스의 어머니는 나중에 남편이 외상 후 스트레스 장애를 앓았을 거라고 짐작했다.

니콜스는 신시내티대학교에서 화학을 전공했고, 1969년 아이오와대학교에서 의화학 박사 과정 학생으로 사이키델릭에 대한 연구를 시작했다. 그는 사이키델릭이 2005년에 돌아가신 아버지를 도울 수 있었을 거라고 생각했다. "실로시빈이나 LSD와 같은 물질은 사물을 바라보는 관점을 바꾸기 때문에 외상 후 스트레스 장애를 치료하는 데 사용될 수 있습니다." 그는 이렇게 말하며 몇몇 사람들의 심오한 사이키델릭 경험을 '컴퓨터 재부팅'에 비유했다.

그러나 니콜스의 경력 대부분 동안 사람을 대상으로 한 사이키델릭 연구는 옹호되지 않았다. 니콜스가 대학원에 입학한 지 1년 후인 1970년, 의회는 포괄적 약물 남용 및 통제법Comprehensive Drug Abuse and Control Act을 통과시켰고, 이로 인해 이전에는 흔했던 인체 실험에 대한 자금 지원이 끊겼다. 니콜스는 유기견 보호소에 있는 고양이를 대상으로 LSD를 실험하는 등 불완전한 방법을 선택할 수밖에 없었다.

마침내 1990년 뉴멕시코대학교 정신과 교수인 릭 스트라스만이 인체 표본 집단을 대상으로 한 초강력 사이키델릭 DMT 테스트 승인을 받았고, 니콜스는 연구용 DMT를 합성했다. 그는 또한 성폭행 피해자, 재향 군인, 경찰관이 포함된 임상시험을 위해 MDMA를 만들었으며, 많은 피험자에서 극적인 치료 효과가 나타났다. DMT와 MDMA는 1급 마약으로, 미국 정부는 "현재 의학적으로 허용된 용도가 없다"고 규정한다. 연구는 가능하지만, 승인을 받기 위해서는 DEA가 제시하는 까다로운 절차를 거쳐야 한다는 의미다. 니콜스는 DEA의 안전성 요건을 충족하기 위해 자물쇠가 채워진 두꺼운 참나무 문 뒤에 있는 내화성 강철 파일 캐비닛 안에 규제 물질을 보관했다.

1993년 니콜스는 헤프터 연구소를 공동으로 설립했다. 이곳에서는 사이키델릭이 어떤 기전으로 담배, 코카인, 알코올 중독을 치료하고 암 환자의 우울증과 불안을 감소시키는지에 대한 연구를 진행한다. 이 연구소는 마이크로소프트의 아홉 번째 직원이었던 괴짜 소프트웨어 개발자 밥 월리스에게서 일부 자금을 지원받았다. 실험에서는 주로 마법의 버섯에 들어 있는 약물의 합성 버전인 실로시빈을 사용하는데, 이 물질은 MDMA보다 심장에 부담이 적고 LSD보다 약효 지속 기간이 짧아 하루 만에 연구를 완료할 수 있다.

니콜스는 시중에 나와 있는 항우울제는 위약보다 효과가 좋은 경우가 별로 없다고 말했다. "정말 효과적인 것은 없습니다. 항우울제는 약 50%의 환자에서 약간의 증상 완화 효과를 유발하지만 그렇다고 해서 우울증을 '완치'한다는 의미는 아니에요. 단지 증상의 강도가 어느 정도 감소한다는 의미일 뿐입니다. 하지만 사이키델릭은 사람들의 뇌를 리셋시켜 다시 건강해지도록 하는 효과가 있다고 생각합니다."

니콜스는 유명 인사가 아니었지만, 경력이 쌓여가자 마약 커뮤니티에서 그에게 점점 더 많은 관심을 보였고, 또한 사람들이 온라인으로 콘텐츠를 공유하기 시작하면서 이제는 그가 쓴 화학 연구 논문도 쉽게 읽을 수 있게 되었다.

몬태나 브라운의 죽음을 초래한 일련의 사건은 2003년 4월 4일 금요일에 시작되었다. 당시 퍼듀대학교에 재학 중이던 니콜스는 흥미로운 새로운 화합물의 존재를 알리는 이메일을 한 통 받았는데, 이 물질은 베를린 자유대학교 생물학, 화학 및 약학과 박사과정에 재학 중이던 독일 대학원생 랠프 하임이 만든 것이었다.

독일 약학 및 의화학 교수인 지구르트 엘츠의 연구를 발전시킨 하임은 사샤 슐긴이 대중화한 펜에틸아민 계열의 약물 구조를 약간 변형해 화합물을 만들었다. 이 화합물은 메스칼린의 유도체로, 슐긴이 가장 좋아했던 2C-B가 포함되어 있었다. 하임은 쥐의 꼬리에서 박리한 동맥에 이 새로운 화합물을 테스트하면서 5-HT2A로 알려진 세로토닌 수용체와 어떻게 상호 작용하는지 알아보고자 했다. 이 수용체는 기분, 기억력 및 기타 뇌 기능을 조절하기 때문에 과학자들에게 큰 관심을 받고 있던 것으로, 그 작동 원리를 이해하면 정신의학에서 신경과학에 이르기까지 다양한 분야에 도움이 될 수 있었다.

화합물의 구조를 살펴본 니콜스는 특별히 강한 활성을 보일 거라고는 기대하지 않았다. 하지만 실제로는 그 반대였다. 하임의 실험에서 이 화합물은 놀라울 정도로 강력한 것으로 밝혀졌다.

니콜스와 그의 학생들은 이 현상을 이해하기 위해 자체 실험실에서 25I-NBOMe(슐긴의 약물 2C-I의 유도체)와 25B-NBOMe(슐긴의 약물 2C-B의 유도체)를 포함한 화합물을 합성했다. 이들 물질은 각각 N-메톡시벤질기를 포함하고 있기 때문에 그들은 여기에 처음으로 NBOMe라는 이름을 붙였다. "우리는 돌연변이가 있는 수용체를 살펴봄으로써 무슨 일이 일어나고 있는지 이해하기 위해 화합물을 여러 개 만들었습니다." 니콜스가 말했다. 그의 팀은 평소와 마찬가지로 인체를 대상으로 실험하지 않고 살아있는 쥐를 사용했다. "우리가 연구하던 거의 모든 사이키델릭에서 통상적으로 사용하는 용량을 쥐에 투여했습니다. 그런데 용량이 너무 과도했기 때문에 쥐들이 믿을 수 없을 정도로 끔찍한 설사를 했습니다. LSD보다 훨씬 더 강력했어요."

니콜스와 연구실 학생 3명은 2006년 〈분자 약리학*Molecular Pharmacology*〉 저널에 NBOMe 화합물에 대한 연구 결과를 처음 발표하면서 이 새로운 화합물이 5-HT2A 수용체에 대한 "친화력을 최대 300배 증가시켰다"고 언급했다. 이를 계기로 수용체에 대한 이해도가 높아졌고, 연구진은 화합물에 대한 연구를 계속했다.

이 약물이 어떻게 학계에서 시장으로 도약했는지는 정확히 알 수 없다. 니콜스는 〈분자 약리학〉에 게재한 연구 내용을 통해 악덕 화학자들이 이 약물에 대해 배우고 합성 기술을 훔친 것으로 추정한다. 니콜스가 실험과 관련된 세부 내용을 기록한 이 논문은 지금도 인터넷에서 쉽게 구할 수 있기 때문이다. 2010년에는 중국 실험실에서 NBOMe 약물을 생산해 온라인으로 판매하기 시작했다. 25I-NBOMe, 25B-NBOMe, 25C-NBOMe가 가장 인기가 있었지만 다른 변형 제품도 판매했다.

2010년, 니콜스는 〈월스트리트 저널*The Wall Street Journal*〉 기사에 소개된 마흔아홉 살의 스코틀랜드 남성 데이비드 르웰린의 이야기를 접했다. 건설업을 운영하던 르웰린은 아마추어 마약 제조자였지만 2008년 주택 시장 붕괴로 사업이 망한 후 엑스터시, 코카인 등의 모조품을 제조하는 소규모 NPS 제국을 건설했다. 그는 유포리아*Euforia*, XT와 같은 이름의 알약과 분말을 판매하며 급성장하는 유럽의 '리걸 하이' 시장을 공략했다. 르웰린은 "우리가 판매하는 모든 약물은 합법입니다"라고 말했다. "14년 동안 감옥에서 썩고 싶진 않거든요."

실제로 르웰린의 화학 물질은 법적 처벌의 경계선을 살짝 비켜갔다. 대부분의 유럽 정부는 이러한 물질을 불법화하려고 했지만, 자국으로 들어오는 엄청난 양의 새로운 약물에 당황하지 않을 수 없었다. 르웰린은 한 가지 물질이 금지될 때마다 다른 물질을 만들어 냈다. 예를 들어, 2010년에 인기 있던 NPS 메페드론이 불법화되자 이를 포기했고, 동료와 함께 리탈린의 화학 공식을 약간 변형해 노페인이라는 신약을 개발했다. 르웰린은 성공을 유지하기 위해 끊임없이 혁신했다. 그는 정부가 알지 못하는 새로운 오락용 화학 물질을 찾기 위해 과학 저널을 샅샅이 뒤지기 시작했는데, 특히 '한 과학자'가 합법적인 학문적 용도로 재사용할 수 있는 약물을 개발하는 데 탁월한 재능이 있다는 사실을 깨달았다. 데이비드 니콜스의 의도치 않은 도움으로 르웰린의 사업은 급성장했다. 그는 8명의 직원을 고용했고, 스코틀랜드와 네덜란드에 실험실을 열어 약물을 제조한 다음 인터넷을 통해 판매했다.

〈월스트리트 저널〉은 "니콜스의 논문에는 화학 성분을 포함하여 그가 사용하는 약물에 대한 자세한 설명이 나와 있다"라고 보도했다. "이는 르웰린을 비롯한 다른 사람들에게 마약 제조에 필요한 로드맵을 제공한다."

르웰린의 약물로 인해 사망자가 발생했다는 보고는 없었지만, 니콜스는 언론의 연락을 받자 자신이 연구한 화학 물질이 인체 임상시험을 거친 적이 없으며, 그 역시 안전성에 대해 전혀 알지 못한다며 불안해했다. "사람들이 이 물질을 매주 만성적으로 사용하면 간암이 발생할 수 있을까요?"라고 그는 물었다.

니콜스의 화학 물질을 도용한 사람은 데이비드 르웰린만이 아니었다. 중국 실험실에서 생산되기 시작한 이 화학 물질은 마약상이나 다크웹 딜러에 의해 거래되거나, 때로는 상점에서 합법적으로 판매되는 등 전 세계에서 '연구용 화학 물질'로 유통되기 시작했다. 니콜스의 마약이 오락용 사용자들에게 인기를 끌면서 그중 세 가지가 사망과 연관되었다. N-폭탄, MBDB(MDMA 유사체), 그리고 말 그대로 사람을 기절시키기 때문에 '플랫라이너flatliners(심장 활동 또는 뇌 활동이 정지되어 검사 기기에서 직선으로 나타나는 사람, 즉 죽은 사람을 의미한다 - 옮긴이)'로 알려진 4-MTA(또는 MTA)라는 홍분제이다. MTA는 1990년대 후반 유럽에서 인기를 끌었는데, 네덜란드와 영국에서 소수의 사망자와 관련이 있는 것으로 확인되었다. "나의 실험실에서 쥐들은 MTA의 효과를 엑스터시의 효과와 비슷하게 인식하는 것으로 나타났다." 니콜스는 2011년 〈네이처Nature〉 사설 '리걸 하이: 의화학의 어두운 이면Legal Highs: The Dark Side of Medicinal Chemistry'에 이렇게 썼다. "이것이 불법적으로 생산되어 인간에게 유통되는 유일한 동기로 보인다. 나는 이러한 사실에 충격을 받았고 한동안 공허하고 우울한 기분이 들었다."

2018년 현재 N-폭탄으로 인한 사망자는 최소 28명이지만, 뉴스 보도에 따르면 이 약물은 LSD나 2C-I로 오인되는 경우가 흔하고 위독한 상태로 입원한 사람이 몇 배나 많기 때문에 실제 사망자 수는 이보다 훨씬 많을 것으로 추정된다.

같은 용량을 복용하더라도 어떤 사람은 다른 이들보다 N-폭탄으로

163

인해 사망할 가능성이 더 높다. 니콜스는 특정 개인이 화합물을 제대로 대사하지 못하기 때문일 수 있다고 생각한다. N-폭탄 환자를 진료한 호주 국립대학교 의과대학의 데이비드 칼디콧 박사는 이렇게 말했다. "N-폭탄 약물은 혈액을 끈적하게 하고 혈관을 얇게 만들어 문제를 일으킵니다. 이는 심실세동 등 다양한 문제의 주요 촉매제가 되어 심장마비, 신부전, 심지어 뇌졸중을 초래합니다."

그럼에도 불구하고 이 약물은 여전히 다크 웹에서 널리 유통되고 있으며 저렴한 애시드를 찾는 사람들뿐만 아니라 이 약물 자체를 선호하는 사람들에게 여전히 인기가 있다.

몬태나 브라운의 아버지에게 전할 말이 있냐는 질문에 니콜스는 이렇게 답변했다. "사람들이 복용하는 약물을 개발하려는 의도는 전혀 없었습니다. 우리는 뇌의 작동 방식을 이해하기 위한 도구로 이 물질을 사용했어요. 그런데 안타깝게도 부도덕한 사람들이 우리가 논문으로 발표한 정보를 가져다가 마약으로 만들어 길거리에 내놓았습니다. 그의 아들은 자신의 선택으로 그 약물을 사용했습니다. 그는 그것이 승인된 약물이 아니라는 사실을 알고 있었어요. 그렇기 때문에 어느 정도 책임이 있으며, 그에 따른 대가를 치렀습니다. 우리가 발표한 내용은 공개 문헌에 나와 있었기 때문에 사람들이 하는 행동을 일일이 통제하는 건 불가능합니다."

이 말을 들은 에릭 브라운은 이렇게 답했다. "자기 마음이 편해지기 위해서라면 무슨 말인들 못 하겠습니까?"

펜실베이니아대학교의 의료윤리 위원장인 아서 카플란은 ABC 뉴스와의 인터뷰에서, 저널 측에서 남용 가능성이 있는 약물의 전체 제조법에 대한 접근을 제한해 '나쁜 사람들을 더욱 힘들게 하는' 방안을 고려해야 한다고 말했다. 그러나 니콜스는 이러한 제조법을 불법 약물 제조업자가 아닌 평판이 좋은 과학자만 이용할 수 있도록 하는 방법은 현실적으로 불가능하다고 생각한다. "실험 과학의 특징은 재현성입니다. 즉, 무언가를 발표할 때는 원칙적으로 다른 사람이 자신의 연구를 재현할 수 있도록 실험의 모든 세부 사항도 제공해요." 그는 이렇게 말했다. "다른 사람이 연구의 결론을 검증하거나 반박하려면 정확한 실험 방법을 알고 있어야죠."

니콜스는 이름을 밝히지 않은 한 분자에 흥미를 느끼고 있지만, 새로운 오락용 약물에 관심이 있는 사람들 사이에서 '악용'될까 봐 공개하지 않기로 했다고 말했다. "엑스터시와 흡사한 효과를 낼 수 있고 제조 비용도 매우 저렴해서 시장에 넘쳐날 것 같습니다."

그는 파라메톡시암페타민과 파라메톡시메스암페타민에 대해 '무모한' 논문을 발표한 버지니아커먼웰스대학교 교수 리처드 A. 글레넌의 이름을 거론했다. 이들 물질은 마약상이 판매하는 엑스터시 대체제로, 각각 PMA와 PMMA로 알려져 있으며, 기호용 사용자 100명 이상의 목숨을 앗아갔다. "글레넌은 PMMA에 대한 수많은 논문을 발표하면서 'MDMA와 같다. 이것은 MDMA의 원형이다'라고 했습니다." 니콜스가 말했다. "얼마나 많은 지하 화학자들이 그 논문을 읽고 '아, PMMA. 이걸 만들어 보자. 이름도 MDMA랑 비슷하네'라고 생각했을까요?"

"이미 남용되고 있었지만 사람들은 이들 약물에 대해 거의 알지 못했습니다. 그래서 우리가 연구했죠." 글레넌이 말했다. "약물이 어떤 작용을 하는지 모르면 과다 복용에 대한 치료 방법을 찾기가 어렵습니다.

저는 이 약물을 개발하지 않았습니다. 그리고 이 약물에 대해 경고했어요."

사샤 슐긴과 마찬가지로 니콜스의 유산에 대한 논쟁은 여전히 진행 중이다. 그의 연구가 과학과 인류에 큰 도움이 될 수도 있는 반면, 그의 약물이 더 많은 사망자를 초래할 가능성도 있다. 그는 대담에서 사이키델릭이 트라우마나 중독으로 고통받는 사람들뿐만 아니라 일상을 살아가는 평범한 사람들에게도 도움이 되는 미래를 상상하며 잠재적인 이점을 강조한다(사이키델릭 연구 분야의 중요한 인물인 밥 제시는 이를 '건강한 사람들의 향상the betterment of well people'이라고 부른다). "아마도 제가 죽고 한참 후 어느 날, 당신이 중년의 위기를 겪게 된다면 주치의는 정신과 의사나 주술사를 소개하며 사이키델릭 세션을 받으라고 권할 겁니다." 니콜스가 말했다. "이 세션을 통해 자신이 어디로 가고 있는지, 어디를 지나왔는지, 즉 본인 삶에 대한 통찰을 얻을 수 있습니다. 이는 자신의 위치를 파악하는 데 도움이 될 거예요."

합성 물질을 둘러싼 복합적인 문제가 다시금 대두되고 있다. 데이비드 니콜스는 LSD가 불법으로 전환되지 않았다면 N-폭탄 화합물이 그런 피해를 초래하지 않았을지도 모른다는 사실을 간과하지 않는다.

"확실한 데이터는 없지만, 현장 관계자들과 이야기를 나눠본 결과 N-폭탄을 시도한 사람들 대부분은 이를 LSD로 오인한 것 같습니다." 댄스세이프의 이사인 미첼 고메즈가 말했다. "LSD를 구할 수 있다면 대다수는 25I-NBOMe와 같은 약물 사용을 고려하지 않을 겁니다."

니콜스는 자신이 가르쳤던 앤디 호프먼을 지칭하며 이렇게 말했다. "제 대학원생 중 한 명이 말했듯이, 한 가지 마약을 불법화하면 더 위험한 마약이 그 자리를 대신하게 될 겁니다."

이는 몬태나 브라운의 아버지 에릭에게는 달갑지 않은 위로다. "이 연구가 어떤 도움이 되는지 모르겠네요. 연구 결과는 적절한 사람들에게만 보내주세요. 공개하지는 마시고요."

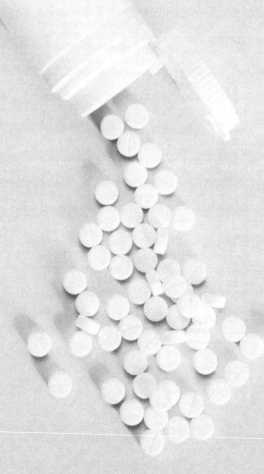

2부

펜타닐의 시대

10장

오피오이드 유행의 세 번째 물결

19세기 후반, 세인트루이스에 사는 네 명의 남자가 스토브를 만드는 회사를 설립했다. 당시에는 오븐이 매우 불안정해서 음식이 덜 익거나 탈가능성이 높았다. 하지만 독일 출신의 찰스 스톡스트롬이 이끄는 이 회사는 온도를 정확하게 조절할 수 있는 획기적인 기능을 갖춘 스토브를 생산했다. 회사의 이름은 퀵 밀 스토브 컴퍼니Quick Meal Stove Company였다.

추후 매직 셰프Magic Chef라는 별명을 얻게 된 이 회사는 수요를 따라 잡기가 버거울 정도로 빠르게 성장했다. 1900년대 초, 매직 셰프는 세인트루이스의 이탈리아인 거주 지역에 더 힐the Hill이라는 대규모 공장을 세웠다. 이 멋진 벽돌 건물은 남북 간 주요 도로인 킹스하이웨이 대로라는 최적의 입지에 자리잡았는데, 철도가 들어서면서 공장의 북동쪽 가장자리를 따라 선로가 설계된 덕분에 열차가 도착하면 공장 바로 앞에서 하역이 가능했다. 1940년대에는 제2차 세계대전에 참여해 폭탄과 전투기에 탑재하는 무기를 만들었지만, 그 와중에도 스토브 사업은 계속 번창했다. 전성기 시절 매직 셰프는 약 2000명의 직원을 고용했으며, 당시 세인트루이스를 미국 10대 도시 중 하나로 성장시키는 데

일조한 산업 발전의 한 축을 담당했다.

스톡스트롬은 인근 컴턴 힐에 프랑스 르네상스 스타일의 호화로운 저택을 구입했다. 8개의 가스 벽난로가 설치되어 있고 도서관, 식기실, 지하 볼링장을 포함한 30개 이상의 공간이 갖춰진 대저택이었다. 현재 매직 셰프 맨션이라 불리는 이곳은 오늘날 세인트루이스의 인기 관광 명소이다.

하지만 공장 견학은 허용되지 않는다. 매직 셰프는 다른 회사와 합병을 거쳐 1950년대에 인수된 후에 공장을 처분했다. 2017년 말, 철거가 시작되었지만 마지막 몇 년 동안 이곳은 한적한 곳에서 약에 취해 기절할 장소를 찾는 마약 사용자들로 가득 찼다.

잭 샌더스는 바로 그런 목적으로 2013년경부터 그곳을 방문하기 시작했다. 그 무렵 세인트루이스의 일부 지역은 이미 유령 도시처럼 변해 있었다. 세인트루이스는 원래 약 100만 명을 수용할 수 있는 큰 도시였지만, 산업체와 백인 중산층 상당수가 떠난 탓에 현재 주민은 30만 명이 조금 넘는다. 그럼에도 불구하고 매직 셰프 공장의 충격적인 몰락은 특히 두드러진다. 흰색 벽돌 골조는 여전히 튼튼해 보였지만, 50만 평방피트(약 1만 4000평)의 노후된 건물은 깨진 유리와 물웅덩이, 늘어진 전선, 바닥으로 무너진 10m 높이 천장의 잔재 등으로 가득했다. 비둘기와 쥐가 버려진 쓰레기 더미에서 먹이를 뒤지고 있었고, 화려한 색의 섬세한 그래피티에는 거리의 갱단이 그려져 있었다.

오랫동안 방치되고 화재에 취약해 이미 폐쇄된 건물이었지만, 샌더스와 다른 사용자들은 알루미늄으로 된 문이 찢어져 몸을 수그리면 간신히 드나들 수 있을 정도의 틈이 생긴 비밀 출입구를 이용했다. 내부에는 보일러실, 방치된 화장실, 휴게실 등 조용한 구석에 몸을 숨길 수 있는 공간이 있었고, '무덤'이라고 불리는 어두운 지하 공간도 있었는데, 함부러 들어갔다가는 칼에 찔릴지도 모를 만한 곳이었다. 그러나 참여의 규칙을 이해하는 사람들은 이곳에서 세상의 모든 것들로부터 벗어나고 싶은 절박한 욕구를 가진 사람들을 환영하는 커뮤니티를 발견했다.

세인트루이스 교외의 부유한 가정에서 자랐고 신원 보호를 위해 가명을 쓴 퍼스널 트레이너 샌더스는 인생이 궤도에서 벗어나 노숙자 신세가 되면서 그곳에서 많은 밤을 보냈다. 그는 빈 자리에 매트리스를 끌어다 놓고 자기도 했고, 한때 전 세계에서 가장 많은 오븐을 만들어 판매할 수 있도록 원자재를 운반하던 낡은 기차 칸에서 다른 사람들과 공간을 공유하기도 했다. 잭은 10년 넘게 헤로인을 과다 복용해 왔다. 그러나 상황이 바뀌기 시작했다. 세인트루이스뿐만 아니라 어느 곳에서도 헤로인은 그다지 안전한 마약이 아니었지만, 잭을 비롯한 이곳 사람들은 위태로운 삶을 그럭저럭 꾸려왔다. 그러나 2013년 펜타닐이 등장하면서 잭의 친구들이 파리처럼 하나 둘 쓰러지기 시작했다. 이제 누구도 안전하지 않아 보였다.

CDC에 따르면, 오피오이드 유행의 '세 번째 물결'이 시작된 건 2013년이다. 당시는 펜타닐로 인해 역대 가장 치명적인 상황이었다. 2012년 342명이던 세인트루이스의 오피오이드 관련 사망자는 1년 만에 377명으로 증가했고 2018년에는 1080명에 이르렀다.

"세인트루이스에는 더 이상 순수한 헤로인이 없어요." 전국 알코올 중독 및 약물 남용 위원회의 브랜든 코스테리슨이 말했다.

세인트루이스 카운티 경찰청 마약단속국의 리카르도 프랭클린 형사는 "2014년경부터 펜타닐로 인한 사망이 본격적으로 문제가 되기 시작했습니다"라고 말했다. "사람들은 펜타닐이 들어 있다는 사실은 전혀 모른 채 그저 헤로인을 구매한다고 생각해요. 그들의 몸은 헤로인을 두 차례 투여하는 데에는 익숙할 수 있지만, 펜타닐이 섞여 있으면 과다 복용의 위험이 더 커집니다." 세인트루이스처럼 치안이 불안하기로 악명 높은 도시에서조차 2016년부터는 약물 과다 복용으로 인한 사망 건수가 살인 사건을 앞지르기 시작했다.

잭 샌더스 자신도 펜타닐의 지역 확산에 일조했다. 펜타닐은 길거리 사용자부터 DEA까지, 그 누구도 예상하지 못했던 치명적인 새로운 악마였다.

"펜타닐이 판도를 완전히 바꿔놓았습니다." 항상 면도를 한 깔끔한 외모에 잘 단련된 근육질 몸매의 잭은 극명하게 나뉜 도시의 두 지역, 즉 가난한 흑인이 거주하는 북쪽 지역과 부유한 백인이 대부분인 남쪽 지역 모두를 능숙하게 오갈 수 있는 드문 현지인이다. 그는 거의 백인 위주인 세인트루이스 교외의 고향에 있을 때는 모든 사람을 아는 것처럼 보였고, 고등학교 풋볼팀에서의 영광스러운 시절을 이야기하거나 다양한 IPA 맥주에 대해 토론할 때면 진정성이 느껴지는 말로 상대의 마음을 사로잡을 줄 알았다.

잭은 이마의 흉터를 비롯해 교도소 문신과 흉터가 있다. 몇 년 전 헤로인이 절실했던 어느 날 밤에 얻은 것이다. 그는 마을의 반대편 블록에서 권총으로 머리를 맞았다. "방심하다 잡혔죠." 잭이 말했다.

샌더스의 이야기는 어둡고 복잡하다. 안정적인 중산층 가정에서 자

10장 - 오피오이드 유행의 세 번째 물결

란 그의 가족 중 마약에 중독된 사람은 아무도 없다. 아버지는 엔지니어였고, 어머니는 요리사였다. 그는 가족과 친구들의 폭넓은 지지를 받고 자랐다. 고등학생 시절 잭과 친구들은 여름방학이 되면 사이키델릭 기타 연주로 사랑받던 버몬트 잼 밴드 피쉬의 전국 투어를 따라다녔다. 레게머리를 한 잭은 맥주를 담는 작은 통과 봉(마리화나를 피울 때 사용되는 기구 - 옮긴이)을 장착한 1983년형 닷지 캐러밴을 몰고 다녔다. "다른 차 세 대에도 친구들이 꽉 찼어요." 그는 말했다. "저희는 마치 작은 갱단처럼 무리를 지어 다녔죠. 모두 서로를 돌봤어요."

커뮤니티는 음악만큼이나 중요했다. 잭의 친구들은 직접 재배한 마리화나를 공연장 주차장에서 판매하기 시작했다. 모두가 약을 하고 있었기 때문에 위험하다는 생각은 들지 않았다. 잭 자신도 LSD, 버섯, 해시시, 페요테, 심지어 DMT까지 다양한 실험을 시작했다. "제 친구들은 모두 또라이였어요." 그가 웃으며 회상했다. "녀석들은 DMT를 그릇에 넣고 그 위에 마리화나를 올려놓아서 제가 볼 수 없게 했어요. 그래서 저는 그걸 피웠고, 소파 속으로 가라앉았죠. 마치 LSD를 스무 번 먹은 것 같았어요. 온몸이 하얗게 변했죠."

많은 기호용 마약 애호가들은 사이키델릭에서 벗어나 중독성이 강하고 때로 파괴적인 아편류로 빠져들지 않는다. 잭은 자신이 어쩌다 헤로인을 복용하기 시작했는지 잘 모르겠다고 했다. "제 마음속에 빈자리가 있었고, 그걸 채우려고 노력했던 것 같아요." 그는 말했다. 잭은 어린 시절 학대를 언급했지만 구체적인 내용은 밝히지 않았다. "어렸을 때 많은 일이 있었기 때문에 어떻게든 그걸 억누르려고 했을 수도 있어요. 하지만 그게 제가 헤로인을 한 이유일까요? 그렇지 않아요. 전 그저 약에 취하는 게 좋았어요."

헤로인은 그가 이전에 시도했던 그 어떤 마약보다 강한 쾌감을 주었다. 그러나 그는 더 강한 쾌감을 얻을 수 있는 방법을 알게 되었다. 세인트루이스 외곽에 사는 잭의 시골 친구들이 그에게 펜타닐을 소개한 것이다. 2000년대 초반 펜타닐은 이미 저소득층 시골 주민들을 포함한 많은 사람들이 의약품으로 처방받아 남용하고 있었다. 그는 "펜타닐 패치가 든 상자가 수도 없이 많았어요"라고 말했다. 그들은 가슴, 다리, 어깨 등 아무 곳에나 패치를 붙였고, 더 많은 효과를 얻기 위해 두 개, 세 개, 네 개를 붙이기도 했다. "약에 완전히 취했죠."

하지만 잭은 펜타닐을 시도한 후에도 헤로인을 선호했다. 이는 많은 중독자가 마찬가지다. 한 온라인 댓글 작성자는 헤로인이 더 "영혼이 충만하다"고 표현했다. 샌더스는 "더 깨끗한 쾌감이 들어요"라고 말했다. "펜타닐은 정말 멍하고 졸리게 만들거든요. 매번 고개를 끄덕이게 되죠. 마취에 가깝다고 할 수 있어요."

헤로인이 기분을 더 좋게 했을지 모르지만 돈을 벌기에는 펜타닐이 더 나은 마약이라는 사실이 분명했다.

세인트루이스에서 미시시피강 건너편에는 일리노이주의 백인 마을인 이스트 알튼이 있다. 이곳 역시 가난하지만 이 지역의 가난은 조금 다르다. 세인트루이스는 예쁘고 오래된 붉은 벽돌집들이 가득한 반면, 이스트 알튼에는 이동식 주택 단지와 고장 난 위성 안테나가 달린 회색빛 단층 판잣집이 더 많다. 번화가에는 달러 환전소, 자동차 담보 대출 업체, 슬롯머신이 있는 바가 줄지어 있다.

이곳은 미시시피강 동쪽에 산재한 여러 지방 소도시 중 하나로, 산업 오염원을 처리하는 작은 마을과 인구가 점점 줄어드는 이스트 세인트루이스 마을이 포함된다. 많은 세인트루이스 주민들은 카지노 퀸Casino Queen 유람선 같은 곳에서 도박을 하거나 안마 시술소와 스트립 클럽에서 매춘을 하는 등의 부정한 목적이 아니라면 일리노이주로 넘어가지 않는다. 이 지역은 또한 펜타닐에 압도되어 있다. 주변의 매디슨 카운티는 2018년 약물 과다 복용으로 인한 연간 사망자 수에서 사상 최대 기록을 세웠다. 카운티 검시관 스티븐 논은 "펜타닐은 이곳에서 사람들을 죽이는 약물로 자리 잡았습니다"라고 말했다. "사망 현장에 갔을 때 팔에 주삿바늘이 꽂혀 있으면 펜타닐이 원인임을 알 수 있습니다. 그 정도로 약효가 빨리 나타나거든요."

브리와 마이크는 이스트 알튼에 사는 부부다. 지게차 운전사인 마이크는 마리화나 검사를 통과하기 위해 합성 카나비노이드를 사용하기 시작했다. 나와 만났을 때 그는 붉은 색 선글라스에 작은 귀걸이를 하고 있었고, 브리는 파란색 매니큐어에 운동화를 신고 주황색과 분홍색 튜브톱 두 개를 겹쳐 입고 있었다.

두 사람은 '귁스 패밀리 레스토랑'이라는 복고풍 식당 앞 피크닉 테이블에 앉아 있었는데, 건물에 붙어 있는 나무 팔레트 아래에는 "미국인이라는 사실이 자랑스럽다"라고 적혀 있었다. 부부는 차가 고장 나는 바람에 걸어서 왔다고 했다. 마이크의 아버지는 아들이 다시 일할 수 있도록 새 차를 사주겠다고 약속했고, 그들은 세금 환급을 받으면 갚겠다고 했다.

당시 브리는 스물아홉 살, 마이크는 서른 살이었으며 두 사람 모두 가명이다. 지난 1년은 마약, 가난, 배신, 재활 시도로 점철된 악몽의 연속이었다. 하지만 그들은 그 와중에도 자녀를 올바르게 키우려고 사력을 다했다. 브리에게는 이미 여덟 살 난 남자아이와 아홉 살 난 여자아이가 있었는데, 튜브톱 아래로 불룩한 배가 드러나 있었다. 마이크와의 첫 아이인 딸의 출산이 6주 정도 남아 있었다.

두 사람 모두 이전에 펜타닐에 관련된 문제가 있었지만, 브리는 임신 사실을 알게 된 순간 펜타닐을 끊겠다고 다짐했다. 그리고 두 달 동안 실제로 그렇게 했다. 하지만 그녀는 다시 약물에 손을 댔다.

"재발하면서 다른 약물을 거치지 않고 펜타닐을 바로 한 건 처음이었어요." 그녀가 말했다. "끊을 수가 없었습니다. 세상에, 아무것도 효과가 없었어요. 정말 최악이었죠. 아기는 뱃속에서 사흘 동안 쉬지 않고 움직였어요. 저와 함께 끔찍한 일을 겪고 있던 거예요. 팔과 다리에 근육 경련이 왔어요. 욕조에 따뜻한 물을 받아 하루에 일곱 번이나 몸을 담갔지만 다리는 계속 아팠어요. 아무것도 도움이 되지 않았죠. 낮이든 밤이든 잠을 잘 수가 없었어요. 정말 끔찍했죠. 세상에서 이걸 완전히 없애버렸으면 좋겠어요. 정말 악마의 약이에요."

마이크는 "우린 그 약 때문에 거의 모든 것을 잃었습니다"라고 말했다.

브리도 동의했다. "완전히 나락으로 떨어졌어요."

브리와 마이크는 둘다 여러 약물을 시도해 보았고, 브리는 가족이 펜타닐 패치를 처방받은 적이 있었기 때문에 처음부터 펜타닐에 대해 조금은 알고 있었다. 하지만 펜타닐을 시도할 생각은 전혀 없었다. 사실, 처음에 그녀는 자신이 무엇을 복용하고 있는지 알지 못했다. "그냥 일반 헤로인인 줄 알았어요." 그녀가 말했다. "알고 보니 펜타닐이었고, 약효가 엄청났어요. 마치 자낙스와 진통제를 섞은 것 같았죠. 순식간에 머리와 몸에 쾌감이 넘쳤어요. 말로 설명하기 어려운데, 크랙과 거의 비슷해요. 저는 크랙을 좋아하지 않지만 사람들은 크랙을 계속해야만 쾌감을 유지할 수 있다고 말하죠. 펜타닐과 헤로인이 그래요. 기분 좋은 상태를 유지하려면 하루 종일 계속 투여해야 합니다."

마이크는 엣지필드 담배에 불을 붙이고 나서 그녀에게 한 대 건네며 말했다. "펜타닐은… 없어서는 안 돼요."

"아니면 엄청나게 힘들어지거든요." 브리가 끼어들었다. "아침에 한 번 복용했다고 가정했을 때 오후까지 다시 투여하지 않으면 이미 아플 겁니다. 4~5시간 이내에요."

연구에 따르면 대부분의 사용자는 펜타닐을 원하지 않으며, 실제로 원하는 약물(헤로인, 메스암페타민, 코카인 또는 처방약)에 펜타닐을 섞는다. 다른 마약을 구할 수 없고 금단 증상이 두렵기 때문에 펜타닐을 구하는 경우도 있다. 그러나 DEA의 2017년 국가 마약 위협 평가에 따르면, 세인트루이스 지역 대부분의 마약 시장에서 펜타닐은 헤로인을 대체하기 시작했다. "이러한 변화를 확인할 수 있는 몇 가지 사실이 있다. 펜타닐이 헤로인으로 위장되지 않고 펜타닐이라는 이름 그대로 판매된다는 점, 적극적으로 펜타닐을 찾는 대규모 오피오이드 사용자 집단, 이 지역의 펜타닐 밀매업자 증가, 그리고 헤로인/펜타닐 복합제 과다 복용으로 인한 사망에서 펜타닐 단독 과다 복용으로 인한 사망으로의 전환 등이 그 근거다."

브리는 2년 전, 마이크를 만나기 전에 펜타닐을 과다 복용했다. 그녀 역시 헤로인을 원했지만 헤로인 딜러가 살해당했기 때문에 새로운 공급자가 필요했다. 이스트 알튼의 한 친구가 세인트루이스에 사는 딜러를 소개해 주었고, 그녀는 차를 몰고 강을 건너 노스 킹스하이웨이 대로 근처의 한 골목에서 그를 만났다. 30대 초반에 키가 크고 마른 체격의 딜러는 신뢰할 수 있는 사람으로 보였지만, 문제는 그가 헤로인은 없고 펜타닐만 가지고 있었다는 것이다. "그냥 기분이 더 좋았다고만 생각했어요." 브리는 기억을 떠올렸다. "전 '좋아요, 이걸로 할게요'라고 말했죠."

그녀는 70달러에 '콩^{bean}' 15개를 샀다. '콩'은 분말이 가득 든 젤라틴 캡슐을 뜻하는 속어로, 다른 지역에서 분말 봉지나 압착 알약으로 거래되는 것과는 달리 세인트루이스에서 펜타닐이 주로 유통되는 방식이다. 물건을 받은 그녀는 다시 차를 몰고 강을 건너왔고, 집으로 가는 대신 그래닛 시티 인근으로 향했다. 어머니와 다투고 집을 나온 후 친구가 구해준 호텔 방이 있는 곳이었다. 브리는 짐을 풀고 주사기를 꺼냈다. "콩을 두세 개 정도 투여했는데, 완전히 약에 취했어요." 그녀가 말했다. "자낙스도 두 알 먹었어요." 그러던 중 브리는 지갑이 없어진 것을 깨달았다. 그녀는 호텔에서 함께 지내던 친구 두 명과 밴에 올라타 지갑을 찾으러 나섰다. 브리가 운전대를 잡았다.

잠시 후, 브리는 "정신을 가다듬고 생각하기 위해" 퀵트립 주유소에 차를 세웠다. 그녀는 운전대에 머리를 기대고는 곧바로 의식을 잃었다. 펜타닐은 그녀가 평소 복용하던 헤로인보다 훨씬 강했고, 자낙스와 함께 복용하면 거의 치명적일 수 있다. 이것이 일반적인 과다 복용 방식이다. 자낙스는 벤조디아제핀이라는 약물 계열에 속하는데, 여기에는 발륨도 포함된다. 오피오이드와 마찬가지로 벤조다이아제핀은 진정제이며, 두 약물을 함께 사용하면 독성이 엄청나게 커진다. 2017년 가을에 사망한 로커 톰 페티와 래퍼 릴 핍의 체내에서도 두 가지 약물이 모두 발견되었다. 『어둠 속으로 사라진 골든 스테이트 킬러*I'll Be Gone in the Dark: One Woman's Obsessive Search for the Golden State Killer*』를 쓴 베스트셀러 작가 미셸 맥나마라 역시 2016년 사망 당시, 처방받았던 벤조다이아제핀과 오피오이드, 즉 자낙스와 펜타닐이 체내에서 검출되었다.

브리의 두 친구는 경찰이 약물 과다 복용 피해자와 함께 있는 자신을 발견할까 봐 걱정했는지 차에서 뛰어내렸다. 누군가 911에 전화했다. 응급 구조대원들은 브리에게 나르칸Narcan이라는 이름으로 판매되는, 생명을 구하는 기적의 약물인 날록손naloxone을 투여해 오피오이드 과다 복용 상태를 원래대로 회복시켰다. 세 번을 투여하고서야 브리는 깨어났다. "구조대원들은 바로 여기에 주사를 놓았어요." 그녀는 가슴을 두드리며 말했다. "저를 치료하다가 쇄골을 부러뜨리긴 했지만요." 그녀가 깨어난 곳은 그레나이트 시티의 게이트웨이 지역 의료 센터였다. 퇴원 후 그녀는 자신의 지갑을 발견했다. 다른 친구가 가져간 것이었다. 브리는 "그 친구는 다른 사람이 훔쳐간 것처럼 행동했지만 집에 계속 가지고 있었어요"라고 말했다. "그 안에 발륨 200달러 어치가 들어 있었거든요. 그래서 훔친 거예요."

이 끔찍한 경험 이후에도 브리는 펜타닐을 끊지 못해 계속해서 세인트루이스를 들락거렸다. 미시시피강을 가로지르는 악덕 경제는 양방향으로 운영된다. 세인트루이스 주민들은 스트립 클럽에 가려고 강을 건너지만, 이스트 사이드 주민들은 헤로인이나 펜타닐을 구하기 위해 이 도시로 들어온다. 이들 약물은 놀라울 정도로 손쉽게 손에 넣을 수 있다. "맥킨리 다리를 건너자마자 주유소 한 곳에 들르면 돼요." 브리는 주유소에는 딜러들이 많이 돌아다닌다고 덧붙였다. "그들은 주차하는 사람, 주유하는 사람, 심지어 담배를 사는 사람에게도 다가옵니다. 당신에게 차를 몰고 와서 약물에 관심이 있는지 물어본 다음 돈을 받지 않고 그냥 줘요. 샘플을 먼저 주는 거죠. 한 번은 그곳에 가서 10명에게 24개를 공짜로 받았어요."

하지만 한 가지 조건이 있다. 작동하는 휴대폰을 가지고 있어야 하고 전화번호를 알려줘야 한다. 그들은 다음 물량을 판매할 준비를 하고서 이내 다시 연락한다. "그들은 시간을 주지 않아요." 브리가 말했다. "주유소에서 출발하자마자 연락해서 '어땠어요?'라고 묻거든요."

11장

다크 웹 마약 시장

high_as_fxck_GER은 독일 출신의 마약 딜러다. 그가 다크 웹을 통해 전 세계로 마법의 버섯이나 DMT, 25I-NBOMe을 판매해 버는 돈은 매주 약 500유로(약 70만 원) 정도 되며, 가끔씩은 그 몇 배에 달하는 특별 주문이 들어오는 경우도 있다.

그는 사람들이 N-폭탄을 선호하는 이유는 마약 검사에서 검출되지 않기 때문이라고 생각하며, 이 약물이 건강에 미치는 위험에 대해서는 그다지 걱정하지 않는 것처럼 보인다. "제가 접한 사망 사건은 사람들이 이 물질을 LSD나 코카인으로 오인해 과다 복용했기 때문에 일어난 일이에요." 그는 메일에 이렇게 썼다. "주의해서 사용하면 다른 약물만큼 안전합니다."

고등학교를 갓 졸업한 2015년, 그는 길거리에서 해시시와 마리화나를 판매하기 시작했다. 고객들이 더 강한 마약을 원하자 그는 다크 웹에서 사이키델릭을 구입해 직접 판매했다. 그러나 지역 경찰에 두어 번 체포되는 바람에 고객이 떨어져 나간 후에는 다크 웹 사업에만 주력했다. 그는 직접 마약을 사용하지는 않는다고 말했다.

그는 경찰에 대해 끊임없이 걱정하지만 다크 웹 거래가 주는 이미지와 라이프스타일을 즐긴다. 거기서 얻은 수입으로 운전면허증을 취득하고(독일에서는 비용이 많이 든다) 자동차를 구입할 수 있었다.

그의 여자 친구는 그의 직업에 대해 알고 있지만 신경 쓰지 않는다. "나쁜 남자 스타일을 좋아하나 봐요. XD" 그는 호탕한 웃음을 나타내는 이모티콘을 덧붙였다(XD는 유럽과 남미에서 주로 쓰는 이모티콘으로, X는 눈, D는 웃는 입을 나타내며 90도 돌려서 보면 웃는 얼굴로 보인다 - 옮긴이).

미국에서 판매되는 펜타닐의 대부분은 멕시코를 통해 유입되는데, 멕시코 카르텔은 중국에서 들여온 화학 물질을 가공하고 불순물과 혼합한 후 포장해 국경을 넘어 밀반입한다. 그러나 여러 펜타닐 유사체와 신종 향정신성 물질은 이와 다른 방식으로 유통된다.

이들 약물은 신종 마약 경제의 핵심 기술인 다크 웹을 통해 거래된다. 미국 국가안보국National Security Agency이 미국 시민에 대한 막대한 감시 권한을 가지고 있는 이 시대에, 다크 웹이 일종의 기술적 보호막 역할을 하며 사용자와 판매자가 어느 정도의 신뢰와 익명성을 바탕으로 거래할 수 있도록 하는 것이다.

high_as_fxck_GER은 내가 암호화된 메시지나 이메일을 통해, 혹은 직접 만나서 대화해 본 수많은 다크 웹 딜러 중 한 명이었다. 그들은 유통과 윤리의 측면에서 자신들의 비즈니스 운영 방식에 대해 이야기했다. 이들은 거의 대부분 익명성이 보장되는 사이버 화폐인 비트코인으로 거래했다. 다크 웹에 로그인하는 것은 스마트폰에서도 사용자의 IP 주소를 감추는 토르라는 브라우저를 사용해 손쉽게 할 수 있다.

이러한 마켓과 그곳에서 활동하는 공급업체 중 상당수는 정교한 방식으로 운영되며 수익성도 높다. 미스터 필스Mr. Pills라는 브라질 공급업체는 '전 세계 의약품 서비스'라고 광고하며 수많은 마켓에서 제품을 판매한다. 이 업체는 세계 어디든 고객에게 상품을 배송하지만 미국, 인도네시아, 러시아, 핀란드, 한국에 거주하는 고객에게는 환불해 주지 않는다. 이는 법 집행 강도, 처벌 수위 등 몇 가지 요인으로 인해 해당 국가로의 배송에는 위험이 따르기 때문이다.

다크 웹의 다른 많은 마약 공급업체와 마찬가지로, 미스터 필스는 자사 제품 소개 페이지에 자신들의 운영 방식이 전문적이고 안전하다고 홍보하며 잠재 고객의 불안감을 해소하려고 한다.

Q. 우리는 누구일까요?

A. 세상에서 가장 까다로운 고객을 위해 최고 품질의 제품을 가장 안전하고 윤리적인 방식으로 수출한다는 사명을 지닌 브라질 무역 업체입니다.

Q. 왜 이곳에서 구매해야 할까요?

A. 품질을 최우선으로 하기 때문입니다. 우리는 순도가 90% 이상이며 첨가물이나 혼합물이 없는 제품만 판매합니다. 또한 우리는 보안을 매우 중요하게 생각하며 오랜 마약 배송 경험을 가지고 있습니다. 그동안 탐지견과 엑스레이에도 감지되지 않는 기술을 채택해 가능한 한 안전하게 발송해 왔습니다.

많은 쇼핑몰은 자신이 하는 일에 대해 윤리적 문제의식이 없는 것

처럼 보이는 숙련된 판매인이 운영한다. 프렌치 커넥션French Connection
이라는 쇼핑몰 운영자는 자신의 사이트가 "선량하고 정직하다"고 주장
하며 펜타닐 판매에 아무런 문제가 없다고 말했다. "펜타닐은 모르핀과
같아서 잘 희석하면 다른 아편류보다 더 위험하지 않습니다."

마제스틱 가든Majestic Garden이라는 마켓은 사이키델릭을 전문으로
취급한다. 이 사이트에서는 오피오이드를 비롯해 자기들이 위험하다고
판단하는 약물은 거래를 금지한다. 사용자 커뮤니티는 자신들에게 도
덕적 사명이 있다고 말한다.

익명을 요구한 한 사이트 이용자는 "우리는 일반적인 범죄자가 아
닙니다"라고 말했다. "우리는 금지된 사이키델릭을 옹호하지만 1960년
대 후반부터 이러한 약물이 불법화되었기 때문에 불법적으로 이 일을
할 뿐입니다. 인류는 수천 년 동안 사이키델릭을 통해 성장하고 깨달음
을 얻은 역사가 있습니다. 우리는 중독성 약물을 허용하지 않으며, 안
전하고 책임감 있는 사이키델릭 사용을 옹호합니다. 또한 사이키델릭
에 대한 전문적인 연구와 궁극적인 합법화를 지지합니다."

2017년 중반, 한사Hansa라는 다크 웹 마켓이 갑자기 폐쇄되면서 사
이트 방문자에게 아래의 메시지가 공지되었다.

네덜란드 경찰이 한사 마켓을 찾아내 2017년 6월 20일부터 이 마
켓을 통제하고 있습니다. 이에 우리는 소스 코드를 수정했음을 알
려드립니다. 소스 코드는 우리 사이트를 이용하는 고객의 비밀번호,
PGP로 암호화된 주문 정보, IP 주소, 비트코인 및 기타 관련 정보

등을 캡처한 것으로, 전 세계 법 집행 기관에서 마켓 이용자를 식별하는 데 필요한 자료를 담고 있습니다.

네덜란드 법 집행 기관은 몇 주 전에 알파베이를 압수수색한 '오퍼레이션 베이요넷Operation Bayonet'의 일환으로 FBI와 협력하고 있었다. 알파베이는 마약, 도난당한 신용카드 번호, 총기 등을 판매하면서 10억 달러 이상의 거래액을 기록해 다크 웹에서 가장 큰 시장으로 성장했다. 여러 국제 기관이 이 시장을 폐쇄하기 위해 힘을 합친 결과 태국에 거주하던 25세의 캐나다인 알렉산드르 카제스를 체포했는데, 그는 일주일 후 태국 감옥에서 시신으로 발견되었다(당국은 그가 스스로 목숨을 끊었다고 밝혔다).

이 일이 있은 후 다크 웹 마약 판매상들은 편집증에 시달렸고, 사적인 공간이나 게시판에서 법 집행 기관이 다른 시장에 숨어 있을 가능성에 대해 초조한 마음으로 이야기했다. 나와 연락한 한 미국인 판매상이 처음에 대화를 꺼려했던 것도 이 때문일 것이다. 그가 웹에서 사용하는 기발한 이름은 U4IA(희열을 뜻하는 euphoria와 발음이 같다 - 옮긴이)였고, 나는 지금은 폐쇄된 월스트리트 마켓이라는 사이트에서 그에게 처음 메시지를 보냈다. 그곳에는 그의 광고가 올라와 있었다. "신종 오피오이드. 한정 수량. 순도 99.7 %. 1g에 60달러."

나는 메시지를 암호로 처리해 법 집행 기관이 읽기 어렵게 만드는 PGP라는 암호화 프로그램을 사용해 그의 불안감을 덜어주고자 했다. PGP는 'Pretty Good Privacy(상당히 우수한 개인정보 보호)'의 약자이다. 하지만 곧 그에게 오피오이드가 얼마나 강력한지, 어디서 구했는지 물어보며 다시 공격적으로 접근했다.

"그렇게 캐물으니까 불안한데요." 그가 대답했다.

나는 사과하고서 헤로인, 마리화나, 엑스터시, LSD와 같은 기존의 마약과 유사하지만 훨씬 더 위험한 화학 물질인 신종 합성 마약에 관한 책을 쓰고 있는 저널리스트라고 설명했다. 그가 여전히 나와 대화할 의향이 있다면 정말 감사한 일이었다.

놀랍게도 그는 "사실 제 인터뷰가 실려도 상관없습니다"라고 답변했다. "저 같은 사람들은 타락한 쓰레기로 부당하게 취급되는 것 같거든요(사실 많은 사람들이 그렇긴 하다)."

실제로 U4IA는 중국 실험실에서 공급받는 엄청나게 강력한 펜타닐을 판매하고 있었다. 우리는 문자 메시지보다 안전한 메신저 앱인 위커 Wickr를 통해 대화하기로 했다. 그는 나와 연락할 목적으로 대포폰을 구입했고, 몇 달에 걸쳐 자신의 이야기를 들려주었다.

U4IA는 열여섯 살 때부터 마약을 판매했다. 주로 자신의 마약 구입비를 충당하기 위해서였다. 당시 그는 코카인과 메스암페타민에 푹 빠져서 별의별 짓을 다했다. 어느 날 밤 그는 코카인을 피우고 바에 들어갔다. "어떤 남자가 제 전 애인과 춤을 추는 모습을 봤어요. 전 아무 말도 하지 않고 그냥 다가가 얼굴에 주먹을 날렸죠." 동료들과 함께 코카인 딜러의 집을 턴 적도 있었다. 하지만 계속된 범죄 행각으로 꼬리가 잡힌 그는 강도죄로 1년 넘게 복역했다.

흥분제를 복용한 그는 편집증에 시달렸고 반사회적 성향을 지니게 되었다. 그러던 중 합성 오피오이드의 존재를 알게 되었다. 호기심에 U-47700(업존Upjohn이 1970년대 중반에 모르핀 대체제로 개발했지만 FDA 승인은 받지 못했다)이라는 약을 먹어보았고, 이후 모든 게 달라졌다. 그는 마치 '항우울제'와 같았다고 했다. "저는 온전함과 자신감, 행복감을 느꼈고 스트레스도 거의 받지 않았습니다."

하지만 그는 곧 완전히 중독되었다. 게다가 모기지 대출, 두 자녀의 양육비, 1만 달러의 빚까지 더해져 스트레스가 극에 달했다. 직장에서의 벌이로는 모든 것을 감당할 수 없었다. "제 마약 중독 때문에 아이들이 가난하게 살게 하진 않겠다고 다짐했어요."

다크 웹은 그에게 마리화나와 몰리 등을 지역 젊은이들에게 판매하는 것 이상으로 도약할 기회를 제공했다. "분명 작은 마을 시장보다 글로벌 시장에 더 큰 수익이 있겠죠." 그는 이렇게 말했다.

직접 만나자는 제안을 들은 U4IA는 처음에 망설였다. 내가 경찰이 아니라는 사실을 확신할 수 없었기 때문이다. 하지만 위커에서의 대화가 세 달째에 접어들 무렵, 나는 그가 힙합 팬이라는 새로운 사실을 알게 되었다. 랩 음악에 관한 책을 두 권이나 쓴 저자로서, 힙합은 내가 이야기할 거리가 많은 주제였다. 나는 N.W.A와 투팍 샤쿠르 같은 서부 래퍼들의 전기인 최신작 『오리지널 갱스터스*Original Gangstas*』에 대한 언론 기사 스크랩을 그에게 보냈다.

"수지 나이트가 투팍을 죽였나요?" 그는 투팍의 음반사 사장을 언급하며 물었다.

"아니요. 그날 밤 투팍이 때린 올랜도 앤더슨이나 그의 스태프 중 한 명이었을 겁니다."

어쨌든 이 한마디 설명이 그의 마음을 움직였다. 그는 나에게 자신의 위치나 실명은 언급하지 말아달라고 요청했다. 타당한 요구였다. 그러고 나서 자신의 동네 이름을 알려주었고(차로 그리 멀지 않은 거리였다), 별도로 만날 장소도 보내주었다. 우리는 다음 날 오후 1시 45분, 컬버스Culver's라는 햄버거 체인점에서 만나기로 했다.

컬버스 주차장을 둘러싸고 있는 나무의 잎사귀 색이 바뀌기 시작할 무렵, 날카로운 눈빛과 근육질 몸매의 U4IA가 흰색 티셔츠와 군복 바지 차림으로 트럭에서 나왔다. 나는 그가 어린 딸을 안고 있는 모습을 보고 깜짝 놀랐다. 멜빵바지를 입은 딸은 커다란 눈망울에 미소를 띠고 있었다.

우리는 손님들이 모여 있는 곳에서 떨어진 한적한 테이블에 자리를 잡았다. 높은 의자에 앉은 그의 딸은 기분이 좋아 보였고, 아빠가 감자 튀김을 가지고 장난을 치자 깔깔거리면서 재빨리 낚아챘다.

우리는 목소리를 낮춘 채 이야기를 시작했다. 곧 본론으로 들어갔다. 그는 과거에 펜타닐, U-47700, 카펜타닐을 판매한 적이 있었으며 최근에는 MAF로 불리기도 하는 펜타닐 유사체 메톡시아세틸펜타닐을 판매하기 시작했다고 말했다. 이 새로운 약물을 판매한 지는 며칠밖에 되지 않았지만 그는 이미 수천 달러를 벌었다. 약물 조달은 놀라울 정도로 쉬웠고, 심지어 다크 웹도 필요 없었다. 항저우에 본사를 두고 생활용품부터 불법 화학 물질까지 모든 것을 판매하던 웨이쿠닷컴Weiku.com이라는 중국 서피스 웹 사이트에서 검색만 하면 끝이었다. 그는 화면에 나타난 수많은 공급업체 중 하나를 고른 후 일회성 거래를 했다. 50g에 500달러. 중국에서는 합법이었다.

그들은 영어로 소통했고, 소포는 곧 우편으로 도착했다. 감쪽같이 포장된 이 제품은 가정용 주방 세제처럼 보였다. "안에 뭐가 들어 있는

지 보려면 열어봐야 합니다." 그가 말했다(웨이쿠의 한 관계자는 〈뉴욕 타임스〉에 펜타닐은 이 사이트에서 판매할 수 없지만 판매자들이 검색어를 약간 변경하는 방식으로 이를 우회했다고 전했다).

이 제품은 매우 강력했다. 그는 비강 스프레이 용액(몇몇 오피오이드 투여에 널리 사용되는 방법)을 만들기 위해서는 물 1mL당 0.001g이라는 극소량의 약물만 있으면 된다면서, 햄버거 빵에서 부스러기 몇 개를 떼어 테이블 위에 올려놓으며 설명했다. 다크 웹에서 판매할 때는 5mL 한 병에 60달러를 받고 있다. 그는 코에 한 번 뿌리는 게 옥시콘틴 한 알을 먹는 것과 같다고 말했다. 그야말로 놀라운 수익이었다. 이 비율로 계산하면 500달러 상당의 약물로 60만 달러를 벌 수 있다. 하지만 그가 번 돈은 아직 2000달러 정도에 불과했다.

그의 비강 스프레이는 맞춤형 상표가 적힌 작은 흰색 병이었다. '강력 코 클렌저 및 충혈 제거제'

그 아래에는 작은 글씨로 이렇게 적혀 있었다.

*사용하기 전에 세게 흔들고 어린이의 손이 닿지 않는 곳에 보관하세요.

일반적인 약국 제품과 다를 바 없었다. 그는 중독 때문에 4시간마다 비강 스프레이를 사용한다고 말했다. 아침에 침대에서 일어나려면 한 번 뿌려야 하며, 그러지 않으면 딸들을 부양하기 위해 일하러 갈 수 없다고 했다. 그는 자신이 하는 일이 중독자를 위한 공공 서비스라고 생각한다. "아편류 중독자에게는 다른 어떤 방법보다도 훨씬 저렴합니다. 비용 친화적인 솔루션을 제공함으로써 사용자가 무고한 사람에게 해를 끼치는 범죄를 방지할 수 있죠."

그는 자신의 다크 웹 페이지에서 중독의 위험을 축소하면서 수십억 달러의 이익을 챙긴 제약 회사를 언급하며 "정부나 대형 제약 회사의 탓으로 유발된 중독 때문에 일상의 삶을 살기 위해 매일 100달러를 써야 하는 일은 없어야 합니다"라고 말했다.

그의 주장에, 또는 치명적이고 막대한 비용이 드는 중독으로 고통받는 사람들에게 동정심을 느끼지 않기는 어려울 것이다. 그러나 자신의 이름을 밝히지 말아 달라고 요청한 온라인 펜타닐 포럼의 운영자는 U4IA의 비강 스프레이가 위험하다고 지적했다. 펜타닐 유사체 비강 스프레이를 올바르게 제조하는 것은 매우 까다로운 과정으로, 눈에 거의 보이지 않을 정도로 극소량의 화합물을 액체에 녹이는 체적 투여^{volumetric dosing}라는 과정을 통해 측정해야 한다.

"스프레이를 구입하는 사람들은 이것을 만든 사람이 자신의 안전을 보장할 전문 지식을 가지고 있다고 가정합니다." 운영자가 말했다. "의약품의 경우 관리가 잘 이루어지지만, 여기에는 규제도 없고 품질 관리도 없으므로 이 약물을 구입하면 이 낯선 사람이 당신을 죽이지 않을 것이라고 무조건 믿는 수밖에 없습니다. 당신은 어떤지 모르겠지만 저라면 다른 사람을 그렇게까지 신뢰하지는 않을 겁니다."

온라인 펜타닐 포럼 진행자의 우려를 전하자 U4IA는 "안전하지 않다면 제가 제일 먼저 목숨을 잃을 겁니다"라고 말했다. "모든 실험은 장비로 하는 게 아니라 저를 포함해 기꺼이 실험에 응한 사람들을 대상으로 진행되기 때문이죠."

많은 다크 웹 딜러들은 제3의 중개자를 통해 중국산 NPS를 공급받는다. 예를 들어 포틀랜드의 펜타닐 공급책인 브랜든 허바드가 퀘벡에 수감된 다니엘 비바스 세론으로부터 펜타닐을 조달받은 것과 같은 방식이다. 하지만 지금은 사라진 다크 웹 사이트 피라미드Pyramid에서 만난 Desifelay1000이라는 딜러를 포함한 일부는 중국에 있는 인맥을 통해 직접 화학 물질을 구매한다.

Desifelay1000은 동유럽 국가 출신으로 현재 미국 동부의 한 도시에 살고 있다(그는 구체적인 사항은 밝히길 꺼려했다). 그는 메리 제이 블라이즈와 그레이 아나토미Grey's Anatomy, 축구를 좋아하고 유머 감각이 뛰어났다. 언론 윤리 때문에 인터뷰 비용을 지불하거나 카펜타닐을 사줄 수 없다는 말을 듣고는 "윤리 따위는 신경 쓰지 않습니다. 저는 마약상이니까요"라고 대답했다.

그는 뉴욕에서 십대 때 처음으로 차이나 화이트를 접하면서 빠르게 성장했다. 길거리에서 마약을 팔기 시작했고, 교도소에 수감된 적도 있다. 20대 후반인 2016년부터는 몇몇 다크 웹 사이트에서 카펜타닐과 케타민 분말을 판매하기 시작했다. 펜타닐보다 100배 더 강력한 동물용 진정제인 카펜타닐은 마이크로그램(μg) 단위로 측정되며, 치명적이지 않은 양은 육안으로 식별이 거의 불가능하다. 그는 이 강력한 약을 판매하기 위해 어떻게 준비하는지에 대해서는 자세히 설명하지 않았지만, 소량으로도 큰 효과를 볼 수 있기 때문에 카펜타닐을 판매하기로 했다고 말했다. "비싸기 때문에 한 번 판매로 많은 돈을 벌 수 있습니다." 그는 이렇게 말하며 1g은 800달러부터 시작하며 평균 주문량은 약 3g이라고 덧붙였다.

그는 새벽 3시 30분에 일어나 유럽, 그리고 그보다 더 멀리 동쪽에 위치한 국가에서 판매를 진행한다. 전 세계에서 주문을 받고 거의 모든 사람에게 판매하지만, 인도네시아는 예외이다. 그곳의 마약 사범 처벌 수위는 특히 가혹해서, 마약 밀매자는 사형에 처할 수 있기 때문이다. 그는 다크 웹이 길거리 거래보다 수익성이 높고 제품도 더 빨리 팔리지만, 구매자 중에 위장한 DEA 요원이 있을까 봐 늘 걱정된다고 했다.

그는 활발하게 사업을 하고 있다. "비트코인^{Bitcoin}이 가장 좋은 결제 수단이지만 페이팔^{Paypal}, 머니그램^{Moneygram}, 웨스턴 유니온^{Western Union}도 사용합니다." 심지어 현금도 받는데, 돈이 입금되면 24시간에서 30시간 이내에 미국 고객에게 제품을 배송할 수 있다고 그는 자랑스럽게 말했다.

그는 네 명의 직원을 두고 있다. "직원을 뽑을 때 제일 중요하게 보는 건 정직성이에요. 문제가 생겨도 저는 소송을 제기할 수 없기 때문이죠." 그는 이렇게 말했다. "대부분 같은 업종에 종사했던 사람들이고, 세 명은 전과가 있습니다." 범죄 전력은 많은 직종에서 결격 사유가 될 수 있지만, Desifelay1000은 오히려 이를 선호한다. 예를 들어 가석방 조건을 위반하는 등 '문제가 있는' 사람은 경찰에 신고할 가능성이 적기 때문이다.

직원 중 두 명은 각각 유럽과 아프리카에 배치되어 해당 지역에서 현금 수금을 담당한다. 하지만 그의 고객 대부분은 미국인이다. "인종이나 성별은 다양하지만 대부분 부유층입니다." 그는 고객의 특징을 묻는 질문에 이렇게 답했다. "얼마나 많은 부자들이 이 약물을 구매하는지 알면 놀랄 겁니다. 결코 저렴하지 않거든요."

그의 단골 고객 중에 '오하이오에 사는 진정한 갑부'가 있는데, 에이즈를 앓고 있는 그는 카펜타닐을 복용하면 통증이 완화된다고 했다.

우편을 통해 위험한 약물을 배송하는 관행은 Desifelay1000, U4IA, high_as_fxck_GER을 비롯한 수많은 다크 웹 딜러가 사용하는 방식이다. 이 방식은 대담하지만 흔히 자행된다.

미국 세관은 우편으로 발송되는 마약 반입을 막는 것을 최우선 과제로 삼고 있으며, 최근 국제 우편 시설 인력을 20% 늘렸다. 2018년 10월 미국은 중국으로부터의 저렴한 배송을 허용하는 국제 우편 협약에서 탈퇴한다고 발표했는데, 트럼프 행정부는 이 협약이 펜타닐 유행에 일조했다고 말했다.

개봉하지 않은 소포에서 특정 약물을 스캔할 수 있는 '레이저'를 비롯한 첨단 기술과 탐지견의 도움으로 점점 더 많은 NPS 소포가 적발되고 있다. 하지만 매년 4억 개 이상의 국제 소포가 미국에 들어오는 것을 고려하면, 모든 소포에 마약이 있는지 일일이 검사하는 것은 불가능하다. 세관은 극히 일부만 차단할 뿐이다.

반입되는 마약의 출발지가 대부분 중국이라는 사실을 의심하는 사람은 거의 없다. 중국이 마약을 규제하면 미국 내 마약 적발 건수가 급감하는 반면, 미국이나 유엔에서 마약을 규제할 때에는 이러한 상관관계가 나타나지 않기 때문이다.

그러나 중국 관리들은 여전히 회의적이다. 2017년 12월 중국 마약통제위원회의 전구체 화학 물질 관리 책임자인 위하이빈은 "미국으로의 수출을 부인하지 않지만, 그 양이 20%인지 80%인지 입증할 증거는 없습니다"라고 말했다.

2018년에 발표된 미국 상원 소위원회 보고서에서는 6명의 특정 중국 온라인 판매자에 주목했다. 이들은 FedEx와 UPS와 같은 배송업체를 이용해 23만 달러 상당의 펜타닐을 미국 가정으로 직접 배송했다. 하지만 판매 마진을 고려하면 이 마약의 재판매 가치는 수억 달러에 달하는 것으로 알려졌다.

이 보고서에서는 중국에서 이러한 화학 물질을 주문하고 배송받는 것은 놀랍도록 간단하지만 보내는 사람을 파악하는 것은 어렵다고 지적했다. 미국 우정국은 중국에서 미국으로 발송되는 소포의 약 절반에서 발신자의 이름과 주소를 포함한 '고급 전자 데이터'를 수신한다. 그러나 많은 중국 소포는 미국으로 보내지기 전에 다른 국가를 경유하는데(이 과정을 '환적'이라고 한다), 환적한 소포는 여전히 세관을 통과하지만 중국에서 직접 오지 않기 때문에 마약 판매상들은 이들이 면밀히 조사될 가능성은 희박하다고 생각한다.

중국은 이 문제를 해결하기 위해 미국을 지원하겠다고 약속했다. 하지만 다음 사례에서 알 수 있듯이 아직은 갈 길이 멀어 보인다. 중국에서 인기 있는 소셜 미디어 앱인 위챗에서 활동하는 GN이라는 이름의 중국인 합성 마리화나 딜러는 신원 확인이 필요한 경우에도 중국 우편을 통해 마약을 보내는 것이 전혀 어렵지 않다고 말했다. "우체국에 우리 직원이 있습니다. 그들은 보안이 상당히 허술하거든요."

상하이 주재 기자 에리카 키네츠는 얼마 전 "세관에 항상 거짓말을 한다"고 말한 합성 마약 딜러와 이야기를 나눴다. 그는 소포를 통관하는 것은 식은 죽 먹기였다고 말했다. "서류를 정말 엉터리로 작성하곤 했어요. 게다가 중국 이름 대신 영어 이름을 사용하면 그 사람은 사실상 추적이 불가능해지죠. 아니면 성만 적기도 해요. 그러면 '아, 왕 씨 군. 젠장, 그를 어떻게 찾지?' 이렇게 되죠." 공급업체들은 '안전한' 배송

옵션 중 하나로 국영 차이나 포스트^{China Post}의 서비스인 EMS를 꼽았다.

Desifelay1000은 중국에서 카펜타닐을 배송받는다. 그는 미국에서 알고 지내던 약물 사용자들의 추천을 통해 현재의 공급업체와 연결되었고, 거래를 성사시키기 위해 직접 중국으로 건너갔다. 그곳에서 그는 공급업체를 소개해 주는 대가로 수수료를 받는 '중개인'을 만났다. 이 중개인은 약간의 영어를 구사하며 그의 통역사 역할을 했다. 결국 그는 고립된 공간에 위장되어 있는 공급업체의 실험실로 안내되었다. 일부 중국 실험실은 합법적 약물과 불법적 약물을 모두 생산하지만, 이 실험실은 미국, 인도, 유럽 시장을 겨냥한 불법 약물만 생산한다고 했다. 공급업체는 카펜타닐이 최상품이라고 주장했고, Desifelay1000은 직접 소량의 샘플을 맛보았다. 그는 만족했고 함께 사업을 하기로 합의했다.

그는 좋은 감정을 가지고 중국을 떠났고, 그 이후로 중국에서 함께 일한 모든 사람들이 훌륭한 비즈니스 파트너라는 것을 알게 되었다. 그는 이러한 파트너들을 '자국의 동포들'보다 더 신뢰한다고 말했다. "중국인에 대한 신뢰도가 더 높습니다. 대부분 사기꾼인 미국인과 달리 그들은 가난하고 절실하게 팔고 싶어하기 때문이죠."

중국 도매상에서 카펜타닐 1kg은 약 3000달러에 구입할 수 있으며, 이는 g당 3달러에 해당한다. Desifelay1000이 1g을 800달러에 판매한다는 점을 고려하면 엄청난 수익률이다. 하지만 2017년 3월, 미국의 압력으로 중국이 다른 세 가지 펜타닐 유사체와 함께 카펜타닐을 규제 약물로 지정하자 상황이 복잡해졌다. Desifelay1000의 공급업체는 겁에 질렸다. "중국 내 운송은 이제 훨씬 더 어려워졌습니다." 그가 말했다.

"그들은 적발될까 봐 상당히 걱정하고 있어요." 여기에는 2017년 7월 거대 다크 웹 마켓인 알파베이가 폐쇄된 것도 영향을 미쳤다(그는 매출의 25%가 사라진 것으로 추정했다). 또한 최근 중국이 펜타닐 유사체를 단속하겠다고 결정한 것도 일부 공급업체의 우려를 자아냈다. 하지만 사업은 여전히 수익성이 있다.

"제가 누군가에게 해를 끼치고 있다는 건 알고 있습니다." 그는 인정했다. "자랑스럽진 않아요. 전 그저 돈을 벌기 위해 이 일을 할 뿐입니다." 그는 자신의 고객 중에 약물 과다 복용자가 있는지에 대해서는 말하지 않았다.

그는 언젠가 합법적인 다른 직종으로 전환하고 싶다고 했다. 컴퓨터 교육 수업에 등록할지도 모른다. 하지만 지금은 감옥에 대한 두려움과 이중 생활에 따른 어려움 등 이 직업으로 인해 큰 스트레스를 받고 있다. 그는 주변 사람들에게 자신이 건설업에 종사한다고 말한다. 그의 실제 직업을 아는 사람은 거의 없다. 그는 "잡히면 감옥에 갑니다"라고 말했다. "전 누구도 믿지 않아요."

12장

멕시코 카르텔

잭 샌더스는 세인트루이스를 펜타닐 핫스폿으로 만드는 데 크게 공헌한 인물이다. 아무도 이 마약에 대해 들어본 적이 없을 때부터 그는 세인트루이스에 펜타닐이 들어오는 것을 직접 목격했다.

잭은 마약 중독에 빠져들면서도 풋볼 선수로서 탄탄한 신체와 정신력을 유지했고 지역 커뮤니티 칼리지를 다니면서 퍼스널 트레이닝 학위를 취득했는데, 이러한 모습은 친구 마커스에게 좋은 인상을 주었다. 두 사람은 마커스가 고등학생들에게 헤로인을 팔던 시절부터 오랫동안 알고 지낸 사이였다. 2000년대 초, 마커스는 멕시코 카르텔과 연줄을 맺고 코카인, 마리화나, 메스암페타민, 헤로인 등을 판매하는 조직을 운영했다. 거물급 마약상이었던 마커스는 대포폰으로 멕시코 조직원들과 대화했는데, 그들은 복잡한 암호를 사용했고 심지어 영어로 말하는 것 같지도 않았다.

잭은 헤로인에 중독되어 있었기 때문에 계속해서 약물을 투여해야 했다. 하지만 권총과 자동소총을 다룰 줄 아는 데다 방아쇠 당기는 것을 두려워하지 않았던 잭은 마커스에게 든든한 보호막이 되어 주었다.

마커스는 잭을 자신의 거래처에 데려가기 시작했고, 그가 받은 대가는 원하는 만큼의 헤로인이었다.

마약을 받으러 갈 때면 그들은 차를 렌트해 트렁크에 거래대금을 실었다. 잭은 직접 운전을 하기도 했고, 때로는 총기를 휴대한 채 무장한 상태로 동행하기도 했다. 이들은 다리를 건너 일리노이주 이스트 세인트루이스로 향하는 203번 주 도로에 있는 파일럿 플라잉 J와 같은 커다란 휴게소에 들렀다. 이 휴게소는 패스트푸드 레스토랑과 공중 샤워실을 갖추고 있어 장거리 운전자들이 즐겨 찾는 곳이다. 그곳에서 잭과 마커스는 텍사스에서 오클라호마를 거쳐 44번 주간 고속도로를 타고 올라온 멕시코인 또는 멕시코계 미국인들을 만나곤 했다. 이스트 세인트루이스는 중간 기착지일 뿐 대부분의 주문은 시카고로 향하는 것이었다. 이러한 카르텔 밀수 경로에 위치한 도시들은 오피오이드 위기로 인해 큰 타격을 받을 가능성이 특히 높았는데, 이는 지금도 마찬가지다.

양쪽 일행은 간단히 열쇠를 교환하고 서로의 차에 올라탔다. 이제 멕시코인들은 트렁크에 현금을, 세인트루이스 사람들은 마약 다발을 가지고 있었다. 남은 건 전체 과정에서 가장 신경 쓰이는 부분, 즉 관련자 모두 가석방 없는 종신형에 처할 수 있을 만큼의 밀수품을 싣고 강을 건너 다시 돌아오는 일이다. 마커스가 운전하고 잭은 기관총을 든 채 뒷좌석에 앉아 있기도 했고, 다른 파트너가 동승할 때도 있었다. 그들은 긴장한 기색을 드러내지 않으려 애썼다. 한 가지 사안에 대해서는 둘의 의견이 일치했다. 경찰이 막아서도 멈추지 않겠다는 것이었다. 샌더스는 "차 안에는 충분히 싸울 수 있는 만큼의 화력이 있었어요"라고 말했다. "그래서 순찰차가 두 대라면 '엔진과 타이어를 쏘고, 꼭 필요한 경우가 아니면 경찰은 쏘지 말자'고 했죠."

그들은 무사히 돌아온 다음에야 트렁크를 열어 밀수품을 확인했다. 처음에 멕시코인들이 보낸 물품에는 헤로인, 코카인, 메스암페타민, 마리화나가 들어 있었다. 하지만 2005년을 전후해 새로운 제품이 들어오기 시작했다. 한번도 본 적 없는 진공 포장된 작은 봉지였다. 주문한 적도, 돈을 지불한 적도 없는 이 의문의 물품에는 단지 'F'라는 글자만 적혀 있었다.

잭은 고향 친구들과 펜타닐 패치를 시도해 본 적이 있었지만 이런 건 처음이었다. 처방용 펜타닐이 아니라 흰색 분말이었는데, 어두운 회색의 헤로인과 달리 이 펜타닐은 고급 레스토랑의 흰 냅킨 색깔이었으며, 너무 밝아서 부자연스러워 보일 정도였다. 잭은 "눈처럼 하얗고 가벼웠어요"라고 회상했다.

멕시코 마약상은 이 새로운 물질이 무엇인지 알려주었다. "잘 들어요, 당신들은 이 물건이 꼭 필요할 거예요." 그들이 말했다. 헤로인보다 훨씬 저렴하고, 헤로인과 혼합하더라도 순수 헤로인으로 보이게 할 수 있기 때문에 수익을 높일 수 있을 거라고 말이다.

마커스는 확신하지 못했다. 그의 사업은 호황을 누리고 있었기 때문에 괜히 일을 벌여 망치고 싶지 않았다. 하지만 잭은 그들이 펜타닐과 헤로인을 혼합하는 방법을 알려줄 때 주의 깊게 경청했다. 일반 가정용품인 커피 원두 그라인더만 있으면 되는 간단한 일이었다. 하지만 그냥 커피 그라인더보다는 미스터 커피Mr. Coffee 브랜드의 그라인더가 선호되었는데, 그 이유는 그라인더의 칼날이 낮은 위치에 있어서 보다 일관되게 분쇄를 할 수 있기 때문이었다. 사실 펜타닐은 매우 강력하기 때문에 이 방법은 혼합하는 사람이나 복용하는 사람 모두에게 위험할 수 있었지만, 당시 잭은 그러한 사실을 몰랐다.

그가 확실히 아는 건 헤로인에 새로운 분말을 첨가할수록 판매 수익이 더 높아진다는 사실이었다. 그들은 처음에 헤로인과 펜타닐의 비율을 7 대 1로 정했는데, 이는 강도를 약간 높이기에 충분했다. 그들은 비율에 맞춰 분말을 섞어 가며 바로 그 자리에서 훨씬 더 강력하고 저렴한 헤로인 제품을 만들었다. 적어도 처음 몇 년 동안, 고객들은 이 약물을 좋아하는 것 같았다. 사망자가 생기지도 않았다. 잭은 멕시코인들이 한 건 해냈다는 사실을 인정하지 않을 수 없었다.

"누군가 이것이 완벽한 조합이라는 것을 알아낸 것 같아요." 그는 이렇게 말했다.

약물의 인기는 점점 높아졌다. 2010년대 상반기에 불법 펜타닐이 대량으로 시중에 유통되기 시작하자 오리건주 포틀랜드의 브랜든 허바드처럼 웹에 능숙한 일부 미국 마약상들은 다크 웹을 통해 펜타닐을 구매하기 시작했다. 그러나 그 외 사람들은 멕시코 카르텔로부터 대량의 마약을 공급받았다.

이는 헤로인 거래가 확장된 결과였다. 오늘날 전 세계 헤로인의 대부분은 아프가니스탄에서 공급되지만, 20세기 말까지 미국 내 헤로인 공급은 콜롬비아의 몫이었다. 그러나 DEA에 따르면, 오늘날 미국에서 사용되는 헤로인의 90% 이상은 멕시코에서 유입된다.

멕시코 카르텔은 뉴욕, 로스앤젤레스, 시카고와 같은 미국 내 주요 도시뿐만 아니라 멕시코 이민자 커뮤니티가 형성된 다른 지역에도 헤로인을 공급했다. 그 외 지역은 1990년대부터 멕시코의 독립 조직들이 메워 나갔다. 아편류 유행에 관한 샘 퀴노네스의 저서 『드림랜드』에 자세히 설명되어 있듯이, 멕시코의 살리스코 카운티 출신의 밀매 조직은 미국 전역으로 퍼져나갔는데, 주로 테네시주 내슈빌과 아이다호주 보이시 등 과거에는 소외되었던 시장으로 진출했다. 이들 딜러들은 총기와 폭력, 혹은 부를 과시하는 것과는 거리를 두었다. 그리고 메타돈meth-adone(헤로인을 비롯한 아편류 중독 치료에 사용되는 약물로, 금단 증상을 완화하고 아편류의 효과를 합법적으로 유지하는 역할을 한다 – 옮긴이) 클리닉에서 명함을 나눠주고, 전화를 기다리며 앉아 있다가 마치 피자를 배달하듯 고객의 집 앞까지 제품을 가져다주었다. "살리스코의 딜러들은 백인, 특히 중산층 백인 젊은이들이 가장 원하는 것이 서비스와 편리함이라는 사실을 간파했다." 퀴노네스는 이렇게 기술했다. "그들은 마약을 구입하기 위해 빈민가나 허름한 마약 판매소에 가는 것을 내켜 하지 않았는데, 이제 그럴 필요가 없어졌다. 살리스코 직원들이 배달해 주었으니 말이다."

처방약 위기가 불거지자, 살리스코 딜러와 카르텔은 헤로인 밀매를 확대해 가격을 낮춤으로써 값비싼 처방약을 대체할 수 있는 대안을 제공했다. 옥시콘틴 공급이 부족해지면서 사람들은 헤로인으로 눈을 돌렸다. 수십 년 동안 매년 2000명 안팎에 머무르던 미국의 헤로인 사망자 수는 2010년대 초반부터 급증하기 시작해 2017년에는 1만 6000명에 달했다가 2018년 1만 5000명으로 다시 감소했다.

헤로인은 멕시코 밀매업자들에게 수백만 달러를 안겨주며 여전히 엄청난 수익을 올리고 있지만, 생산 비용이 많이 들기 때문에 비즈니스 관점에서는 불완전한 제품으로 간주된다. 아편 양귀비는 따뜻하고 온화한 기후를 선호한다. 따라서 그러한 기후 조건을 갖춘 시에라 마드레 옥시덴탈산맥에 멕시코의 대표적인 카르텔인 시날로아Sinaloa가 있다. 양귀비는 꽃을 피우는 데 약 3개월이 걸리는데다, 재배에 필요한 비용과 시간도 문제지만 양귀비밭은 눈에 잘 띄기 때문에 법 집행 기관의 표적이 되기 쉽다. 또한 헤로인을 정제한 다음에도 경비가 삼엄한 국경을 넘어 부피가 큰 물건을 운반해야 하는 추가적인 문제에 직면한다.

멕시코의 할리스코 누에바 제너레이션Jalisco Nueva Generation이라는 카르텔이 펜타닐을 최초로 판매한 것으로 알려졌으며, 곧이어 시날로아가 그 뒤를 따랐다. 펜타닐의 성분 물질은 중국에서 저렴하게 구입할 수 있는데, 펜타닐은 부피가 적기 때문에 단독으로 또는 헤로인이나 메스암페타민과 같은 마약과 혼합해 미국으로 반입하기가 훨씬 쉽다. 다국적 범죄 약물 거래 전문가인 전 미 국무부 특수 요원 스콧 스튜어트는 글로벌 정보 회사 스트라트포Stratfor에 "펜타닐은 멕시코 카르텔이 밀매하는 마약 중 가장 수익성이 높습니다"라고 설명했다. "복용량 측면에서 볼 때, 펜타닐 1kg을 미국으로 밀반입하는 것은 헤로인 50kg을 밀반입하는 것과 같습니다."

"카르텔은 펜타닐이 헤로인보다 수익성이 훨씬 더 높다는 것을 잘 알고 있어요." DEA의 뉴욕 지부 책임자인 제임스 헌트가 말했다. "이 사람들은 악랄한 사업가이지만 어쨌든 사업가죠. 3000달러를 투자해 수백만 달러를 벌 수 있는 제품이 또 있을까요?"

시날로아는 엘 차포(쇼티)로 알려진 마약왕 호아킨 구즈만이 오랫동안 이끌었다. 구즈만은 1960년대 중반, 9살 때부터 멕시코 서부 시날로아 지역의 산에서 마리화나와 양귀비를 재배했으며, 다른 많은 사람들과 마찬가지로 가난 때문에 마약 거래에 뛰어들었다. 그는 체포되기 직전인 2016년 초 〈롤링스톤〉과의 인터뷰에서 배우 숀 펜에게 "식량을 살 돈을 벌 수 있는 유일한 방법은 양귀비와 마리화나를 재배하는 것뿐이었습니다"라고 했다. 카르텔들은 1980년대에 코카인으로 처음 큰 부를 쌓았고, 시날로아 역시 엄청난 양의 메스암페타민, 마리화나, 헤로인을 밀매했다. 엘 차포의 영향력은 1993년 DEA의 도움으로 콜롬비아 경찰에 사살된 콜롬비아의 전설적인 마약왕 파블로 에스코바를 능가할 정도였다. 엘 차포의 가장 큰 시장은 미국이었지만, 캐나다 역시 취약한 법 집행으로 인해 카르텔의 표적이 되었고, 시날로아는 캐나다에서 헤로인과 코카인 판매로 매일 수백만 달러를 벌어들였다.

시날로아와 다른 카르텔의 불법적인 운영과 영역 다툼으로 인해 끔찍한 살인 사건이 벌어지고 사망자 수가 증가하면서 멕시코 전역은 혼란에 빠졌다. 2019년에는 3만 5000명 이상이 살해되어 사상 최대치를 기록했다. 미국인 마약 소비자들의 현금을 등에 업은 카르텔은 멕시코 전역의 정부와 경찰을 매수했고, 엘 차포와 그 일당은 도시는 물론이고 빈곤한 멕시코 시골에서 아픈 사람들에게 의약품을 공급하고 어린이들에게 크리스마스 선물을 나눠주면서 민중의 영웅이 되었다.

2016년 1월, 엘 차포는 멕시코 교도소에서 탈옥한 지 6개월만에 다시 체포되었고, 1년 후에는 미국으로 인도되었다. 2018년 11월 브루클린 연방 법원에서 엘 차포에 대한 재판이 시작되었다. 그는 40만 파운드 이상의 코카인을 밀매해 총 140억 달러의 수익을 올리고, 경쟁자들을 고문하거나 살해하고, 청부살인업자에게 동일한 행위를 하도록 지시한 혐의로 기소되었다. 검찰은 〈롤링스톤〉 인터뷰에서 한 발언을 근거로 그를 기소했다.

"저는 헤로인, 메스암페타민, 코카인, 마리화나를 전 세계 그 누구보다 많이 공급합니다." 그는 인터뷰에서 이렇게 말했다. 그의 진술에는 펜타닐이 빠져 있었지만, 재판 당시 시날로아는 다른 어떤 카르텔보다 많은 양의 펜타닐을 유통하고 있었다. 2018년 12월에 시행된 멕시코시티 압수 수색 결과, 아즈카포찰코시 정부 건물 내부에서 시날로아 카르텔이 주도한 것으로 추정되는 펜타닐 밀매 활동이 드러나면서 이 조직이 얼마나 광범위하게 활동했는지 알려졌다.

〈워싱턴 포스트〉는 뉴욕이 카르텔의 미국 내 유통 거점이기 때문에 '감옥에서 불과 몇 마일 떨어진 곳에서 펜타닐을 판매한 수익'으로 엘 차포의 변호사 선임 비용을 충당했을 것이라고 지적했다. 2019년 2월, 그는 마약 밀매와 관련된 10가지 혐의에 대해 모두 유죄 판결을 받았으며, 종신형에 30년 형을 추가로 선고받고 126억 달러의 벌금을 납부하라는 명령을 받았다.

멕시코 카르텔이 판매하는 펜타닐은 중국 제조업체로부터 공급받는데, 이들 업체는 펜타닐 완제품은 물론 펜타닐을 제조하는 데 필요한 화학 성분인 전구체도 제공한다. "중국은 멕시코와 라틴 아메리카 조직 범죄 활동에서 조력자 역할을 담당합니다." 미 육군사관학교 겸임 연구 교수인 로버트 J. 벙커가 말했다. 일반적으로 펜타닐과 전구체는 멕시코 항구에 정박하는 선박 컨테이너를 통해 중국으로부터 유입되며, 공식적인 출입국 절차를 거친 후 차량에 실려 육로를 통해 미국으로 반입된다.

국제 조직범죄 및 테러 전문가인 피츠버그대학교 교수 필 윌리엄스는 "이러한 마약은 컨테이너를 통해 쉽게 밀반입할 수 있어서 이를 막는 것은 거의 불가능합니다"라고 말했다. 하지만 때때로 엄청난 물량으로 인해 당국이 운 좋게 적발하는 경우도 있다. 2015년 5월, 중국 세관 당국은 멕시코로 향하는 컨테이너에 숨겨져 있던 펜타닐 100파운드와 펜타닐 유사체인 아세틸펜타닐 50파운드 이상을 압수했다. DEA는 "펜타닐은 세관에 도착하기 전에 5개의 다른 화물 업체를 거쳐 운송되었다"라고 보고하며, 밀매업자들이 발송지를 은폐하기 위해 갖은 수를 다 썼다고 덧붙였다. 하지만 이는 2019년 8월 멕시코 미초아칸주의 태평양 항구에 도착한 중국발 선박에서 적발된 24톤의 펜타닐에 비하면 매우 미미한 수치다.

큰 항구에서도 여러 활동이 복합적으로 이루어진다. 모든 컨테이너를 검색하는 것도 불가능하지만, 검색하더라도 마약은 잘 위장되거나 숨겨져 있는 경우가 많다. 한편, 마약 카르텔과 삼합회라고 불리는 중국 조직범죄 집단을 비롯한 국제 범죄 조직이 자신들이 소유한 배를 이용해 마약을 운반하기 때문에 항만 보안 프로토콜을 완전히 피해가는 경우도 있다. 전 미 국무부 특수 요원 스콧 스튜어트는 "멕시코의 항구를 장악하고 있는 이들이 펜타닐 거래에서 가장 큰 이익을 얻을 수 있습니다"라고 말했다.

최근 몇 년 동안 멕시코 항구는 멕시코 해군에 의해 통제되어 왔지만, 카르텔은 여전히 막강한 영향력을 행사한다. 한편, 홍콩에서도 마약 선적이 일어나는 경우가 많은데, 멕시코의 시날로아 카르텔은 홍콩의 은행에서 엄청난 액수의 마약 자금을 세탁하기도 했다. 2016년, 홍콩을 통해 '탱크'를 운송한 사건은 마약 거래를 막는 일이 얼마나 어려운지 잘 보여준다. 당시 중화기를 장착한 탱크 9대가 홍콩 컨테이너 터미널을 경유지로 삼아 대만에서 싱가포르로 향하고 있었다. 중국은 이 사실을 알게 되자 격분했다(중국은 싱가포르를 동맹국으로, 대만을 적국으로 간주하기 때문이다).

"사실 수년 동안 계속되어 온 일이었습니다." 〈케미칼 앤드 엔지니어링 뉴스*Chemical & Engineering News*〉 홍콩 수석 특파원을 역임한 장 프랑수아 트렘블레이가 말했다. "하지만 아무도 몰랐어요. 홍콩은 중국의 일부이고, 선적한 물건이 탱크였는데도 말이죠!" 항구에서 탱크가 적발되지 않을 정도라면 훨씬 더 규모가 작은 마약의 운송을 막는 것은 불가능에 가까울 것이다.

미국 법무부는 할리스코 누에바 제너레이션과 시날로아 카르텔을 세계 5대 '초국적 조직범죄 위협'으로 지정했다. 태평양과 접한 멕시코 남부 할리스코주를 거점으로 하는 할리스코 누에바 제너레이션은(살리스코의 헤로인 밀매 조직과 혼동하지 말아야 한다) 멕시코에서 두 번째로 막강한 카르텔이다. 이 조직은 원래 메스암페타민 제조로 잘 알려져 있지만 펜타닐 제조에도 깊숙이 관여한다. 멕시코시티의 저널리스트 데보라 보넬로는 "이미 항구에 불법 유통망이 구축되었고 중국과의 연락망도 형성되어 있기 때문에 펜타닐 밀반입이 더 쉬워졌습니다"라고 말했다.

이 카르텔이 처음부터 펜타닐을 만들지 않은 이유는 펜타닐을 합성할 수 있는 숙련된 화학자를 확보하지 못했기 때문인 것으로 보인다.

12장 - 멕시코 카르텔

대신 그들은 중국에서 전구체 화학 물질을 공급받은 후 자체 실험실에서 비교적 간단한 과정을 거쳐 완성했다. 스콧 스튜어트는 "펜타닐은 산업단지의 창고, 주거 지역의 가정집, 산속의 비밀 실험실 등 장소만 마련된다면 어디에서나 생산할 수 있습니다"라고 말했다. 이들은 펜타닐을 다른 물질과 혼합했는데, 이는 밀매업자들이 수익을 늘리기 위해 오랫동안 사용해 온 방법이다. 펜타닐은 다양한 분말과 혼합되며, 일반적인 혼합물에는 락토스, 만니톨, 퀴닌, 그리고 베나드릴과 같은 항히스타민제도 들어 있다. 한편, 베나드릴은 졸음을 유발하기 때문에 베나드릴이 섞인 펜타닐을 투여할 경우 조는 듯 고개를 떨구는 현상을 보일 수 있다(퀴닌과 마찬가지로 베나드릴은 치명적인 심장 부정맥을 초래하기도 한다). 이렇게 혼합된 펜타닐은 국경 너머로 운반되거나 또 다른 약물과 섞여서 북미로 넘어간다.

펜타닐은 카르텔의 기존 마약 사업을 더욱 강화하지만, 카르텔이 합성 카나비노이드와 같은 NPS에 깊이 관여하고 있다는 증거는 아직 많지 않다.

카르텔의 펜타닐 사업 진출은 이전에 메스암페타민에 손을 댔던 행보와 유사하다. 펜타닐의 불법적 사용 증가가 의사들의 오피오이드 과다 처방과 관련된 것과 마찬가지로, 메스암페타민의 운명도 미국의 약국 정책에 의해 결정되었기 때문이다.

1990년대 미국에서 메스암페타민 중독률이 급증할 무렵, 메스암페타민은 주로 도시에서 멀리 떨어진 곳에 위치한, 유독가스를 내뿜는 비밀스러운 실험실에서 제조되었다. 당시 화학자들이 메스암페타민을 제조할 때 가장 선호했던 전구체는 감기약에 들어 있는 충혈 완화제인 슈도에페드린pseudoephedrine이었다. 이들은 월마트나 CVS 매장, 작은 동네 약국에서 슈다페드Sudafed(슈도에페드린의 상품명 - 옮긴이)를 대량으로 사들여 슈도에페드린을 추출했다. 그러나 2005년 제정된 메스암페타민 유행 통제법Combat Methamphetamine Epidemic Act은 이러한 감기약 판매를 규제하고 슈다페드와 같은 약물을 진열대에서 치웠을 뿐 아니라, 구매자에게 신분증을 제시하도록 요구하며 이러한 관행을 막았다.

그 결과 메스암페타민 생산 작업은 주로 카르텔이 운영하는 멕시코 실험실로 옮겨갔다. 멕시코에서도 슈도에페드린 판매를 규제하자, 이번에는 중국이 카르텔에 슈도에페드린과 P2P로 알려진 또 다른 메스암페타민 전구체를 공급하는 데 힘을 보탰다. 2007년, 경찰은 멕시코시티에 있는 마약 밀매업자 젠리예곤의 자택에서 2억 5000만 달러의 현금을 발견했다. 그는 시날로아 카르텔에 대량의 메스암페타민 전구체를 공급했다고 자백했다. 5년 후에는 멕시코 경찰이 6주 동안 900톤의 전구체 화학 물질을 압수했다.

메스암페타민은 여전히 카르텔의 거대한 사업이며, 최근 몇 년 동안 그 규모는 더욱 확대되어 왔다. 2018년 8월 멕시코 경찰은 시날로아의 한 산속 실험실에서 50톤의 메스암페타민을 압수했다. 뒤이어 미국에서도 메스암페타민 과다 복용 위기가 다시 가속화되기 시작했다.

멕시코와 중국의 동맹은 마약에만 국한되지 않는다. 여기에는 카르텔이 밀수하는 해삼(항염증 및 남성 성욕 증진에 효과적이라고 알려져 남획되는 중국산 별미)부터 복잡한 돈세탁 시스템에 이르기까지 모든 것이 포함된다. 이러한 수법 중 일부는 암호화폐를 이용하고, 일부는 미국-멕시코 무역 협정의 세금 허점을 이용하며, 일부는 불법 채굴 및 의류 재

판매와도 관련이 있다. 예를 들어, 미국에서 카르텔 마약이 판매되면, 그 결과로 생긴 달러가 로스앤젤레스 패션 지구에서 '세탁'되어 중국산 저가 의류를 구입하는 데 사용된다. 그런 다음 이 옷은 멕시코로 가져가지만 NAFTA 덕분에 관세가 부과되지 않는다. 이제 옷은 멕시코 상점에서 재판매되고 카르텔은 더 이상 마약 거래와 관련이 없는 페소로 돈을 세탁하게 된다.

"수억 달러의 상품이 중국에서 미국을 경유해 부정한 방법으로 멕시코로 이동하여 무역 기반 자금 세탁을 촉진하고 멕시코의 과세 기반을 약화시키며 초국가적 범죄 네트워크transnational criminal networks, TCN에 수입을 제공한다." 〈스몰워즈 저널Small Wars Journal〉은 이렇게 말했다. "또한, 중국은 사실상 멕시코 TCN에 수십억 달러의 수입원을 제공하며, 자신들이 전구체를 제공하는 멕시코 마약의 미국 고객으로부터 엄청난 금액의 불법 자금을 흡수하고 있다."

역시 펜타닐 유행으로 위기 상황에 처한 캐나다에서도 자금 세탁 수법이 사용된다. 2018년 캐나다의 대표 일간지 〈글로브 앤 메일Globe and Mail〉은 캐나다에 부동산을 소유한 중국인에게 대출을 해준 펜타닐 밀매업자들이 연루된 사기 사건을 적발했다. 돈을 빌린 사람들은 대출금을 업자들의 중국 계좌로 송금했고, 이들은 이 돈으로 펜타닐을 더 구입해 캐나다로 다시 배송했다.

2018년 11월 캐나다의 〈글로벌 뉴스Global News〉는 "범죄 조직에게 펜타닐은 밴쿠버 지역 부동산 시장을 혼란에 빠뜨릴 정도로 엄청난 부의 원천이 되었다"고 보도했다.

13장

카르텔의 진화와 펜타닐의 확산

불법 펜타닐은 미국에서도 제조되며, 비행기나 배를 통해 들어오기도 한다. 그러나 가장 일반적인 미국 유입 경로는 중국에서 우편을 통하거나, 캐나다에서 국경을 넘거나, 아니면 멕시코에서 국경을 넘어 들어오는 세 가지 방법 중 하나다.

중국에서 우편 운송업체를 통해 유입되는 펜타닐 및 NPS는 순도가 90% 이상으로 가장 높은 편이다. 캐나다의 펜타닐 역시 대부분 중국에서 우편으로 유입되지만 그중 일부는 미국-멕시코 국경보다 더 개방적인 미국-캐나다 국경을 통해 밀수된다.

미국에 유입되는 (혼합되지 않은) 순수 펜타닐의 거의 대부분이 중국에서 들어오긴 하지만, 중량을 기준으로 하면 멕시코에서 압착 알약, 분말 형태 또는 다른 약물에 혼합되어 들어오는 물량이 가장 많다. 멕시코산 펜타닐은 불순물이 섞여 있고, 락토스, 퀴닌 또는 베나드릴과 같은 물질도 혼합되어 있기 때문에 순도가 훨씬 낮다. DEA에 따르면 미국-멕시코 국경에서 압수된 펜타닐의 순도는 평균 약 7%이다(물론 심각한 피해를 초래하기에는 충분히 강한 수준이다).

멕시코에서 근무하다 은퇴한 DEA 국제 운영 책임자 마이크 비질은 카르텔의 펜타닐 사업이 아직 초기 단계에 있다고 말하면서도, 앞으로 몇 년 안에 미국에서 소비되는 펜타닐의 상당량이 멕시코에서 생산될 것으로 예상했다. "어떤 기업이 다른 사업 분야에 진출할 경우, 하루아 침에 시장을 장악할 순 없지만 결국 시간문제일 뿐입니다. 그들은 이미 기존 유통 채널을 가지고 있어요. 더 많은 카르텔과 돈과 관련된 다른 범죄 집단이 개입할 겁니다."

도널드 트럼프는 국경 장벽이 오피오이드 위기를 타개하는 데 도움 이 될 거라고 주장했다. 하지만 전문가들은 멕시코에서 들어오는 펜타 닐의 대부분이 국경에 있는 48개 공식 출입항을 통해 유입된다는 점을 지적하며 트럼프의 주장에 의문을 제기했다. 일반적으로 대규모의 펜 타닐 물량은 차량 내 비밀 공간 또는 연료 탱크에 숨겨져 있거나 농산 물과 같은 합법적인 화물과 함께 국경을 통과해 캘리포니아, 애리조나, 뉴멕시코, 텍사스로 들어오는 경우가 많다. 일부는 조명과 환기 시스템 을 갖춘, 정교하게 설계된 비밀 지하 통로를 통해서도 운반된다. 1989 년, 엘 차포는 티후아나와 샌디에이고를 연결하는 최초의 마약 운반용 터널을 설계했다. 마약 압수량으로 볼 때 이 두 지역 사이를 가로지르 는 지상 통로는 엘 차포가 이끄는 시날로아 카르텔과 그 라이벌들이 여 전히 가장 선호하는 곳이다. 2017년 12월, 티후아나 출신의 19세 대학 생이 샌디에이고의 산 이시드로 국경을 통해 펜타닐 78파운드를 밀수 하려다 적발되어 7년 징역형을 선고받았다. 2018년 8월에는 티후아나 에 거주하는 39세의 미국 시민권자 페르난도 헤수스 페라자가 산 이시 드로 국경에서 2만 개가 넘는 펜타닐 알약을 소지하고 있다가 발각되 었다.

펜타닐 사용이 증가함에 따라 압수되는 물량도 늘어나고 있다. 2013년 세관 당국이 압수한 펜타닐은 약 1kg에 불과했지만, 2015년에는 32kg, 2018년에는 986kg으로 급증했다.

미국으로 들어온 펜타닐은 내륙의 중간급 지역 유통업체로 보내진 후 더 작은 단위로 나뉘어 포장된다. "시날로아 카르텔을 통해 유입되는 마약은 대부분 애리조나주를 경유해요." DEA의 더그 콜먼이 말했다. "피닉스나 투손에 도착한 다음 일부는 현지 시장에 공급되고 나머지는 미국의 다른 지역으로 배송됩니다." 운전기사들은 공식 카르텔 조직원이 아니며 합법적으로 미국에 체류 중인 멕시코계 미국인 하청업자인 경우가 대부분이다. 이들은 코카인과 헤로인을 운반할 때와 비슷한 경로를 이용해 다른 지역으로 마약을 옮기는데, 펜타닐은 크기가 작아 운송하기가 훨씬 쉽다. 멕시코 마약 카르텔 전문가인 저널리스트 데보라 보넬로는 "법 집행 기관은 많은 양의 마약을 적발할 수 있도록 훈련되어 있어요"라고 말했다. "그들은 소량의 마약을 찾기 위해 차량을 완전히 해체하지는 않을 겁니다. 카르텔은 이런 점을 잘 알고 악용하는 것 같아요."

세인트루이스 카운티 경찰청 마약단속국의 리카르도 프랭클린 형사는 딜러들이 마약을 운반할 때 얼마나 치밀한 수법을 쓰는지 설명했다. "주 경찰이 단속을 하는 경우 마약 판매상들은 매우 많은 양을 실은 차 한 대와 적은 양만 실은 미끼 차 한 대를 동시에 이용합니다. 소량을 실은 차가 경찰관의 주의를 끄는 어설픈 행동으로 경찰차를 세우면, 그 사이에 다량의 마약을 실은 차는 계속 달리는 거죠."

이러한 화물은 뉴욕, 로스앤젤레스, 시카고와 같은 주요 도시로 운송되며, 도중에 세인트루이스와 같은 경유지에 정차한다. 그리고 거기서 더 세분화되어 갱단과 연계된 지역 및 중간급 밀매업자에게 판매된다. 일부 시날로아 카르텔 조직원들은 사업을 확장하고 공급망에 대한 통제력을 강화하기 위해 미국으로 이동하고 있다. 2017년 6월, 시날로아 카르텔과 연계된 것으로 추정되는 신 오마르 제우스 로드리게스가 자신의 차에 펜타닐 5kg을 은닉한 혐의로 뉴저지주 경찰에 체포되었는데, 그는 필라델피아 외곽 뉴저지 마을에 있는 윌링보로라는 한적한 거리에 살고 있었다. 뉴저지주 경찰 래리 윌리엄스 형사는 뉴저지에 거주하는 카르텔 조직원들이 '조용한 마을'에 살고 있다고 말했다. "그들은 강도가 들지 않고 발각되지 않을 만한 곳을 선호합니다. 주변 환경과 잘 어우러지기를 원하죠." 멕시코에서 카르텔은 피비린내 나는 싸움으로 악명이 높지만, 미국에서는 폭력이 통하지 않는다는 것을 잘 알고 있다. "그들은 영리합니다." 멕시코 마약 밀매 단속을 담당하는 DEA 특수 요원 지미 아로요가 말했다. "살인을 하면 사람들의 주목을 받는다는 사실을 잘 알고 있죠."

기존의 범죄 조직이 없는 시골 지역에서는 지역 유통업자들이 대가족과 같은 역할을 하기도 한다. 전 백악관 산하 마약통제정책국 공보비서관 마리오 모레노는 "웨스트버지니아 같은 곳에는 비교적 새로운 마약 유통 조직이 있어요. 조직은 가족 단위로 운영되는데, 조직원들은 대개 오피오이드에 중독되어 있습니다"라고 말했다. "그들은 거리에서 펜타닐을 판매하면서 자신에게도 투여하죠."

중간급 지역 유통업자의 손에 들어온 펜타닐은 다시 분할되어 지역 딜러를 통해 고객에게 직접 판매된다. 바로 이 지점에서 잭 샌더스가 등장한다.

펜타닐로 큰돈을 벌 수 있다고 확신한 마커스와 잭은 멕시코인들로부터 평소보다 많은 양의 펜타닐 분말 꾸러미를 계속해서 공급받았다. 더 이상 공짜는 아니었지만 여전히 수익성이 높은 거래였다. 헤로인은 1g에 80달러였던 반면, 펜타닐은 1g에 최대 40달러만 지불하면 되었다. 이들은 미스터 커피 그라인더에 펜타닐과 헤로인을 넣고 혼합한 후, 항히스타민제인 디펜히드라민diphenhydramine 성분이 함유된 수면제 도르민Dormin을 다시 적당량 섞었다.

혼합이 끝나면 마커스와 잭, 그리고 직원들은 혼합물을 캡슐, 즉 '콩'으로 만들었다. 지루한 작업이었다. 잭은 "시간이 너무 오래 걸리기 때문에 직원들은 이 일을 싫어했어요"라고 말했다. "장갑을 끼고 했죠. 마커스는 의료용 마스크와 장갑을 착용했어요. 저는 '이봐, 의료용 마스크는 왜 쓰는 거야?'라고 말했지만, 그가 현명했죠." 실수로 소량의 약물만 섭취해도 건강에 심각한 문제를 초래할 수 있기 때문이다. 헤로인 7g당 펜타닐 1g을 사용했는데, 잭은 이런 식으로 펜타닐을 희석함으로써 길거리에 유통되는 제품을 엄격하게 관리하고 있다고 믿었다.

하지만 그는 멕시코에서 받은 물건이 이미 디펜히드라민과 혼합되어 있었다는 사실은 몰랐다. 사실 마커스와 잭은 배송받은 물량에 펜타닐이 실제로 얼마나 들어 있는지 전혀 알지 못했다. 그들이 배치의 화학 성분을 알 수 있는 유일한 방법은 이를 테스트할 수 있는 고가의 질량 분석 장비를 갖추는 것이었다.

멕시코 카르텔은 대개 조잡한 방식으로 펜타닐을 제조한다. "실험실에서 펜타닐의 양을 측정하는 게 아니라 그냥 숟가락으로 덜어서 섞는 겁니다." DEA의 더그 콜먼이 말했다. "따라서 사용자는 어떨 땐 펜타닐 1mg이 든 캡슐을 쓰지만, 다음엔 7mg이 들어있는 걸 투여할 수도 있는 거예요."

카르텔이 과학적으로 더욱 정교해졌음에도 불구하고 오늘날 전국적으로 동일한 일이 벌어지고 있다. 처음에 제품을 혼합한 사람 외에는 길거리에서 판매되는 분말과 알약에 순수 펜타닐이 얼마나 들어 있는지 아무도 모른다. 국경을 넘어 제품을 운반하는 카르텔 조직원도, 전국으로 배송하는 유통업자도, 길거리에서 제품을 판매하는 현지 딜러도, 그리고 사용자 자신도 모르는 것이다.

이와 같은 용량에 대한 정보 부족이 펜타닐 과다 복용 사태의 근본적인 원인이며, 많은 사람들이 사망하고 있는 이유다.

"러시안룰렛을 하는 것과 같습니다." 세인트루이스의 조직범죄 및 마약 단속 태스크포스를 이끌고 있는 제임스 델워스 미국 검사보는 이렇게 표현했다. "마약 거래에는 품질 관리가 없습니다. 펜타닐을 혼합하는 방식은 전혀 과학적이지 않아요. 사용자가 딜러에게서 펜타닐을 공급받을 때, 그 딜러는 다른 유통업자에게서, 그 업자는 또 다른 유통업자에게서 받은 거라면 펜타닐의 강도가 어느 정도인지 전혀 알 수 없게 됩니다."

2014년경, 잭 샌더스는 세인트루이스 북쪽의 마크 트웨인이라는 동네에서 마약을 팔았다. 이 지역은 세인트루이스의 우범 지대 중 한 곳으로, 2006년부터 2014년까지 미주리주에 8억 개의 오피오이드 알약을 유통시킨 미국 최대 오피오이드 제조업체 말린크로트 제약에서 차로 가까운 거리에 있다. 밤이 되면 그는 방치된 아파트 건물에 몰래 들어가 그야말로 아무것도 없이 맨몸으로 지냈다. "물은 있었어요." 그가 말했다. "하지만 난방은 전혀 되지 않았어요. 오븐을 켜고 문을 열어서 온기를 얻어야 했죠." 외지에서 온 백인 남성인 그는 눈에 띄는 존재였지만, 동료에게서 구한 마리화나를 공짜로 제공함으로써 지역 딜러들의 신뢰를 얻었기 때문에 그곳에서 자유롭게 돌아다닐 수 있었다. 샌더스는 "총을 소지하지 않고 건물에 들어가 걸어다녀도 안전했어요. 그래도 항상 총을 가지고 다니긴 했지만요"라고 말했다.

잭은 자신이 묵던 곳에서 몇 걸음 떨어진 노스 킹스하이웨이 대로에서 헤로인과 펜타닐을 판매했는데, 이 지역은 브리가 다른 딜러로부터 펜타닐을 구입한 곳과 가까우며, 오래된 매직 셰프 공장에서 북쪽으로 약 6마일 떨어진 곳이기도 하다. 잭은 캡슐에 넣은 헤로인과 펜타닐을 헤로인은 하트, 펜타닐은 해골이 그려진 지퍼락 봉투에 담아 팔았다. 모든 캡슐의 가격은 개당 5달러 또는 20개에 100달러로 동일했다(헤로인 캡슐에는 사실 헤로인과 펜타닐이 혼합되어 있었다).

고객들은 차를 타고 오거나 걸어와서 그에게 주문했고, 그는 현금을 받고는 마약이 보관된 장소인 근처 '트랩 하우스trap house(불법 약물을 판매하는 곳 - 옮긴이)'로 안내했다. 샌더스는 "트랩 하우스는 버려진 집부터 어느 할머니의 집까지 다양해요"라고 말했다. 그는 마약을 가지고 있지 않지만, 트랩 하우스에서는 열다섯 살에서 열여섯 살 정도 되는 십 대가 고객에게 캡슐을 건네주곤 했다. 소년들은 적발되어도 '감옥이 아닌 소년원에 가게 되기 때문에' 어린 나이를 이유로 특별히 선택되었

다. 샌더스는 대가로 현금을 주거나 옷, 멋진 운동화 등을 사주었다고
말했다.

그곳 사람들은 폭력을 두려워했다. 하지만 잭은 근처에 배치된 '무
장 경비원'들의 보호를 받았다. 샌더스는 "그 사람들은 보통 야외 의자
에 앉아 맥주를 마시곤 했어요"라고 말하며, 큰 총을 화분이나 근처 덤
불에 숨기거나 심지어 모래 밑에 묻어두기도 했다고 덧붙였다. 경찰의
주의를 끌거나 누군가가 체포될 때마다 그들은 길거리 마약 거래 장소
나 트랩 하우스 위치를 바꾸곤 했다.

그는 이 모든 폭력과 독극물 판매, 아동 착취를 어떻게 합리화했을
까? "아무 느낌도 없었어요. 중독되면 아무런 후회도 하지 않아요. 양심
의 가책도 느끼지 못하죠." 그는 이렇게 말했다.

카르텔은 흔히 피라미드형 구조로 이루어지며, 강력한 보스가 모든
결정을 내리는 것으로 알려져 있다. 하지만 이러한 방식은 특히 엘 차
포의 체포와 더불어 약화되기 시작했다. 지휘 체계는 예전만큼 강력하
지 않다. 데보라 보넬로는 "매우 심각한 분열이 일어나고 있습니다"라
고 말했다. "이제 권력은 수직적이기보다는 수평적으로 더 많이 분산되
어 있어요."

"시날로아 카르텔은 40여 개국으로 확장되었어요. 이 조직은 맥도
날드와 매우 유사하게 운영됩니다." 은퇴한 DEA 국제 운영 책임자 마
이크 비질이 말했다. "벨기에나 프랑스, 스페인 같은 곳에 있는 자회사
가 유통망을 운영하지만 제품은 모회사인 시날로아에서 구매하는 식이
죠."

비질은 할리스코 누에바 제너레이션이 내부 분열로 어려움을 겪어 왔으며, 사업 방식이 유달리 잔인하고 멕시코 경찰을 표적으로 삼은 탓에 멕시코 정부가 이 카르텔을 특히 주시하고 있다고 했다. 이로 인해 시날로아는 지도자가 없는 상태에서도 더 큰 영향력을 행사할 수 있게 되었다. 엘 차포가 미국으로 인도되었을 때 카르텔 내부에서 유혈 전쟁이 벌어졌고, 구즈만의 가족과 이스마일 '엘 마요' 잠바다라는 조직 서열 2위가 승리를 거두었다. 그러나 혼란에도 불구하고 카르텔 사업은 지속되어 왔다. "엘 차포 구즈만은 사라졌지만 시날로아는 여전히 가장 강력한 카르텔입니다." 마이크 비질이 말했다.

미국에서 펜타닐은 카르텔에 막대한 수익을 안겨주었다. 그러나 엄청난 사망자 수에도 불구하고 이는 겨우 시작에 불과할 수 있다. 미시시피강 동쪽에는 백색 분말 헤로인이 더 흔하다. 이것은 백색 펜타닐 분말과 혼합하는 게 용이하기 때문인데, 따라서 이제까지 펜타닐은 미국 동부에 더 많은 영향을 미쳤다. 반면 서부에서 오랫동안 주류를 이루어 온 블랙 타르 헤로인은 백색의 펜타닐과 혼합하는 게 쉽지 않았고, 미시시피 강변에 위치한 세인트루이스에서는 수년 동안 두 가지 모두가 사용되었지만 현재는 백색 분말 헤로인이 더 많다. 샌프란시스코 마약 사용자들은, 서부 지역에는 블랙 타르 헤로인이 널리 퍼져있기 때문에 헤로인과 혼합하지 않고 펜타닐로 명확하게 표시된 경우가 많다고 말했다. 그러나 딜러들이 블랙 타르 헤로인과 펜타닐을 혼합하는 방법을 찾기 시작하면서, 이제는 화이트 헤로인이 서부로 이동하는 조짐도 감지된다. 이러한 추세로 인해 이전에는 문제가 없던 지역에서 펜타닐 유행이 급증하고 있다. CDC는 미네소타, 미주리, 텍사스, 콜로라도,

애리조나, 워싱턴, 오리건, 캘리포니아 등 미시시피강 서쪽 8개 주에서 합성 오피오이드 사망자가 급속도로 늘어나고 있다고 발표했다.

많은 헤로인 사용자가 펜타닐을 경험했지만 '처방약 사용자' 그룹은 여전히 미개척 시장으로 남아 있다. "헤로인 사용 인구가 처방약 사용자 수보다 훨씬 적어요." 전 백악관 산하 마약통제정책국 공보 비서관 마리오 모레노가 말했다. "카르텔이 옥시콘틴과 바이코딘, 퍼코셋을 오남용하는 사람들을 공략해 펜타닐을 선호하도록 만든다면 많은 돈을 벌 수 있을 겁니다."

마이크 비질은 멕시코 카르텔이 결국 헤로인을 완전히 없앨 것으로 예측한다. "그들은 아편 양귀비밭이 없어질 위험을 감수하면서 헤로인을 판매해요. 하지만 펜타닐은 위험이 훨씬 적으면서도 엄청난 수익을 창출하죠."

2019년 2월, 멕시코의 펜타닐 거래에 대한 인사이트 크라임*InSight Crime*의 연구에서는 다음과 같은 결론이 도출되었다. "멕시코 정부는 아직 펜타닐을 심각한 문제로 인식하지 않으며, 자국 내에서 펜타닐 거래의 주범을 찾는 데 충분한 자원을 투입하지 않고 있다."

불법 마약에 대한 미국의 수요가 급증하고 멕시코 경제가 침체됨에 따라, 카르텔은 멕시코 전역에서 라이벌과 무고한 사람들을 계속 살해할 것이며, 합법적인 경제가 제공하는 저임금과 기회 부족 대신 카르텔이 제공하는 지위와 돈을 택하는 젊은이들을 계속해서 조직에 흡수할 것이다. "이곳에는 *Más vale vivir cinco años como rey que cincuenta como guey*"라는 말이 있습니다." 데보라 보넬로가 말했다. "패자로 50년을 사는 것보다 왕으로 5년을 사는 것이 낫다"는 뜻이다.

3부

중국, 펜타닐을 공급하다

14장

신 아편전쟁의 시작

중국의 마약 문화에는 놀라운 점이 많다. 마리화나는 미국과 유럽에서 가장 인기 있는 기호용 마약이지만, 중국에서는 거의 사용되지 않는다. 2017년 중국 마약 통제 연례 보고서에 따르면, 중국에서 마리화나나 코카인을 사용하는 사람은 3만 5000명에 불과한데 이는 인구 4만 명 중 1명꼴이다. 이러한 공식 통계는 다소 의심스럽긴 하지만, 중국에서 마리화나가 상대적으로 희소하다는 것은 여러 사례를 통해 확인된다. 중국에서 가장 흔히 사용되는 마약은 헤로인, 메스암페타민, 케타민인데, 특히 케타민은 통증을 둔화시키고 사용자가 주변 환경으로부터 분리된 느낌을 받게 하는 해리성 약물이다.

펜타닐을 비롯해 서양에서 유행한 NPS가 중국에서는 인기를 끌지 못했지만, 다른 이국적인 마약은 널리 사용된다. 카티논이 함유된 불법 밀크티 분말이나 양귀비 꼬투리를 갈아 넣은 해산물 요리도 있고, 엑스터시(중국어로는 '머리를 흔드는 약'으로 번역된다)와 같은 파티용 마약은 주말에 젊은이들이 모이는 노래방에서 인기가 높다. 중국에서는 마약 사용이 금기시되어 가족이 당국에 신고하는 경우도 있기 때문에 중독자들은 집 밖에서 마약을 하는 것이 현명할 수 있다. '마약 복용'은 말 그대로 '독을 빨아들이는 것'으로 번역되며 향정신성 물질을 섭취하는 것은 낙인이 찍히는 행위다.

이러한 낙인은 중국과 영국이 벌인 두 차례 아편전쟁에서 비롯되었다. 1839년, 중국이 아편 무역을 금지하면서 영국 동인도회사에서 들어오던 연간 약 2800톤에 달하는 아편 수입이 중단되었다. 이로 인해 발발한 제1차 아편전쟁은 1842년까지 지속되었다. 불과 얼마 전까지만 해도 중국은 세계에서 가장 유서 깊은 문명을 자랑하는 나라였지만, 아편 문제와 무역 이익을 포기하지 못한 영국군과의 충돌로 인해 중국의 마지막 왕조인 청나라가 위태로워졌고, 그 결과 영국은 난징 조약의 일환으로 홍콩을 장악했다(〈워싱턴 포스트〉의 전 베이징 지국장이었던 존 폼프렛은 "중국에서 아편전쟁은 서구 제국주의의 원죄로 여겨지고 있다"라고 했다). 제2차 아편전쟁(1856~1860년) 때는 프랑스도 전쟁에 가담했고, 전쟁이 끝난 후 아편은 복수의 수단으로서 중국에 돌아왔다. 그 결과 20세기 초, 중국 남성 4명 중 1명이 아편에 중독된 것으로 알려졌다.

1949년 정권을 장악한 중국 공산당은 아편 퇴치를 위해 극단적인 조치를 취했다. 아편 밀매업자는 투옥되거나 처형되었고, 중독자는 노동 수용소로 보내졌다. 1950년대 초 중국 당국은 이제 중국이 마약으로부터 자유로워졌다고 발표했다. 주미 중국 대사관 웹사이트에는 "중국은 3년이라는 짧은 기간에 한 세기 동안 중국을 괴롭혔던 아편이라는 재앙을 뿌리 뽑아 전 세계가 인정하는 기적을 이루었다"라고 적혀 있다.

그러나 1980년대 초가 되자 모든 성과가 사라지기 시작했다. 중국이 경제 및 무역 개혁을 통해 외부 세계에 개방되면서 마약이 중국으로 쏟아져 들어온 것이다. 특히 헤로인 사용이 급증해 중국의 가장 심각한 공중 보건 문제 중 하나가 되었다. 헤로인은 주로 미얀마에서 재배된 아편으로 가공되며, 메스암페타민의 경우 대부분 미얀마와 동남아시아 골든 트라이앵글의 다른 지역에서 공급되지만 북한도 정권 보조금을 마련하기 위해 중국 북동부로 대량의 메스암페타민을 밀매한다. 메스암페타민은 태평양 지역 전역에서 큰 문제가 되고 있다. 예를 들어 인도네시아에서 1톤 이상의 메스암페타민을 압수했다는 소식은 자주 등장하는 뉴스이고, 중국 역시 자체적으로 마약 제조 시설을 운영하며 국내 시장과 호주 및 뉴질랜드를 포함한 다른 국가에 메스암페타민을 공급하고 있다. 2017년 호주 경찰은 약 1톤의 중국산 메스암페타민을 압수했다. 2015년 〈뉴욕 타임스〉는 "호주 당국이 정원 호스, 핸드백, 램프, 수족관 자갈, 철제 파이프, 카약, 자기로 만든 변기 70개 등 중국산 선적품에서 메스암페타민을 발견했다"고 보도한 바 있다.

한편, 마을 전체가 메스암페타민 생산에 전념한 사례도 있다. 2013년 말, 헬기와 쾌속정을 타고 도착한 3000명의 경찰이 중국 남부 보쉬 마을을 집어삼킨 마약 조직을 소탕했다. 광둥성 경찰에 따르면 다섯 가구 중 한 가구가 마약 생산 또는 유통에 연루된 것으로 의심되며, 지역 경찰서장부터 당 서기에 이르는 관계자들이 연행되고 3톤의 메스암페타민이 압수되었다. 오랫동안 마약을 제조해 온 보쉬 마을은 주민들의 생계를 위협하는 정부에 저항한 것으로 악명 높다. AP 통신은 "마을 주민들이 AK-47 복제총을 휘두르고, 도로에 못판을 깔고, 경찰관에게 돌과 수제 수류탄을 던졌다"라고 보도했다.

광둥성은 지금도 마약 밀매가 활발하다. 이 지역에서는 펜타닐과 같은 신종 마약은 물론 펜타닐 전구체도 거래된다. 중국 남동부 해안의 홍콩에 인접한 광둥성은 주요 운송 경로에 접근하기에 이상적인 조건을 갖추었다. 광둥성에는 메스암페타민 마을 보쉬 외에도 세계에서 가장 인구가 많은 대도시권이 있는데, 주강 삼각주를 아우르는 이 지역은 광저우와 선전 등 기존 대도시들과 함께 성장하면서 형성되었다. 2017년 DEA는 합성 마약 거래에 맞서기 위해 광저우에 신규 사무소를 개설할 계획이라고 발표했다. 이는 중국이 마약 밀매의 중심지가 되었다는 신호이다.

법과 질서를 중시하는 수도 베이징에서 멀리 떨어진 광둥성 같은 중국 지역에는 이런 속담이 있다. "하늘은 높고 황제는 멀리 있다."

중국은 수백 명의 자국민을 사형에 처하는 방식으로 새로운 마약 문제에 대응했다. 미국의 마약 처벌도 나름대로 가혹하지만 중국과 비교하면 솜방망이 수준이다. 중국에서는 헤로인이나 메스암페타민 50g만 소지해도 사형을 선고받을 수 있다. 『중국 헤로인 거래*The Chinese Heroin Trade*』의 저자 코린 친과 쉘든 장은, "중국의 마약 범죄자들은 헤로인 시장에 참여하는 것을 '손에 머리를 들고 돌아다니는 행위'라고 부르고 마약 사업을 '머리를 자르는 사업'이라고 칭한다"고 설명했다.

최근까지만 해도 사형 집행은 종종 공개적으로 이루어졌는데, 범죄자는 들판에서 총살당했다. 오늘날 독극물 주사를 통한 사형은 비공개로 집행된다. "사형이 집행되던 날⋯ 우리는 함께 아침을 먹었어요." 브루킹스 연구소와의 인터뷰에서, 유죄 판결을 받은 한 밀매업자가 사형을 선고받은 조직 우두머리인 처남에 대해 언급했다. "아무도 먹는 데에는 관심이 없었죠. 처남은 침착했어요. 그는 마치 긴 여행을 떠나는 것처럼 우리에게 말했고, 아이들에게는 엄마 말 잘 듣고 서로를 돌보고 마약에는 절대 손 대지 말라고 당부했습니다."

중국은 마약 퇴치 이니셔티브에 대중을 결집하기 위해 선전 캠페인을 활용하는데, 매년 6월 26일 유엔이 지정한 '국제 마약 남용 및 불법 밀매 반대의 날International Day Against Drug Abuse and Illicit Trafficking'이 되면 그 열기가 최고조에 이른다. 중국은 이 기회를 통해 밀린 마약 밀매범 사형을 집행한다. 뉴스 시청자들은 일주일 내내 무장한 군인들이 문을 부수고 들어오는 장면, 당황한 채 묶여 있는 용의자들, 플라스틱 통에 담긴 화학 물질을 비추는 영상을 보게 된다. 마약 더미가 공개적으로 태워지고, 정부 웹사이트에는 하늘을 향해 불길이 치솟는 모닥불과 액션 영화 배우처럼 포즈를 취한 관리들의 사진이 올라온다. 중국 우정국에서는 비둘기와 거대한 무지개가 그려진 마약 퇴치의 날 기념우표를 발행하기도 한다.

6월 26일은 아편 거래와의 전쟁을 주도하고 아편을 금지한 청나라 관리 임칙서의 아편 퇴치 전략을 기념하는 날이기도 하다. 중국이 제1차 아편전쟁에서 패한 후 그는 가혹한 질책을 받았지만, 이후 역사는 그를 영웅으로 그리는 방향으로 수정되었다. 오늘날 중국 학생들은 그가 편지를 통해 빅토리아 여왕을 꾸짖은 사실을 배운다. "당신의 양심은 어디에 있습니까?" 임칙서가 광둥성 해변에서 아편 100만kg을 파괴하고 그의 부하들이 아편에 소금과 석회를 섞어 바다에 던진 사건 역시 그에 못지않게 인상적이었다. 현재 뉴욕 차이나타운에는 그를 기념하는 동상이 세워져 있다.

중국 어린이들은 마약을 하는 것이 가족에게 수치심을 안겨준다고 배우고, 대학생들은 여름 방학이 되면 동네에서 마약 퇴치 캠페인을 벌이도록 권장된다. 동네 경찰은 집집마다 방문해 가족을 포함한 마약 사용자를 신고해 달라고 요청한다. 중독이 의심되는 사람들은 소변 검사를 받고, 검사에서 통과하지 못한 사람들은 정부에 명단이 올라가 평생 추적된다. 은행에서 돈을 인출하거나 기차표를 사는 등 신분증을 사용할 때마다 경보가 울리고, 만약 중독 치료 프로그램에 한 번이라도 빠지면 경찰이 출동해 소변 검사를 실시한다.

상습범은 재활 센터에 강제 수용되고, 중독에서 벗어나지 못하면 1년에서 3년 동안 노동 수용소에 갇혀 강제로 약을 끊어야 한다. 수용소에서는 뙤약볕 아래서 고추를 선별해 쌓기도 하고, 홍콩으로 보낼 돼지를 키우거나 보석을 연마하기도 한다. 이는 '치료'로 간주되지만 보수가 지급되지 않는다는 점을 제외하면 농장이나 비좁은 공장에서의 고된 노동에 가깝다.

중국의 이러한 문화는 서서히 변화하고 있는데, 일례로 메타돈 클리닉이 늘어나는 추세다. 하지만 중독자는 치료보다는 처벌을 받는 경우가 훨씬 많다. "적어도 미국에서는 해독(마약 투여를 중단해 체내 마약 성분이 빠져나가도록 하는 것 – 옮긴이)이 치료가 아니라는 것을 알고 있습니다." 중국의 헤로인 중독을 연구한 스탠퍼드 메디컬 센터 조교수 안나 렘키는 이렇게 말했다. "하지만 중국에서는 아직도 사람을 두들겨 패면 마약 복용을 중단할 거라고 생각합니다."

서양 고객에게 불법으로 마약을 판매하는 중국 화학 회사는 중국 전역에 기반을 두고 있지만 특히 허베이성(베이징 외곽), 산둥성, 후베이성, 상하이 지역에 가장 많은 것으로 보인다.

이들은 크게 세 가지 범주로 나눌 수 있다.

1) MDMA, 헤로인, 메스암페타민, 펜타닐, 일부 NPS 등 서구 국가에서뿐만 아니라 중국에서도 불법인 약물을 제조하는 회사.

2) 합성 카나비노이드, 합성 카티논 등 등 서양에서는 불법이지만 중국에서는 합법인 NPS를 전문으로 취급하는 회사. 이들은 중국에서 이러한 화학 물질이 금지되기 전에 최대한 많이 판매한 다음 다른 제품으로 넘어간다.

3) NPS나 그 외 사람들을 취하게 하기 위한 마약은 만들지 않는 회사. 대신 서구 국가에서는 대개 불법이지만 중국에서는 합법인 펜타닐 전구체 및 단백 동화 스테로이드와 같은 화학 물질에 주력한다.

첫 번째 범주에 속하는 기업들은 전 세계 불법 마약 조직과 비슷하다. 이들은 경찰 적발을 감수하며 은밀하게 운영된다. 그러나 두 번째와 세 번째 유형은 수년 동안 비교적 공개적으로 운영되어왔다. 그들은 세금을 납부하고 때때로 정부로부터 표창을 받기도 한다. 이것이 중국 내에서 마약 단속을 어렵게 만드는 이유 중 하나이다. 2017년 미중 경제안보검토위원회가 의뢰한 펜타닐 관련 보고서에서는 "펜타닐 및 기타 NPS 제조업체 중 상당수는 적법하게 화학 물질을 생산하는 합법적인 회사이다"라고 결론을 내렸다. "이러한 화학 물질 제조업체 중 일부는 불법적인 목적을 위해 제품을 의도적으로 미국으로 배송하지만, 거의 감독을 받지 않고 계속 운영된다."

일부 실험실은 더럽고 낙후되어 있다. "중국 실험실 사진 중 일부는 역겨울 정도예요." 전직 DEA 수석 특수 요원 데니스 위천이 말했다. "미주리주에서 일하던 시절의 마약 제조실이 떠오르는군요." 청결하게 관리되면서 고품질의 제품을 생산하는 곳도 있다. 펜타닐 관련 인터넷 포럼의 한 박식한 회원은 신원을 밝히지 말아 달라고 요청하면서 자신이 본 중국산 펜타닐과 그 유사품에 대한 독자적 테스트 결과를 이야기했다. "순도는 90퍼센트대, 보통 95퍼센트가 넘습니다. 이들은 수익을 얻기 위해 이러한 물질을 만드는 진짜 실험실이기 때문에 저급하거나 불순한 제품을 만들 이유가 별로 없어요."

카펜타닐 공급업체를 만나고 그의 실험실을 보기 위해 중국을 방문한 미국의 다크 웹 딜러 Desifelay1000은 "그들은 깨끗합니다. 우리와 크게 다르지 않아요"라고 말했다.

이 중국 화학 회사들은 오지의 메스암페타민 제조업자나 미국 마피아, 라틴 아메리카 카르텔과 매우 다르다. 특히 총격전이나 살인은 극히 드물다. 총기 규제법이 엄격한 중국에서는 총기가 흔하지 않은 데다 마약 조직에게 폭력은 비용 대비 효율성이 떨어진다. 대신 시장을 움직이는 것은 순수하고 자유로운 자본주의다.

브루킹스 연구소의 보고서에서 저자 코린 친과 쉘든 장은 "극단적인 폭력을 행사하고 당국에 공개적으로 도전하는 것으로 알려진 라틴 아메리카의 마약 조직과는 달리, 중국의 마약 조직은 대부분 경찰이나 다른 조직의 눈에 띄지 않고 이들과의 충돌을 피하기 위해 모든 방법을 동원하는 은밀한 사업가들로 구성된다. 조용히 돈을 버는 것이 그들의 좌우명이다"라고 설명했다.

삼합회로 알려진 중국 조직범죄 집단은 수년 동안 국제 메스암페타민 거래에 관여해 왔다. 하지만 삼합회에 정통한 전문가들은 펜타닐 시대에 접어들면서 이들의 영향력이 약화되고 있다고 말한다. 중국과의 마약 밀매를 전문으로 하는 시드니대학교 국제 관계 및 비교 정치학 부교수 저스틴 헤이스팅스는 "그들은 과거 자신들의 그림자에 불과합니다"라고 말했다. 임시 범죄 조직이 중국에서 마약을 계속 운반하고 있긴 하지만, 중국 내에는 주요 밀매 조직이 드물고 카르텔은 사실상 존재하지 않는다. 이에 따라 마약 시장은 중국 화학 기업에 활짝 열려 있으며, 이들은 합법적인 환경에서 혜택을 누리고 있다.

그러나 캐나다에는 중국과 연계된 펜타닐 밀매 조직범죄 집단이 활동하고 있다. 특히 펜타닐 유행의 피해가 큰 브리티시 컬럼비아주에서는 빅 서클 보이즈Big Circle Boys라는 갱단이 중국에서 막대한 양의 펜타닐을 밀수한 다음, 부동산과 카지노를 통해 수익을 세탁한 혐의를 받는다. 빅 서클 보이즈는 문화혁명 당시 재교육 수용소에서 나온 중국인들이 결성한 조직으로, 이들은 이후 홍콩, 뉴욕, 캐나다 등으로 이주했다. 현재 토론토와 밴쿠버에는 수백 명의 회원이 소규모 조직에 소속되어 있는 것으로 추정된다. "빅 서클 보이즈는 조직 구조가 정교하고 복잡하기 때문에 소탕하기가 매우 어렵다." P. 왕은 〈제인의 인텔리전스 리뷰Jane's Intelligence Review〉에 이렇게 썼다.

중국인의 의식 속에 아편전쟁은 아직도 생생하다. 아편전쟁의 패배는 중국에 치욕을 안겨주었고, 중국인들이 '굴욕의 세기'라고 부르는 시기의 시발점이 되었다. 이 시기에는 일본의 만주 침략과 점령도 포함된다. 아편전쟁은 특히 중국이 새로운 국제 마약 위기의 중심에 서 있는 오늘날에도 큰 반향을 불러일으킨다. 이제 중국인들은 서구 열강이 공급하는 아편에 중독된 대신 그 반대의 상황을 만들었다. 즉, 서양인들이 중국산 마약에 중독된 것이다. 일부 논평가들은 이러한 상황을 '신 아편전쟁New Opium War'이라고 부른다.

저널리스트 마르코스 쿠날라키스는 "중국은 아편전쟁이 어떻게 한 국가를 혼란에 빠뜨리고 제국을 붕괴시킬 수 있는지를 아주 심층적이고 직관적으로 이해하고 있다"라고 썼다. "이제 전세가 역전되었다. 중국은 굴욕의 세기가 남긴 은밀한 공격과 경제력에 대한 교훈을 습득해 전 세계에 적용하고 있다." 일부 관측통들은 2014년에 발표된 미 육군 특수작전사령부 백서인 '대對비정규전Counter-Unconventional Warfare'에서 미국에 대한 '비정규 위협'에 대해 논의한 내용에 주목했다. 이 보고서에는 '무역 전쟁, 금융 전쟁, 생태 전쟁', 그리고 '마약 전쟁'까지 미국에 대한 은밀한 공격 방법을 기술하는 중국 인민해방군 대령 2명의 발언이 인용되어 있다. 중국이 화학 산업을 통해 의도적으로 타국에 혼란을 일으키고 있는지는 확실하지 않지만, 역사를 돌이켜 볼 때 과거 유사한 사례가 발생했었다는 사실은 무시할 수 없다. 중국이 자국민의 마약 사용을 단속하기 위해 엄격한 조치를 취하면서도 전 세계로 수출되는 대량의 NPS 생산은 암묵적으로 허용한 것은 매우 아이러니한 일이다.

"중국은 메스암페타민 등 중국에서 수요가 있는 다른 마약과는 전쟁을 벌여왔지만, 중국 내 수요가 없는 펜타닐에 대한 단속은 거의 하지 않았습니다." 2018년 10월 미국 뉴저지주의 크리스 스미스 의원은 중국 펜타닐 밀매업자를 특별히 겨냥하는 법안을 발의하면서 이렇게 말했다.

지난 수십 년 동안 미국의 마약 수요를 충당한 건 멕시코, 콜롬비아, 캄보디아 같은 국가들이었다. 이제 중국이 새로운 논란의 중심에 서 있지만 생산 및 유통 방식은 이전과 많이 다르다. 중국의 마약 산업은 카르텔이나 범죄 조직이 주도하는 게 아니라 대학에서 교육을 받은 화학자들이 정부의 규칙을 준수하며 운영한다.

나는 이 잘 알려지지 않은 산업에 대해 공개된 보고서만으로는 배울 수 있는 것이 제한적이라는 사실을 깨달았다. 중국산 합성 화학 물질이 어떻게 전 세계적인 유행병을 일으켰는지 진정으로 이해하려면 그 근원지를 직접 찾아가야 했다.

15장

잠입 취재

2017년 봄, 나는 스카이프, 이메일, 암호화된 메시지를 이용해 서피스 웹과 다크 웹 모두에서 중국 NPS 공급업체와 연락을 취하기 시작했다. 우선 가짜 이메일 주소와 가짜 이름, 가짜 사연을 만들어 내가 기호용 마약을 판매하고 있다고 속였다. 공급업체를 찾는 일은 놀라울 정도로 쉬웠다. 구글에 '중국에서 마약 구매'와 같은 간단한 문구만 검색하면 그걸로 끝이었다. 이들 업체는 펜타닐과 그 유사체, 메스암페타민, 케타민, 합성 카나비노이드, N-폭탄, 그리고 내가 들어본 적도 없는 오피오이드를 포함해 무엇이든 만들 수 있다고 광고했다(실험실에서 제조가 가능하다면).

대부분의 공급업체는 내 질문에 신속하게 응답했고 영어를 능숙하게 구사했다. 그들은 자신들의 주요 고객인 서구 마약 구매자들에게 매우 익숙했다. 나는 영업시간 중에 그들과 접촉하기 위해 새벽 일찍 일어나서 그들의 영업 관행과 제조 기술에 대해 질문을 쏟아냈다. 내가 즉시 주문하지 않으면 더 이상 대답하지 않는 사람도 있었지만 인내심을 갖고 내 질문에 답해준 곳도 있었다. 마침내 나는 실험실을 보여줄 의향이 있을 법한 업체 몇 군데로 명단을 좁혀 나갔다.

그렇게 해서 제약 화학자이자 실험실 공동 소유주인 다우슨 리(그가 서신에 기재한 이름이다)라는 사람을 만났다. 그의 링크드인^{LinkedIn}(4억 명 이상이 이용하는 세계 최대의 비즈니스 전문 소셜 미디어 서비스 - 옮긴이) 페이지 프로필에는 '다우슨 상하이'라는 이름이 적혀 있었고, 2001년 중국 우한에 있는 장한대학교에서 제약 공학 학사 학위를 받았다고 나와 있다. '활동' 항목에는 영어로 "대학교 1학년 때 토론 대회에 참가해 우승했다"고 적혀 있었다. 이 책이 출판될 당시만 해도 그의 회사는 여전히 정상적으로 운영되는 것으로 보였다.

다우슨의 회사 이름은 '켐스키^{Chemsky}', 공식 웹사이트에는 의약품을 전문으로 취급한다고 적혀 있다. "켐스키는 전 세계 주요 제약 및 생명공학 회사에 고품질의 화학 물질, 천연물, 중간체 및 API(원료의약품)를 공급합니다." 고글을 쓴 화학자가 시험관을 다루는 사진 옆에 있는 문구다. 이 회사는 고객 명단에 존슨앤드존슨이 포함되어 있다고 했지만 존슨앤드존슨 대변인 앤드류 휘틀리에 따르면 이는 사실이 아니다. 다우슨 리의 링크드인 페이지에 따르면, 켐스키는 2만 개의 일반 제품뿐만 아니라 '고객의 요구에 따라 g부터 kg까지 맞춤형 합성 물질'을 공급한다.

사실 지난 수년 동안 켐스키의 주력 제품은 합성 카나비노이드, 합성 카티논, 신종 벤조디아제핀, 펜타닐 전구체, 펜타닐 유사체(합법적인 의료용 약물이 아니면서 에스토니아와 같은 곳에서 끔찍한 재앙을 일으킨 매우 위험한 3-메틸펜타닐이 포함된다) 등 NPS였다. 이러한 불법 약물 중 상당수는 켐스키의 공식 웹사이트인 shchemsky.com에서 광고하며, 일부는 화학 물질 도매 사이트인 ChemicalBook.com에서도 판매하고 있다.

2017년 10월, 나는 켐스키에 펜타닐 전구체에 대해 문의하는 이메일을 보냈다. 다우슨은 제품 목록을 첨부해 신속하고 친절하게 답장을 보내주었다. 목록에는 수많은 NPS 제품이 있었다. 우리는 스카이프 채팅을 시작했다. 그는 내가 그동안 만났던 지나치게 열성적인 영업 사원들과는 확실히 달랐고, 하루아침에 돈을 벌려는 허풍쟁이도 아니었다. 다년간의 경험을 가진 화학자인 그는 실험실을 공동으로 소유하고 있었다. 그는 언제나 마약법보다 한발 앞서 나갈 수 있을 것으로 보였고, 말 그대로 '과학적인' 사람이었다. 내가 중국에 간다고 말하자 그는 기꺼이 나를 만나겠다고 했다.

나는 다른 불법 화학업계 사람들에게서도 같은 약속을 받고 중국행 비행기표를 구입했고 2018년 1월 상하이에 도착했다. 펜타닐을 제조하는 중국 실험실에 잠입한 기자는 아직 없었기 때문에 이번 취재를 앞두고는 매우 긴장하지 않을 수 없었다. 나는 곧바로 다우슨에게 연락해 회사 실험실을 보여줄 수 있는지 물었다. 그는 아마도 가능할 거라고 했지만 우선 사무실에서 얘기하자고 했다. 하지만 그는 사무실 주소를 알려주는 대신 상하이 지하철역 입구에서 만나 함께 가자고 했다. 안전이 염려된 나는 여행 전에 인터넷을 통해 만난 통역사 겸 연구원(제이다라고 부르겠다)과 함께 그곳에 도착했다. 나는 그녀에게 상황을 주시해달라고 부탁했지만, 다우슨이 나더러 혼자 오라고 요청했기 때문에 그녀는 6m 정도 떨어진 곳에서 비밀리에 상황을 지켜보면서 우리가 사무실로 갈 때 멀리서 뒤따르기로 했다. 그러나 예상과 달리 다우슨이 차를 타고 오는 바람에 그 계획은 무산되었다.

비가 쏟아지고 있었다. 나는 다우슨과 악수를 나누고 그의 쉐보레 차량에 올라탔다. 운전석에는 영어를 못하는 건장한 남자가 앉아 있었다. 다우슨은 그를 운전기사라고 했지만 내 눈에는 조직의 행동 대장처럼 보였다. 우리는 다우슨이 사무실이라고 말한 곳으로 차를 타고 갔다. 출입이 통제된 단지에 있는 고층 빌딩 최상층의 멋진 곳이었다. 우리는 16층에 자리한 사무실에서 짙은 스모그 사이로 활기 넘치는 초현대적 도시 상하이를 바라보았다.

다우슨은 내게 신발을 벗으라고 말하며 손님용 슬리퍼를 가리켰다. "가장 큰 걸 신으시죠. 그리고 잠시 앉아 계세요. 물 좀 가져올게요."

중국에는 난방을 하는 곳이 거의 없으니 겨울에는 중국 방문을 자제하라는 조언을 들은 적이 있다. 식당에서도 손님들은 두꺼운 외투를 입고 테이블에 모여 앉아 국물을 마시며 입김을 내뿜는다. 내가 가는 곳마다 사람들은 미국에서 커피를 권하는 것처럼 뜨거운 차를 대접했다. 쌀쌀한 날씨 덕분에 나는 비옷을 입고도 의심받지 않았고, 가슴 주머니에 숨겨 둔 스마트폰으로 대화를 녹음했다.

우리는 이런저런 이야기를 나누었다. 다우슨은 징안불교 사원과 난징루 쇼핑 지구 등 내가 좋아할 만한 상하이 관광지를 추천해 주었고, 비가 그치자 투어 가이드를 자청하기도 했다. 사업가로서 그는 다양한 관점에서 잠재 고객에게 어필하는 방법을 알고 있었다.

"적절한 표현인지는 모르겠지만 생각보다 나이가 많지 않으시군요!" 그는 자신의 집무실 데스크톱 컴퓨터 앞에 앉아 말했다. 나는 웃으며 감사하다고 했다.

"저도 서른여덟이니 그렇게 늙은 건 아니죠." 그는 말을 이어갔다.

"8년 동안 회사를 운영했습니다. 저희는 MAF와 같이 질문하신 몇 가지 물질을 포함해 여러 화학 물질을 취급합니다. 몇몇 국가에서는 합법적이지 않지만 중국에서는 여전히 합법이죠."

메톡시아세틸펜타닐이라고도 알려진 MAF는 다크 웹 판매업자인 U4IA 역시 판매하는 펜타닐 유사체이다. 최근 미국에서 1급 마약(현재 의료 목적으로는 허용되지 않으며 남용 가능성이 높은 약물)으로 지정되었지만 중국 내에서는 여전히 합법이며, 일반 펜타닐과 다른 많은 유사체가 금지되어 있다는 점을 고려할 때 선호되는 약물이다. MAF가 중국에서 오랫동안 합법으로 남아 있지는 않겠지만, 중국 정부가 이를 불법화하면 다우슨은 아직 금지되지 않은 새로운 약물로 넘어갈 것이다.

이는 끝없는 추격전과도 같다. 특정 물질이 합법 상태를 유지하는 기간은 대개 1년도 채 되지 않지만 이 짧은 기간 동안 켐스키는 사업을 성공적으로 이끈다. 새로운 약물이 인터넷에서 긍정적인 입소문을 타고 중국에서는 아직 합법인 짧은 기간 동안, 켐스키와 같은 화학 회사는 가능한 한 많은 양의 약물을 생산하고 판매한다.

나는 뜨거운 차를 몇 모금 마신 후 본론으로 들어갔다.

2017년, 트럼프 행정부의 오피오이드 전염병 위원회를 이끌며 중국의 오피오이드 수출을 '전쟁 행위'라고 불렀던 크리스 크리스티를 비롯해 많은 미국 정치인들이 중국이라는 손쉬운 희생양을 찾아냈다. 내각의 일부 인사들은 좀 더 외교적으로 접근했다. 톰 프라이스 전 보건복지부 장관은 2017년 AP 통신과의 인터뷰에서 "중국은 펜타닐과 같은 마약의 중국 내 생산을 막는 과정을 함께한 훌륭한 동반자였습니다"라고 말했다. 트럼프 대통령은 위기를 막기 위해 더 많은 노력을 기울이지 않는 중국을 비난하면서도, 또 한편으로는 외교적으로 중국과 협력하겠다고 약속하면서 양쪽 입장을 오갔다.

중국 국가마약통제위원회의 류웨진 부국장을 비롯한 중국 관리들은 NPS 위기에 대한 비난을 언짢아한다. 이들은 중국이 유엔보다 많은, 수백 개의 신종 약물을 규제 대상으로 정했다고 주장한다. 2019년 4월, 트럼프 대통령의 요청에 따라 중국은 5월 1일부터 '펜타닐과 같은 계열의 모든 약물'을 규제하겠다고 밝혔다. 이 새로운 규제가 실효성을 가질지는 불투명했지만, 많은 전문가들은 박수를 보냈다. 미중 경제안보 검토위원회의 전 위원인 캐서린 토빈은 "중국이 처음으로 미국의 오피오이드 위기에 대한 책임감을 표명했습니다"라고 말했다. 펜타닐 유사체에 대한 전면적인 금지는 법적 회색 지대에서 활동하는 기업들을 가로막을 수 있다. 다크 웹 펜타닐 판매자 Desifelay1000은 이번 조치로 인해 중국인 지인들 중 일부가 불안해한다고 했다.

하지만 미국은 이전에도 중국이 약속을 지키지 않아 실망한 적이 있었다. 예를 들어, 2016년 중국은 자국에서는 합법이지만 미국에서는 불법인 마약의 수출을 단속하겠다고 약속했지만 실제로는 그렇게 하지 않았다. 전문가들은 중국이 거창한 공약을 남발하는 것보다는 현행법 위반 행위를 기소하고 메스암페타민 단속 때와 같은 강도로 펜타닐을 단속하는 등 불법 마약 산업에 대한 일반적인 법 집행에 주력해야 한다고 말한다. 브루킹스 연구소의 선임 연구원 반다 펠밥-브라운은 "중국은 마약이 항구에 도착하기도 전에 마약의 흐름을 파악할 수 있는 인적 정보망을 구축할 능력이 있습니다"라고 말했다.

그러나 류웨진은 중국을 비난하는 것은 문제의 본질을 잘못 이해하고 있는 거라고 주장했다. 그는 미국이 마약에 대한 자국민의 수요를 줄이기 위해 노력해야 한다고 말한다. "대부분의 NPS는 미국과 유럽의 실험실에서 설계되었고, 가공 및 소비도 대부분 그곳에서 이루어집니다." 그는 2018년 6월 기자회견에서 이렇게 말했다. "미국은 펜타닐 및 유사 약물에 대한 미국의 막대한 수요를 억제하기 위해 가능한 한 빨리 포괄적이고 균형 잡힌 전략을 채택해야 합니다."

실제로 대부분의 인기 NPS는 서구의 실험실에서 개발되었으며, 중국은 자국민들이 약물을 남용하기 때문이 아니라 미국의 압력으로 인해 이러한 화학 물질 중 상당수를 규제했다. 이제 중국은 난처한 입장에 처해 있다. 서방 국가들이 약물을 금지하면 중국도 결국 이를 따를 수밖에 없지만, 중국은 지시받는 걸 원치 않기 때문이다.

2017년 9월 두 명의 중국 국적자에 대한 미국의 기소는 이러한 상황을 잘 반영하는 좋은 예이다.

미국 법무부에 따르면, 그랜드 포크스의 10대 청소년 베일리 헨케와 다른 3명을 죽음에 이르게 한 펜타닐을 제조한 혐의로 두 명의 중국인이 기소되었다. 칭다오 화학 제조업자 장젠과 우한 출신의 옌샤오빙이었다. 이들은 '중국에서 대량의 펜타닐 및 펜타닐 유사체를 생산할 수 있는 최소 두 곳의 화학 공장을 운영'한 혐의를 받았다. 이 소식은 큰 반향을 불러일으켰다. 2017년 10월 로드 로젠스타인 미국 법무부 차관은 기자회견을 열어 두 사람이 중국 국적자로는 처음으로 통합 우선 조직 대상Consolidated Priority Organization Targets 목록에 이름을 올렸다고 언급했다. 이는 미국 법무부가 선정한, 전 세계에서 마약 밀매와 자금 세탁을 가장 많이 한 자들의 순위이다. 로젠스타인은 이번 기소가 "치명적인 펜타닐이 미국에 유입되는 것을 막기 위한 싸움에서 중요한 이정표가 될 겁니다"라고 말했다.

그러나 중국은 이들의 인도를 거부했다. 중국 국가마약통제위원회의 전구체 화학 물질 관리 책임자인 위하이빈은 중국 사법 당국이 이 남성들을 조사했지만 "중국 법을 위반했다는 확실한 증거를 찾지 못했다"고 발표했다. 그동안 미국이 "우리의 수사를 어렵게 만들었을 뿐"이라고도 덧붙였다.

반면 미국과 중국이 협력한 사례도 있다. 중국 국가마약통제위원회는 미국 정부에 'NPS 마약과 그 구매자를 추적하기 위해' 정기적으로 정보를 제공하고 있는데, 이는 양방향으로 작동한다고 말했다. 2017년 9월, 중국 국민이 미국으로 펜타닐을 밀매하고 있다는 미국의 제보를 받은 허베이성 경찰이 수사에 착수했다. 그 결과 미국 및 기타 국가의 고객에게 펜타닐을 포함한 신종 마약을 밀매하는 '글로벌 NPS 판매 네트워크'를 구축한 혐의로 싱타이 주민 왕펑시 등 21명이 체포되었다.

중국의 언론은 국가가 통제하고 있어서 중국의 마약 체포 및 압수량에 대해 신뢰할 수 있는 통계를 얻는 것은 불가능하다. 하지만 중국은 자체적으로 여러 NPS 관련 유명 인사를 체포했는데, 그중 한 명은 장이라는 화학과 교수였다(그의 전체 이름은 공개되지 않았지만, 칭다오의 펜타닐 판매상으로 알려진 장젠과는 무관한 것으로 보인다). 그는 호주에서 교수로 재직하던 중 NPS에 대해 처음 알게 되었고, 2005년 엑스터시 대용품으로 알려진 메틸론을 만들기 시작했다. 그는 양이라는 파트너와 함께 영국, 호주, 북미의 인터넷 고객을 상대로 수백만 달러를 벌어들였으나, 2014년 중국에서 이 약물이 규제될 무렵 방향을 바꾼 듯하다. 얼마 후 장의 우한 공장이 '좀비 약물'을 생산한 혐의로 압수 수색을 받았다. 이 약물은 사샤 슐긴이 개발한 MDMC, 즉 MDMA의 아류 물질로, 이미 중국에서 규제 대상이었다. 2017년 장은 종신형을 선고받았고 양은 '집행이 유예된' 사형 선고를 받았다.

우한 인근의 명문 고등학교에서 화학 천재로 불린 왕보 역시 중국 당국에 의해 체포된 인물이다. 그는 아내와 함께 제약 회사를 설립해 30명의 직원과 '항암제 연구'를 수행한다고 알려졌지만 실제로는 NPS를 제조했다. 한 뉴스 기사에서는 "보가 메르세데스 벤츠와 지프 같은 고급 승용차를 소유했고, 해외 계좌에 약 50만 달러를 예치하고 있다"라고 보도했다. 그는 2016년 주로 유럽 고객들에게 약 1400파운드의 불법 물질을 판매한 혐의로 체포되었다. 수사관은 물론 화학 전문가들조차 그의 화학 물질을 식별하는 데 어려움을 겪었지만, 결국 흥분제 메페드론과 유사한 3-MMC가 포함되어 있는 것으로 확인되었다.

언론 보도에 따르면 후난성에 거주하는 야오샤오둥은 펜타닐을 유통한 혐의로 중국에서 처음으로 유죄 판결을 받은 사람이다. 교육을 제대로 받지 못한 야오는 본인이 중독되어 스스로 복용하기 위해 범죄를 저지른 것으로 알려졌는데(정확히 어떤 마약인지는 밝혀지지 않았다), 처음에는 메스암페타민을 만들 계획이었지만 펜타닐 합성이 더 쉽다는 사실을 깨달았다. 2013년 그는 전구체 화학 물질과 가공 장비를 구입하기 시작했고 곧 고객층을 확보했다. 그는 자신을 '둥 형제'(그의 이름에서 따온 말로, 존경의 의미를 담고 있다)라고 부르는 직원들을 고용하고 친구 집에 재료를 숨겨두었다. 하지만 급습을 당한 야오와 공범들은 체포되었다. 2015년 재판에서는 직접적인 증거가 부족해 검찰이 어려움을 겪었지만, 결국 야오는 마약 제조 및 밀매 혐의로 기소되어 종신형을 선고받았으며 개인 재산을 몰수당하고 투표권도 박탈당했다. 한 뉴스 보도에 따르면, 검찰은 피고인들에게 "직접 약을 먹게 하고 야오샤오동과 다른 사람들의 거짓말을 속속들이 파헤쳐 적나라하게 범죄를 폭로하며 그들의 오만함을 단죄했다."

이들이 체포된 것은 중국에서 금지된 마약을 판매했기 때문이다. 그러나 중국의 많은 마약 제조업체는 자국의 법률을 준수하고 있다. 그리고 중국은 미국과 범죄인 인도 조약을 체결하지 않았기 때문에 미국의 항의에 응할 의무가 없다.

상황이 이렇다 보니 다우슨 리와 같은 화학자들은 생각보다 편안하게 지낸다.

16장

합법과 불법의 경계

다우슨은 자신의 아파트에서 회사의 최신 약품 목록이 기재된 인쇄물을 건네주었다. 그는 이것을 L자 파일홀더에 넣으며 건물 내에서는 꺼내지 말아 달라고 부탁했다. 3개월 전에 이메일로 보내준 목록과 비교하면 바뀐 내용이 많았지만, 여전히 AB-CHFUPYCA와 같이 난해한 이름의 잘 알려지지 않은 NPS가 나열되어 있었고, 그중 상당수는 발음조차 어려웠다.

나는 벤조일펜타닐이라고도 알려진 MAF와 BUF-펜타닐을 포함한 몇 가지 펜타닐 유사체를 알아볼 수 있었는데, 이는 인체 사용에 대한 데이터가 없는 베일에 싸인 약물이었다. 벤조일펜타닐 1kg은 2400달러였다. 이 대량 판매 가격은 이 화학 물질의 주요 고객이 개인 사용자가 아니라, 마약 유통업자임을 의미했다.

"10kg이면 가격이 얼마죠?" 내가 물었다.

"1kg 가격의 10배입니다. 할인은 없거든요."

목록에는 흥분제, 우울증 치료제, 그리고 MMB-Fubica, AMB-Ch-mica와 같은 이름의 합성 카나비노이드가 십여 종이나 있었다. 이들은 존 윌리엄 허프먼의 JWH 시리즈(중국은 지금까지 최소 9개의 JWH 화합물을 규제했다)가 금지된 이후 차세대 또는 그다음 세대 가짜 마리화나 제품일 가능성이 높았다.

목록을 살펴보는 동안 다우슨의 표정이 점점 더 어두워졌다. "기자가 실험실에 와서 우리가 왜 이런 화학 물질을 합성하는지, 왜 이런 물질을 당신 나라에 판매하는지 알아내려고 할까 봐 걱정입니다." 그는 이렇게 말했다. "당신네 국민들의 건강을 해치고, 당신 나라 국민들에게 해를 끼치는 물질을 말이에요. 그래서 당신을 우리 실험실로 데려가도 괜찮을지 모르겠네요."

여전히 나에 대한 의구심을 품고 있던 그는 점심을 먹으며 좀 더 많은 이야기를 나누자고 했다. 나는 맥도날드에서 햄버거를 사주겠다는 그의 제안을 정중히 사양했고, 우리는 상하이대학 근처의 현지 식당으로 자리를 옮겼다. 나는 최대한 신중하게 제이다에게 우리 위치를 문자로 보냈다. 서로에 대해 알아가는 동안 대화는 때때로 엉뚱한 방향으로 흘러가기도 했다. "왜 미국 정부는 북한을 폭격하지 않죠?" 그는 아무렇지도 않은 듯 말했다. "그건 옳지 않아요. 북한은 핵무기를 가지고 있어요. 미국 정부는 북한의 핵시설을 폭격해야 해요. 그게 미국의 책임 아닌가요? 미국을 위해서도 그렇고 중국을 위해서도 그렇습니다." 그는 도널드 트럼프 대통령의 리더십을 비롯해 대체로 미국에 대해 존경심을 표했다. 또한 중국인들은 제2차 세계대전 당시 일본에 맞서 자국을 지켜준 미국에 항상 감사할 것이라고 했다.

그는 내가 이곳까지 찾아온 구체적인 이유를 물었다. 나는 미국에서 NPS 유통업자로 일하는 친구의 부탁으로 이곳에 왔다고 설명했다.

그 친구가 펜타닐 유사체를 비롯한 여러 약물의 대량 구매에 관심이 있어서 나보고 다우슨의 실험실에 방문해 달라고 요청했고, 실험실 품질 기준이 만족스럽다고 판단되면 친구와 함께 사업을 시작하기로 했다고 둘러댄 것이다.

다우슨은 이 같은 설명이 그다지 만족스럽지 않은 듯 보였다.

"왜 직접 오지 않았죠?"

"제가 어차피 친구를 만나러 중국에 올 계획이었거든요." 나는 즉흥적으로 대답했다.

"친구요? 어디에서요?"

"우한이요." 나는 전날 밤에 도착한 도시의 이름을 언급했다.

"저 우한에서 왔어요! 우한의 어느 지역이죠?"

나는 무슨 말인지 못 알아듣는 척하면서 화장실에 다녀오겠다고 둘러댔다. 화장실에서 돌아온 후 우리는 다른 이야기를 나누었고, 점심 식사가 끝나자 그는 내가 시험에 통과한 걸로 간주했다.

"우리에겐 우정이 있잖아요. 전 당신은 믿어요." 그가 휴대폰을 꺼내 운전기사에게 전화했다. 얼마 지나지 않아 우리는 다시 쉐보레를 타고 상하이 고속도로를 질주하고 있었다.

나는 실험실을 방문한다는 사실에 흥분되면서도 계획대로 일이 진행되지 않을 수도 있다는 생각에 긴장했다. 목적지를 물었더니 다우슨은 실험실이 "상하이 외곽에 있다"고만 했다. 식은땀이 흐르기 시작했다. 내 GPS는 작동하지 않았고 도로 표지판은 대부분 중국어로 되어 있어 읽을 수가 없었다. 다우슨이 계속해서 질문을 던지는 동안 운전기사는 차선을 바꾸며 계속 앞으로 나갔다.

"미국 어디 출신이시죠?"

"상하이에서는 어디에 머물고 있나요?"

나는 뉴욕에서 왔고 번드 호텔에 머물고 있다고 다시 즉흥적으로 대답했다. 사실 유스호스텔에 머물고 있었지만 내 소재지를 알리고 싶진 않았다.

불안한 마음에 안전벨트를 찾았지만 보이지 않았다. 나는 우리가 어디로 가는지 추적하려고 애썼고, 혹시라도 끔찍한 일이 생길까 봐 제이다에게 몰래 "샹중 도로 터널", "산루 고속도로" 등 도로명과 주요 지명을 문자로 보냈다. 어느 순간에는 "서쪽으로 향하는 것 같아요"라고 입력하기도 했다.

지금까지 함께 하는 동안 내내 우호적이었던 다우슨이 의문에 찬 태도를 보이면서 내 정체에 대해 점점 더 회의적으로 변하는 것 같았다. 그는 선바이저를 내리고 거울을 통해 계속 나를 주시했다.

"기자세요?"

"아니요." 나는 포커페이스를 유지하며 대답했다.

2010년 중국은 일본을 제치고 세계에서 두 번째로 큰 경제 대국이 되었다. 그 과정에서 14억 인구 중 수억 명이 빈곤에서 벗어났다. 중국의 놀라운 성장은 초고속 열차부터 미래형 건축물에 이르기까지 모든 분야에서 나타난다. 중국은 기술 및 전자 제품에서 패션 및 관광 산업에 이르기까지 강력한 자본주의적 사고방식을 추구하고 있으며, 유라시아-아프리카 인프라 프로젝트인 일대일로Belt and Road와 같은 이니셔티브는 중국의 국제적 야망을 드러낸다.

소수민족인 위구르족을 억류하는 등 인권 탄압 문제에도 불구하고 중국의 경제 성장과 혁신, 그리고 엄청난 규모는 전 세계에서 유례를 찾아볼 수 없다. 그 중심에 거대한 화학 산업이 있다. 중국 전역에 걸쳐 40만 개의 화학 제조업체 및 유통업체(미 국무부 추산)가 비료부터 산업용 용제, 항생제, 향정신성 의약품에 이르기까지 다양한 제품을 생산한다. 대부분은 합법적으로 운영되지만 일부는 불법적으로 운영되며 일부는 그 중간에 있다. 추정치에 따르면 전 세계 합법적인 화학 산업의 약 40%가 중국에 기반을 두고 있으며, 이 나라의 화학 및 석유 산업은 2019년에 960억 달러의 수익을 창출했다.

"사실상 중국에서는 원하는 거의 모든 화학 물질을 만들 수 있습니다." 〈케미칼 앤드 엔지니어링 뉴스〉 홍콩 수석 특파원을 역임한 장 프랑수아 트렘블레이가 말했다. 그는 정부 보조금, 저렴한 토지 가격, 느슨한 환경 규정 및 근로자 안전 규정이 수년 동안 화학 산업에 활력을 불어넣었으며, 수많은 숙련된 화학자와 화학 엔지니어가 이를 뒷받침하고 있다고 생각한다. 게다가 중국의 화학자들은 세계에서 가장 많은 인구를 보유한 거대 시장을 확보하고 있다. 트렘블레이는 "문화대혁명이 끝날 때까지 수년 동안 그들은 자체적으로 약을 생산해야 했습니다"라고 덧붙였다.

그러나 최근 수십 년 동안 중국 경제 성장을 견인한 것은 수출이었다. 중국은 다른 어떤 나라보다 미국에 더 많은 상품을 수출하고 있으며, 2017년 수출액은 약 5050억 달러로 수입액에 비해 3배 이상 많다. 이러한 불균형으로 인해 트럼프 대통령은 중국과의 무역 전쟁을 선포하기도 했다.

정부 보조금과 인센티브 프로그램, 그리고 수출에 힘입어 중국의 제약 산업은 특히 2000년 미중 무역 관계 정상화 이후 수십 년 동안 빠른 속도로 성장해 왔다. 이전에는 대부분의 의약품 및 비타민 활성 성분이 서구와 일본에서 공급되었지만 오늘날 중국은 세계의 약국으로 알려져 있다. 그러나 중국은 식품 및 의약품의 안전성 문제로 비난을 받아왔다. 중국의 의약품과 건강 보조식품은 전 세계적으로 수백 명의 사망자와 수천 명의 입원 환자를 양산했다(정확한 수치는 알려지지 않았다). 오염된 분유부터 감기약에 사용되는 가짜 글리세린, 오염된 항응고제 헤파린에 이르기까지 다양한 원인으로 사망자가 발생했는데, 이러한 불순품은 회사의 비용 절감이나 부패의 결과다. 가장 극적인 사례를 들면, 2007년 중국은 의료 기기 제조업체와 제약 회사로부터 85만 달러 상당의 뇌물을 수수한 혐의로 유죄 판결을 받은 전 국가식품약품감독관리국 국장 정샤오유를 사형에 처했다. 그는 최소 10명의 사망자를 낸 항생제를 포함해 완전히 가짜이거나 제대로 검토되지 않은 100개 이상의 의약품을 승인했다.

2013년 이 기관은 구조조정을 거쳐 중국 식품의약품감독관리총국으로 이름이 바뀌었다. 비리의 온상이었던 공장은 폐쇄되었고 개혁이 약속되었다. 그러나 검사는 여전히 산발적으로 이루어지며 미국 당국의 기대에 미치지 못하고 있다.

여러 가지 이유로, 의약품을 제조하는 중국 기업은 서방 국가만큼 철저하게 검사를 받지 않는다. 전 세계 여러 다른 국가와 마찬가지로 중국에도 미국 FDA가 진출해 있으며 일부 검사를 수행할 수도 있지만(전부는 아니다), 모든 면에서 인력과 자금이 부족하다. 미국 의회가 의뢰한 한 보고서에 따르면 "중국 법 집행 기관과 마약 규제 당국이 FDA 공무원의 비자 승인을 지연하고 실험실 검사 자료를 삭제한 사례가 여러 차례 있다."

인력 부족에 시달리는 중국 관료 조직은 합법적인 요소와 불법적인 요소가 섞여 있는 중국의 화학 산업을 통제하는 데 어려움을 겪고 있다. 정부 부처가 서로 대립하기도 하고, 지방 공무원은 부정부패에 취약하며, 산업 규정은 혼란스럽고 제대로 시행되지 않는다. 따라서 세간의 눈을 피해 은밀하게 활동하는 악덕 기업도 별문제없이 운영된다. 합법적인 제품을 광고하는 웹사이트를 운영하면서 기호용 화학 물질을 제조하는 경우도 많은데, 예를 들어, 켐스키의 홈페이지는 합법적 제품에 초점을 맞추고 있지만 사이트를 검색하면 불법 제품도 찾을 수 있다.

"규제 당국 간의 효율적 의사 소통 부재와 대립으로 인해 일부 기업이 규제되지 않은 활동을 공공연하게 숨길 기회가 생깁니다." 랜드 코퍼레이션RAND Corporation의 중국 마약 전문가 브라이스 파르도는 2018년 의회에서 이렇게 증언했다.

미국의 화학 및 제약 회사들이 스스로를 효율을 추구하는 전문화된 기업이라고 생각하는 반면, 중국의 화학 및 제약 회사들은 극한의 다양성을 갖춘 제품을 공급한다. 고무 생산 속도를 높이는 화학 물질과 발기부전 치료제를 같은 회사에서 만드는 이 산업 분야는 식품의약국, 화학공업부, 국가품질감독검사검역총국 등 최소 8개의 관련 기관에서 규제하는데, 이들은 서로 연결되어 있어서 실로 복잡하다.

규제 기관이 너무 많은 데다 다수의 화학 회사가 합법적인 제품과 불법적인 제품을 모두 생산하기 때문에 중국 정부는 법을 위반하는 기업을 찾아내 처벌하기가 쉽지 않다.

2016년 미중 의회 경제안보검토위원회에서 발간한 보고서에 따르면, "중국의 화학 물질 생산 시설 중 상당수는 화학 물질을 제조하는 것은 허용되지만 제약 회사에 판매할 수 있는 허가는 받지 않은 '준합법' 생산업체로 분류된다." 그러나 허가를 받지 않았다고 해서 제약 회사에 상품을 판매하는 것이 불가능한 건 아니다. 일부 기업은 정부를 속이기 위해 '그림자 공장'을 설립해 실제로는 약을 제조하지 않는 시설을 보여주기도 한다.

예를 들어 펜타닐 전구체 제조업체는 제품에 의약품이 아닌 산업용 화학 물질로 표시해 조사를 피한다. 중국 화학업계의 경영 컨설턴트인 카이 플루그는 "중국에서 엄격한 감독 없이 화학 물질을 생산할 수 있는 한, 이 문제는 지속될 겁니다"라고 말했다.

중국 화학 물질의 제조 및 판매에 관한 법률을 이해하는 사람은 거의 없는 것 같다. 중앙 정부의 기분에 따라 길고 복잡한 조례가 제정되면 집행은 대개 지방 기관에 맡겨지는데, 지방 기관은 중앙 정부의 명령을 완전히 이해하지 못하거나 자체적으로 경쟁적인 이해관계에 놓인다. 화학 기업들은 광범위한 회색 지대를 자신들에게 유리하게 조작해 이익을 챙긴다.

목적지에 가까워지자 다우슨은 기분이 한결 편안해졌는지 고속도로를 빠져나오면서는 존 덴버의 '나를 집으로 데려가줘요, 시골길이여 Take Me Home, Country Roads'를 불렀다. 우리는 상하이 중심부에서 남쪽으로 30분 정도 달렸고, 다우슨은 이곳을 '시골'이라고 불렀다. 그 말은 그다지 와닿지 않았다. 쓰레기가 널려 있는 황량한 땅이 거대한 고층 빌딩 숲과 나란히 있었기 때문이다. 어쩌면 중국의 무서운 개발 속도를 고려할 때 이곳은 얼마 전까지만 해도 정말 시골이었을지도 모른다.

마침내 낮은 박스 모양의 동일한 건물로 둘러싸인 복합 비즈니스 센터 주차장에 도착했다. 중앙에는 분수대가 있었다. 외부에서 보면 우리가 들어가려는 건물에 우편물 처리 시설이나 식료품 물류창고가 아닌 약품 실험실이 입주해 있다는 사실을 전혀 알 수 없었다.

"우리 실험실은 이 안에 있습니다. 도착했어요!" 다우슨은 사진 촬영은 허용되지 않는다고 말했지만 나는 이미 우비 안에 숨겨둔 스마트폰으로 녹화하고 있었다.

우리는 차에서 내렸다. 건장한 운전기사는 자리에 그대로 있었다. 건물 내부 페인트는 파란색과 회색이었고 계단에서는 콘크리트 냄새가 났다. 건물은 상당히 최근에 지어진 것 같았다. 다우슨은 사무실이 5년 전부터 이곳에 있었다고 했다. 그는 나와 함께 계단으로 두 층을 올라갔고, 영업 사원으로 보이는 사람들로 가득 찬 방에서 누군가와 잠깐 이야기를 나누었다. 3층에는 화학 장비를 갖춘 실험실이 줄지어 있었다. 거의 모든 창문이 열려 있었지만 화학 물질 특유의 독한 냄새를 없애기에는 차가운 바람만으로 충분하지 않았다.

다우슨이 자신의 파트너를 소개해 주었다. 다우슨은 학창 시절에 인기가 많았을 것 같았지만, 그의 파트너는 잇몸선이 두드러지고 수줍음이 많은 전형적인 이공계 스타일이었다. 그는 서른 살이었고 다우슨처럼 안경을 쓰고 있었다.

다우슨은 "우리는 상하이에서 같은 학교를 다녔지만 같은 학년은 아니었어요"라고 말했다. "그 역시 카나비노이드 사업에 관심이 있었죠. 그래서 함께 일했어요."

그의 파트너는 나를 의심하는 듯했지만 다우슨이 12개의 방으로 구성된 시설을 보여줄 때 이의를 제기하지는 않았다. 대부분은 실험실이었는데, 비커, 튜브, 깔때기, 저울, 그리고 기능을 알 수 없는 산업용 기계 등 다양한 실험 기구와 장비로 가득했다. 실험실 중앙에는 검은색 실험 테이블이 놓여 있었고 벽에는 배기 장치가 줄지어 있었다. 약 2m 높이의 기계 한 대는 화학 물질을 건조하는 데 사용된다고 했다. 중국어와 영어로 된 표지판에는 항상 장갑과 보호 안경을 착용하라는 주의 사항이 적혀 있었다.

미국 대학 또는 산업 연구소였다면, 이 시설은 안전 점검을 통과하지 못했을 수도 있다. 몇몇 장비는 녹이 슬어 있었고, 어떤 제품은 더럽거나 알루미늄 포일 코팅이 벗겨져 있었다. "가격이 저렴해서 오래된 장비를 여러 대 구입했습니다." 다우슨이 양해를 구했다. 그렇지만 안전 문제가 있는 것 같지는 않았다. 어느 정도의 전문성이 엿보였기 때문이다.

"지금은 거의 하지 않지만 5년 전에는 합성을 했었어요." 다우슨은 화학 물질 생산 작업을 언급하며 말했다. "제가 직접 반응시켰죠. 합성할 때 냄새가 심했어요." 요즘은 그의 파트너가 4명의 화학자들과 함께 대부분의 업무를 담당한다. 장비를 모니터링하는 사람은 보이지 않았지만 몇 대의 기계가 돌아가고 있었다. 첫 번째 방에서는 바닥이 둥근 대형 플라스크에 담긴 노란색 커스터드처럼 보이는 끈적한 화합물을 기계 팔이 저어주고 있었다. 3~4갤런(11~15L) 정도는 되어 보였다.

"이건 BUF예요." 다우슨은 자신의 아파트에서 보여준 인쇄물에서 펜타닐 유사체인 벤조일펜타닐을 가리키며 말했다. "이 작업이 끝나면 1kg을 얻게 될 겁니다. 벨기에를 비롯한 유럽 국가에서는 합법이라서 벨기에 고객들은 BUF가 필요해요. 하지만 중국이 이걸 금지할까 봐 재고를 너무 쌓아두지는 않습니다. 금지 품목이 되면 재고를 폐기해야 하니까요." 그 옆에서 똑같은 기계가 동일한 혼합물을 휘젓고 있었다.

다우슨은 직접 이야기하고 또 파트너를 위해 통역하면서, 켐스키는 중국과 자신들이 약물을 보내는 국가 모두에서 법의 테두리 안에 있길 원한다고 강조했다. 중국의 다른 불법 화학 물질 관련 업체들과 달리, 그들은 화학 물질을 허위 포장으로 위장하거나 가짜 상품명을 표기하지 않는다고 했다.

사실 그는 중국 의약품법을 속속들이 알고 있었지만 해외에서 화학 물질이 합법인지에 대해서는 그다지 신경 쓰지 않는 것 같았다. 예를 들어, 다양한 합성 카나비노이드와 펜타닐 유사체에 대해 이야기할 때 그는 어떤 것이 어느 나라에서 합법인지 전혀 몰랐다. 그는 내게 MAF가 미국에서 합법인지 묻기도 했는데, 사실 불법이었다.

다우슨은 이러한 화학 물질의 위험성을 분명히 이해하고 있었다. 그는 자신의 아파트에서 본인의 생계수단이자 우리가 앉아 있던 호화로운 거주지 비용을 지불한 이 화학 물질에 대한 생각을 아주 분명하게 말해 주었다.

"사람들에게 해를 끼칩니다. 안전하지 않고, 환경에도 안 좋아요. 이들 물질은 실험실에서 합성됩니다. 해로운 약물이에요. 사실 모든 약물이 해로울 수 있고, 부작용도 있어요. 안 그래요?"

다음 실험실에 들어섰을 때 나는 눈앞에 펼쳐진 광경을 믿을 수 없었다. 다우슨은 연구실 테이블에 쌓여 있는 노란 가루에서 뿜어져 나오는 연기를 막기 위해 재킷으로 입과 코를 가렸다.

영화 〈스카페이스*Scarface*〉의 후반부에서 알 파치노가 연기한 토니 몬태나는 옷깃에 가루를 묻힌 채 코카인 더미를 쌓아둔 책상 앞에 앉아 있었다. 그건 지금 장면과 비교하면 어린애 장난이라 할 수 있다. 그 엄청난 양은 작은 나라 전체를 마약에 취하게 할 수 있을 정도였다. 화합물 더미는 건조를 위해 알루미늄 포일 위에 놓여 있었고, 바닥에는 더 많은 더미가 쌓여 있었으며, 작은 통에는 화학 물질이 담긴 1kg짜리 지퍼백이 가득했다.

다우슨은 인쇄물에서 kg당 1000달러에 팔리는 합성 카나비노이드인 노란색 화학 물질을 가리키며 '5F-ADB'라고 말했다("서늘하고 건조한 곳에 보관하고 직사광선은 피할 것"이라는 주의사항이 쓰여 있었다). 그는 이 약물이 네덜란드에서 인기가 있다고 했다. 아마도 구매자 또는 공급망의 다른 누군가가 이것을 용매에 녹인 후 말린 식물에 뿌려 흡연할 것이다.

다음 방에서는 카나비노이드 제조에 사용되는 장비를 보여주었다. 각각 20갤런 정도를 담을 수 있는 거대한 유리 드럼 여러 개가 공중에 매달려 있었다. 그는 흰색에 주황색이 가미된 여러 종류의 화합물 봉지로 가득 찬 골판지 상자를 가리켰다. "이건 5F-MDMB-2201입니다. 러시아에서 인기가 있죠." 그러나 서구에서는 아직 널리 알려지지 않았고, 호기심 많은 인터넷 누리꾼들은 이용 가능한 정보가 부족하다고 불평했다. Drugs-Forum.com의 한 사용자는 "이 약은 매우 강력하며, mg

미만의 용량으로도 효과를 나타낸다"라고 썼다. "카나비노이드가 처음인 사람은 물론 투약 경험이 많은 사람에게도 매우 강렬하며 때로는 어렵고 무섭기도 하다."

이러한 새로운 약물은 많은 신제품이 인터넷상에서 인기를 끄는 것과 같은 방식, 즉 입소문을 통해 인기를 얻는다. NPS 환경은 매우 빠르게 진화하기 때문에 새로운 화학 물질의 출처를 알기 어려운 경우가 많다. 데이비드 니콜스가 개발한 N-폭탄이나 존 윌리엄 허프먼이 고안한 합성 카나비노이드와 같이 다수는 합법적인 학술 연구에서 직접 가져온 것이다. 그러나 합성 카나비노이드와 다른 NPS를 만든 뉴질랜드 화학자 맷 보우덴은 중국에서 제조를 시작한 후 현지 화학자들이 그의 제조법을 훔쳐 갔다고 말했다.

"지식재산권을 보호할 방법이 없었어요." 보우덴이 말했다. "어떤 사람이 무언가를 개발할 때 친구와 함께 연구하는 경우가 있습니다. 그러면 그 친구는 '이거 괜찮은 약물이군. 내가 직접 만들어야겠어'라고 생각하고 약물을 제조해 다른 곳에 판매하기도 해요." 새로운 사이키델릭을 설계하는 한 화학자는 러시아어로 된 사이코너트 게시판에서 자신들이 만든 새로운 약물을 중국 연구소에서 도용하고 인터넷을 통해 판매하는 경우가 잦아지자 포럼을 외부인에게 폐쇄했다고 말했다.

투어가 끝나고 우리는 작은 회의실 테이블에 앉았다. 한 남자가 비닐봉지에 생수와 네스카페 캔 커피를 가득 들고 들어왔다. 다우슨과 그의 파트너, 그리고 나는 설탕이 든 캔 커피를 마시며 한참 동안 이야기를 나누었다. 마침내 다우슨이 본론으로 들어갔다.

"우리는 새로운 것이든 오래된 것이든 미국에 적합한 화학 물질을 찾을 겁니다. 이 작업은 당신이 동료와 함께 해 주세요." 그는 파트너에게 통역하기 위해 잠시 멈춘 후 물었다. "얼마나 필요하죠?"

"어떤 것은 10kg, 어떤 것은 1kg 정도일 겁니다." 나는 상황을 가정하며 말했다.

그들은 의심스러운 표정을 지었다. 나는 이런 화학 물질 중 일부는 쌀 한 톨도 안 되는 양으로도 약에 취한다는 사실을 떠올렸다. "한 달에 10kg은 엄청난 양입니다." 다우슨이 말했다.

"파트너와 상의해 볼게요. 그러고 나서 다시 이야기해 봅시다."

이 정도면 만족한 것 같았다. "질문이 있나요? 없으면 여기까지 하겠습니다."

우리는 복도로 나가 엘리베이터를 기다렸다. 하지만 몇 분이 지나도 여전히 '-1'이라고 적힌 층에 머물러 있어서 모두 계단으로 내려갔다. 기사가 쉐보레 차량을 대기해 놓고 있었다. 상하이로 돌아가는 차 안에서 나는 뒷좌석에 앉아 이번 방문에 대한 기록을 내 이메일로 보냈다. 기사는 번드 호텔 앞에 나를 내려주었다.

다우슨은 작별 인사를 하며 관광 명소를 추천해 주었다. 여전히 비가 내리고 있었다. 그는 자기 우산을 가져가라고 했다. 나는 쉐보레가 떠나는 것을 보고 심호흡을 한 후 제이다에게 괜찮다고 문자를 보냈다. 그러고는 유스호스텔로 돌아갈 방법을 고민하기 시작했다.

나는 다우슨과 더 이상 연락하지 않았고, 그는 우리가 논의한 주문에 대해 나를 압박하지 않았다. 하지만 여행을 마치고 몇 달 후 그는 내 생일에 맞춰 케이크 이모티콘과 함께 스카이프 메시지를 보냈다.

이 잠입 취재는 중국 내 NPS 거래의 규모와 범위를 이해하는 데 도움이 되었다. 켐스키와 같이 직원 수가 소수에 불과한 작은 회사가 대규모로 화학 물질을 생산하는데, 이들 대부분은 최근까지 존재하지 않았고 알려진 바도 거의 없는 화합물이다. 그리고 그들은 전 세계 법 집행 기관의 레이더망 아래에서 은밀하게 움직인다. 전 세계 어떤 정부도 이러한 마약이 자국에 들어오는 것을 원하지 않겠지만, 첨단 기술을 바탕으로 마약의 제조, 마케팅, 유통이 촉진되고 있었다.

이러한 약물의 불법적인 특성에도 불구하고 켐스키는 상당히 신뢰할 수 있는 기업이다. 위장된 지하 벙커가 아니라 일반적인 사무용 건물에서 운영되기 때문이다. 다우슨과 그의 동료들은 화학, 인터넷 광고, 그리고 중국의 화학 관련 법을 잘 이해하고 있으며, 쌓여 있는 카나비노이드 더미로 미루어 보아 규모가 크지 않은 사업장치고는 생산량이 많아 보였다. 그들은 내가 상상했던 것보다 훨씬 더 큰 전 세계 비밀 화학 물질 시장을 목표로 삼고 있었다.

인터넷에 게재된 NPS 광고의 수만 봐도 알 수 있듯이 켐스키는 빙산의 일각에 불과하다. 수백 개의 중국 기업이 켐스키의 실험실과 유사한 곳에서 이러한 약물을 만들고 있을지 모른다.

하지만 우편을 통해 NPS를 보내는 켐스키와 같은 회사는 작은 부분일 뿐이다. 멕시코 카르텔이 길거리에서 유통하는 펜타닐은 실로 엄청난 양이며, 앞으로 몇 년 동안 더 늘어날 것으로 예상된다. 따라서 우편으로 유입되는 모든 마약을 차단한다고 해도 서구에서의 약물 과다 복용과 사망 사고를 막을 수는 없을 것이다. 이 펜타닐은 거의 항상 중국산 전구체로 만들어진다.

전문가들은 전구체가 카르텔 운영의 핵심이라는 데 의견을 같이한다. "카르텔이 필요한 화학 물질을 얻을 수 있는 한, 그들은 마약을 합성해 공무원에게 뇌물을 주고 무기를 구입하고 용병에게 돈을 지불할 수 있을 것이다." 웹사이트 스트라트포의 스콧 스튜어트는 이렇게 썼다. 중국이 2019년 봄에 금지한 펜타닐 유사체와 달리 대부분의 펜타닐 전구체는 중국에서 여전히 합법이다.

나는 중국의 전구체 거래에 대해 보다 깊이 이해할 필요가 있었다. 인터넷에서 이러한 화학 물질을 공개적으로 판매하는 업체를 찾는 데는 키보드 타이핑 몇 번이면 충분했다. 하지만 계속 파고들면서, 켐스키 등이 판매하는 NPS와 달리 카르텔에 판매되는 펜타닐 전구체는 중국 전역에 흩어져 있는 중소기업에서 생산되는 것 같지 않다는 사실을 깨달았다.

이들 대부분은 하나의 기업에서 나온 것으로 보였다.

17장

우한, 펜타닐 전구체의 중심지

예추안파의 사무실은 자리마다 칸막이로 구분되어 있다. 그의 좁은 자리는 다른 직원들의 자리와 별반 다르지 않다. 회사 이름은 위안청, 중국어로 "성공을 확장하는 것이 지속적으로 성장하는 길이다"라는 뜻이다. 1999년에 설립된 위안청에는 약 650명의 직원이 근무하고 있으며 중국 전역에 지사가 있다.

예는 중국 중부, 인구 1100만 명의 급성장하는 산업 중심지이자 매운 음식으로 유명한 우한의 본사에서 근무한다. 그는 화려함과는 거리가 멀고 비행기에서도 이코노미 좌석을 고집하지만, 담배만큼은 인근 유명 관광 명소의 이름을 딴 고가 브랜드인 '옐로우 크레인 타워 1916'을 선호한다. 예는 운동화를 신고 캐주얼한 복장으로 출근한다. "주변 사람들은 '사장님이 운전기사와 함께 있으면 운전기사가 사장인 줄 오인할 겁니다'라고 했다." 2007년 〈우한 모닝 뉴스_Wuhan Morning News_〉 인터뷰 기사에 실린 내용이다.

예는 이혼했으며 네 명의 자녀를 두고 있다. 직원들은 대부분 20대로 보였지만, 예는 60대이고 마른 체격에 얼굴 피부는 다소 늘어져 있으며 늘상 피곤한 기색이다. 자칭 워커홀릭인 그는 인터뷰에서 "일을 그만두는 순간 몸이 아픕니다"라고 말했다. 기사에서는 정확한 수치를 밝히진 않았지만 그의 막대한 재산을 언급하기도 했다. 회사 내부에는 는 그가 한때 우한에서 가장 부유한 사람이었다는 소문이 있는데, 이는 과장된 것이라 하더라도 그가 수년 동안 다양한 벤처 사업에서 많은 돈을 벌었으며 그중 몇몇은 매우 성공적이었다는 사실에는 의심의 여지가 없다. 하지만 현재 그의 사업체는 다른 기업과 일반 대중에게 화학 물질을 판매하는 위안청이 유일하다. 이 회사는 식품 첨가물(합성 계피 등)부터 의약품(비아그라 및 시알리스에 사용되는 약물 등), 콜라겐, 살충제, 수의약품, 단백 동화 스테로이드, 펜타닐 합성에 사용되는 전구체 화학 물질에 이르기까지 1만 가지가 넘는 방대한 화합물을 취급한다.

성공가도를 달리고 있는 이 회사는 공산당 관리로부터 여러 차례 찬사를 받았다. 그러나 위안청의 전모를 파악하는 것은 쉽지 않다. 예를 들어, 위안청은 수많은 자회사와 웹사이트를 운영하고 있는데, 일부는 영어, 일부는 중국어로 되어 있어 모회사인 위안청 그룹을 추적해 올라가기가 어렵다. 어떤 웹사이트는 스테로이드에 특화되어 있고, 다른 웹사이트는 합성 계피와 같은 제품에 주력한다. 펜타닐 성분은 일부 사이트에서는 전혀 언급되지 않지만 다른 사이트에서는 눈에 띄게 배치되어 있다.

위안청에서 판매하는 모든 제품은 관련 법률에 따라 중국 내에서는 합법이다. 하지만 아나볼릭 스테로이드 및 펜타닐 성분과 같은 일부 화학 물질은 미국과 같은 서구 국가에서는 합법이 아니며, 회사도 이 사실을 잘 알고 있다. 그렇기 때문에 민감한 제품은 가짜 포장에 넣어 고객에게 발송한다. 예를 들어, 펜타닐 전구체는 말린 바나나 스낵으로 표시된 봉지에 담겨 수출하는데 세관 직원이 이를 검사할 가능성은 희박하다.

중국에서는 펜타닐 불법 사용이 흔하지 않기 때문에 위안청과 같이 펜타닐 제품을 판매하는 회사는 수출 시장에 집중한다. 2010년대 중반 이후 특히 북미를 중심으로 전 세계 펜타닐 수요가 급격히 증가하면서 위안청은 엄청난 양의 펜타닐 전구체를 판매했다.

오남용의 문제가 있긴 하지만, 펜타닐은 분명 중요한 의료용 약물이다. 얀센 제약과 같은 합법적인 회사에서는 표준화된 기술을 이용해 펜타닐을 생산한다. 하지만 위안청은 병원이나 제약 회사를 대상으로 한 판매에만 주력하지 않으며 누구에게나 제품을 판매한다. 비트코인, 웨스턴 유니온을 통한 송금은 물론, 은행 계좌 이체도 가능하고, 페덱스FedEx와 유피에스UPS를 통해 물건을 배송하며, 세관에서의 '100% 통관'을 약속한다. 그리고 이 과정에서 미국을 비롯한 전 세계 여러 국가의 법률을 위반하기도 한다.

그러나 위안청은 비밀 마약 조직이 아니다. 회사 주소를 포함한 연락처 정보는 인터넷에 모두 공개되어 있고, 위안청 영업 사원은 이메일, 소셜 미디어, 스카이프, 심지어 전화까지 고객이 선호하는 모든 방식으로 제품에 대해 상담한다. 온라인 채팅을 할 때는 무지개, 웃는 얼굴, 악수 등 다양한 이모티콘을 사용하며, 심지어 토끼 귀와 수염을 그려 넣은 우스꽝스러운 포즈의 사진을 보내 관계 형성을 도모하기도 한다.

2017년 5월, 나는 가장 널리 사용되는 두 가지 펜타닐 전구체인 NPP와 4-ANPP에 대한 조사를 처음 시작했는데, 당시 인터넷에는 이러한 화학 물질에 대한 회사 광고가 넘쳐났다. 나중에 나는 그 회사들 대부분이 위안청 계열사라는 사실을 알게 되었다.

나는 약물에 관심이 있는 고객으로 가장해 17명의 위안청 영업 사원과 메시지를 주고받거나 대화를 나눴고, 때로는 한 번에 몇 시간씩 회사의 제품, 관행, 근무 환경, 심지어 파괴적인 화학 물질 판매에 대한 직원들의 철학까지 다양한 주제로 폭넓은 대화를 이어갔다. 영업 사원들은 줄리, 션, 데미와 같은 이름을 사용했으며 영어 구사 능력은 채용 시 주요 자격 요건이었다. 위안청의 선전 지사 책임자인 한 영업 사원은 자신의 중국 이름은 첸리이지만 영업 사원으로서 '영어 이름'인 아벨을 사용한다고 했다. "10kg 미만은 특급 배송, 10kg 이상은 항공 배송입니다." 그는 NPP와 4-ANPP 패키지를 어떻게 미국으로 보내느냐는 질문에 이렇게 답했다.

내가 중국에 가면 공항에 마중 나오겠다고 한 사람들도 있었다.

"공식적으로는 식품 첨가물입니다." 알리사라는 이름의 위안청 영업 사원은 회사가 전문으로 취급하는 제품이 무엇이냐고 묻자 이렇게 답했다. "하지만 비공식적으로는 스테로이드와 4-ANPP, NPP이죠."

케이라는 직원은 이 펜타닐 전구체는 중국 고객에게는 공급되지 않고 '수출용으로만' 판매한다고 말했다. 그들이 받은 주문량은 대개 '50~100kg'이었다. 영업사원마다 화학 물질의 가격을 다르게 제시했는데, kg당 500달러(NPP)에서 2750달러(4-ANPP)까지 다양했다. 아마도 4-ANPP가 펜타닐로 만들기 쉽기 때문에 더 비싼 것 같았다.

그들은 멕시코와 미국이 가장 큰 시장이라고 했다.

알리사는 "대부분 멕시코로 배송됩니다"라고 말했고, 스카이프에서 만난 Ian.Dang이라는 닉네임의 위안청 영업 사원도 "이 제품은 미국과 멕시코에 대량으로 판매됐어요"라고 했다.

첸리 역시 "우리 제품은 미국보다는 멕시코에 더 많이 팔립니다"라고 말했다.

거의 2년에 걸친 조사 끝에 나는 위안청이 멕시코, 미국 및 기타 국가에서 사용되는 불법 펜타닐 전구체를 다른 어떤 회사보다 많이 판매했을 가능성이 높다는 결론에 이르렀다. 위안청은 비밀 지하 네트워크나 테러리스트 조직을 통해 제품을 판매하지 않았다. 그들은 대형 오피스에서 함께 일하는 젊고 활기찬 영업 담당자들을 통해 인터넷으로 판매했다. 교묘한 구인 광고를 게시하고 직원들에게 공짜 휴대전화를 제공하는 이곳은 공공연하게 운영되는 독극물 공장이다.

중국은 펜타닐 전구체 화학 물질의 수출을 막겠다고 약속했지만 아직까지 이를 이행하지 않고 있다. 오히려 정반대의 행보를 보이고 있는데, 다양한 지원 프로그램을 통해 위안청이 제국을 건설하는 데 도움을 준 것이다.

콜롬비아 및 멕시코의 무법 카르텔과 파블로 에스코바, 엘 차포와 같은 배신자 마약 보스의 흥망성쇠에 대한 이야기는 지금까지 무수히 회자되었다. 하지만 예추안파의 이야기는 다르다. 중국 자본주의의 부상을 민첩하게 탐색한 그의 이야기는 중국만의 독특함을 담고 있다. 그리고 글로벌 자본주의에 힘입어 중국의 화학 산업이 어떻게 강력하고 파괴적이며 통제할 수 없는 괴물이 되었는지에 대해 집중 조명한다.

예추안파는 정부의 우선순위에 발맞추면서 신흥 산업에서 기회를 포착해 개인적 부를 쌓은 기업가였다. 중국에서는 뛰어난 비즈니스 능력 외에도 정치권의 바람이 어느 방향으로 불고 있는지 파악하는 것이 무엇보다 중요하다.

"예추안파는 매우 평범한 옷을 입는다." 2004년 〈케미칼 앤드 엔지니어링 뉴스〉는 우한의 유명 화학 기업에 대한 기사에서 이렇게 전했다. "이는 중국이 새로운 기업가들을 포용할지 아니면 감옥에 넣을지 불투명했던 1980년대에 그가 채택한 전략이다."

기사에는 스테로이드나 펜타닐에 대한 언급이 없다. 이 기사가 공개될 당시에는 펜타닐이 아직 유행하지 않았기 때문이다. 당시 위안청은 자신의 레스토랑과 노래방 인근의 엔터테인먼트 단지에 본사를 두고 있었고, 산업용 페인트부터 일반 가정에 놓을 만한 조각품까지 모든 것을 제조하는 회사를 소유하고 있었다. "그들은 온갖 종류의 사업을 했습니다." 기사를 작성했던 홍콩 수석 특파원 출신 장 프랑수아 트렘블레이가 기억을 떠올렸다. "그들은 석고로 된 기이한 정원 조각상도 만들었어요."

예는 1953년 우한에서 공장 노동자의 아들로 태어났다. 그는 직업학교에서 학업을 마치고 병원 약사로 경력을 쌓은 후 사업을 시작했다. 예추안파의 기업가적 열망은, 마오쩌둥의 경제 및 문화 실험으로 상처 입은 농촌 사회였던 중국이 글로벌 경제 강국으로 변모하기 시작한 1978년 자본주의 개혁과 맞물렸다. 1979년, 예는 푸젠성으로 이주하여 현지 파트너와 함께 사업을 시작했다. 푸젠성은 대만과 가까웠고, 그의 파트너는 중국 본토에서 원하는 상품을 구할 수 있는 친구가 있었다. "시계, 스테레오, 가죽 등 모든 제품에 대한 수요가 넘쳐났어요. 구할 수만 있다면 판매에 대해서는 걱정할 필요가 없었죠." 예가 말했다. 예는 1980년대에 우한 부동산에 투자해 재산을 모았고, '중국 당국의 부유층 단속에 대비해' 80년대 말에 홍콩으로 이주했다. 오늘날에도 펜타닐 전구체를 구매하는 위안청의 고객은 홍콩에 있는 예의 씨티은행 또는 중국공상은행 계좌로 직접 대금을 이체할 수 있다. 그는 자택 주소를 홍콩 주룽으로 기재했다. 그에게서는 우한 억양과 홍콩 억양이 섞인, 자수성가한 남자의 투박한 말투를 들을 수 있다.

고향이 그리웠던 예는 1994년 우한으로 돌아와 요식업과 서비스업을 시작했다. 자본주의를 향한 중국의 발걸음은 계속되었고, 1990년대 후반에는 '공공 부문 후퇴, 민간 부문 발전'으로 알려진 개혁이 시작되었다. 2001년, 예는 수백만 달러를 투자해 자신의 이름을 딴 '지아 예'라는 호텔을 개보수해 새롭게 단장했다. 호텔 정문 위에는 그리스 신화에 나오는 시의 여신 에라토가 하프를 들고 있는 모습을 금으로 정교하게 도금한 조형물이 세워져 있었다. 예는 정글처럼 꾸며진 같은 이름의 테마 레스토랑도 열었다. "지아 예에서 식사를 한 사람들은 아마존 열대 우림과 태국을 테마로 한 실내 장식에 대해 찬사를 아끼지 않았다." 2006년 〈창장일보〉 기사는 이렇게 보도했다. "이 기업은 '인간과 자연'이 공존하는 문화를 장려하며 사람들이 피크닉을 즐기듯 식사할 수 있게 한다."

새 천 년의 첫해에 정부는 경제의 상당 부분을 민영화했는데, 예는 이 기회를 놓치지 않고 국영 공장과 기업을 사들였다. 곧 그의 기업들은 기계 부품, 화학 제품, 가구, 로마식 장식용 기둥 및 기타 여러 제품을 판매하기 시작했다. 이 중 일부는 사양길에 접어들긴 했지만 우한에서 여전히 잘 알려진 브랜드였고, 예는 이들을 역동적인 민간 기업으로 재탄생시키기 위해 최선을 다했다. 그는 2004년에 이렇게 말했다. "중국에서 가장 큰 기회는 국영 기업을 헐값에 인수하는 겁니다. 외국 투자자들은 거의 하지 않는 일이죠."

예는 곧 아스파탐에서 멜라토닌, 화학 코팅에 이르기까지 온갖 제품을 판매하는 화학 산업에 주력하기 시작했다. 2004년 〈케미칼 앤드 엔지니어링 뉴스〉 기사에서는 위안청이 "연간 최대 150톤의 천연 비타민 E를 추출할 수 있는 공장 건설을 거의 완료했다"라고 보도했다. 그 해 위안청은 합성 계피 제품에도 거액을 투자했다.

계피나무 껍질에서 추출한 천연 계피는 향신료로 가장 많이 사용되지만, 합성 계피는 사탕 향료, 살충제, 부식 억제제, 그리고 천식, 탈장 통증, 발기 부전, 심지어 불임 치료용 전통 의약품 등 다양한 용도로 사용된다. 회사 홍보 자료에는, 위안청이 이러한 화학 물질에 대한 생산 허가를 취득한 최초의 중국 기업이었으며, 이후 '세계 최대 규모의 계피 제품 공급업체'가 되었다고 나와 있다.

회사는 중국 밖에서 시장 점유율을 더욱 높이고자 했다. 2001년 중국이 세계무역기구에 가입한 후, 위안청은 국가로부터 제품을 수출할 수 있는 허가를 받았다. "위안청은 아주 일찍 수출 사업 허가를 받았다." 창장일보는 이렇게 전했다. "심지어 일부 자회사는 유럽과 북미 시장에만 주력한다. 위안청의 모든 신입 사원은 영업 활동을 위해 영어 실력이 뛰어나야 한다."

당시 위안청이 스테로이드나 펜타닐 성분을 판매했는지는 불분명하지만, 회사는 지금과 마찬가지로 대외적으로 좋은 평판을 유지했다.

내부 자료에 따르면 이 회사는 중국 최고의 명문 대학 중 하나인 우한 대학교와 협력해 제품 및 관리 시스템을 개발했다. 위안청은 중국 정부의 전폭적인 지지를 받았다. 2007년에는 〈우한 모닝 뉴스〉 독자들의 추천으로 '기업가 정신' 수상자 후보에 오른 예추안파가 중국 공산당으로부터 지역사회 최고의 비즈니스 리더 중 한 명으로 공개 표창을 받기도 했다.

하지만 회사는 어려움을 겪었다. 특히 계피 사업이 큰 타격을 입었는데, 2013년 초 예추안파는 기자회견을 열어 인근 장시성에 있는 신간이라는 경쟁업체가 자사의 계피 제품에 관한 지적 재산을 도용했다고 발표했다. 그는 이 업체가 비슷한 계피 제품을 생산해 더 낮은 가격에 유통했다고 주장했다.

이 이야기를 보도한 중국 뉴스 매체는 특허를 침해한 것으로 추정되는 경쟁업체에 연락을 시도했지만 실패했다. 하지만 흥미롭게도 위안청의 합성 계피 기밀을 유출한 장본인인 전 공장장이 기자회견에 참석했다. 주루후이라는 이름의 이 남성은 신간 대표가 위안청에서 정보를 빼내면 30만 위안(약 5600만 원)과 자사 계피 사업의 지분을 주기로 약속했다고 말했다.

뉴스 기사에서는 "2011년 9월, 약속한 30만 위안을 받은 후 그는 설계도, 장비 및 기타 필수 정보를 유출했다"라고 전했다. "신간은 또한 위안청에서 다수의 영업 담당자를 영입해 고객 정보를 확보했다." 결국 신간은 '전체 생산 과정을 효율화'한 셈이다.

독점 정보가 유출되었다는 사실을 알게 된 예는 경찰에 신고했고,

오랜 조사 끝에 주루후이는 체포되어 자신의 범죄 사실을 인정했다. 그는 "이번 사건이 발생한 후 건물에서 뛰어내리려고 했습니다"라고 말했지만, 왜 감옥에 가는 대신 기자회견장에 나왔는지는 설명하지 않았다.

그럼에도 불구하고 피해는 막심했다. 합성 계피 제품에 3000만 위안(약 56억 원)을 투자한 예는 회사의 인력을 축소하고 계피 제품 생산을 줄일 수밖에 없었다고 말했다. "이로 인해 회사에 막대한 손실이 발생했습니다."

하지만 예추안파는 여전히 다양한 분야의 사업을 유지했고, 새로운 사업도 시작했다. 2007년경에는 지아룬강 온천 빌라라는 리조트를 개장했다. 중국에서 '시골 관광'이 유행하던 당시, 이 리조트는 인구 밀집 지역인 우한 주민들을 위한 주말 안식처로 각광받았다. 도시 외곽 방대한 부지에 자리 잡은 이 리조트는 자룬강과 고속도로에 접해 있으며, 라스베이거스 스타일의 '오천 년의 세계'라는 테마로 돔과 로마식 조각상으로 장식한 화려한 건축물이었다. 리조트는 호텔, 레스토랑, 스파, 회의실, 영화관, 번지점프까지 다양한 시설을 갖추고 있었고, 그 중심에는 나무와 바위 구조물로 둘러싸인 온탕과 수영장이 있는 거대한 야외 온천 공간이 있었다. 홍보물에는 비타민과 영양소가 풍부한 천연 탄산 온천수가 공급되는 온천에 대한 내용이 가득했다. "이 온천에 몸을 담그고 나면 마음이 안정되고, 몸속 열기가 사라지고, 생체 연결망이 강화되고, 혈액에 생기가 돌고, 독소가 제거되고, 근육이 재생됩니다."

1억 5000만 위안(약 280억 원) 규모의 이 리조트는 대대적인 홍보와 공격적인 프로모션을 펼치며 개장했다. 하지만 안타깝게도 방문객 대부분은 기대 이하라고 평가했다. 일부에서는 지아룬에 천연 온천이 아니라 '끓인 물'이 있다고 비판했다. 실제로 이 리조트의 광고 내용은 '기만적'인 것으로 드러났다. 위안청의 계피 비법을 도난당했다는 발표가 나온 지 약 두 달 만에 리조트도 큰 타격을 입었다. 2013년 봄에는 학생들이 나무 지붕 아래에서 바비큐를 하다가 발생한 것으로 추정되는 대형 화재로 리조트의 상당 부분이 소실되었다. 다행히 인명 피해는 없었지만 소방관들이 수영장의 물을 사용해 불길을 잡는 데만 몇 시간이 소요되었다.

리조트는 큰 피해를 입었다. 불에 그을린 자국 중 일부는 지워지지 않았고, 몇몇 시설은 계속 사용되었지만 얼마 지나지 않아 리조트 전체가 영구 폐쇄되었다. 리조트에서 벌목된 나무는 대형 트럭으로 옮겨졌고, 군에서 운영하는 직업 훈련 프로그램에서 건물 한 채를 인수했다. 고속도로를 지나는 이 지역 운전자들은 지금도 리조트의 푸른색과 금색 외벽이 부식되어가는 모습을 볼 수 있다. 호텔 객실은 쑥대밭이 되었고, 레스토랑의 유리창은 깨졌으며, 노천탕은 다시 자연 그대로의 모습으로 돌아갔다. 마치 지구 종말 이후를 다룬 영화에서나 볼 법한 장면이었다.

예의 온천이 실패하고 합성 계피의 비밀이 도난당하면서 그의 사업은 재정적 타격을 받았을 가능성이 높지만 그럼에도 불구하고 그는 재기했다.

그의 자녀들이 승승장구한 것이 큰 도움이 되었다. 2014년 예추안파의 딸 예시는 아버지를 대신해 위안청의 법률 대리인으로 취임했다. 법률 대리인은 회사를 대신해 법적 계약을 체결하고, 법률을 위반할 경우 정부에 최종 책임을 지는 등 서구에서는 찾아볼 수 없는 막강한 직책이다.

이후 예시는 아버지의 회사에서 최고 경영자 자리에 올랐다. 2016년 위안청의 보도자료에는 "예시 동지는 위안청의 새로운 경제를 이끌고 혁신적인 분야의 리더가 될 것입니다"라는 문구가 적혀 있었다('동지'는 그녀가 거의 9000만 명의 다른 중국인과 마찬가지로 공산당 당원임을 의미한다). 그녀는 아버지가 은퇴한 후 회사를 물려받기 위해 준비 중인 것으로 보였지만, 2019년 2월 예추안파는 최근 대학을 졸업하고 위안청에서 '훈련' 중인 아들 예지아런을 차기 후계자로 선언했다(예추안파는 예시가 현재 회사의 부동산 사업에 전념하고 있다고 말했다).

예추안파의 아들은 번창하는 회사를 물려받을 것이다. 2013년 계피 기밀 도난 사건과 온천 화재 이후 위안청은 비약적인 성장을 경험했다. 이 시기는 불법 펜타닐 시장이 폭발적으로 성장한 시기와 일치한다.

18장

중국 정부의 정책적 지원

전구체는 그 자체로는 중독 물질이 아니지만, 약물 제조 과정에서 가장 필수적이며 가장 구하기 어렵기 때문에 가장 중요한 성분이라 할 수 있다. 특히 슈도에페드린은 미국에서 판매가 규제되기 전 미국 시골 지역의 화학자들이 메스암페타민을 제조하는 데 사용했던 것으로 유명하다. 이 산업이 멕시코로 진출한 후 멕시코 카르텔은 중국 기업으로부터 슈도에페드린(그리고 또 다른 메스암페타민 전구체인 P2P)을 구매하기 시작했고, 메스암페타민 위기는 지속되었다.

　DEA에 따르면, 펜타닐을 만드는 데 가장 일반적으로 사용되는 두 가지 전구체 화학 물질은 NPP(N-펜에틸-4-피페리돈)와 4-ANPP(4-아닐리노-N-펜에틸피페리딘)이다. 이러한 전구체를 완성된 펜타닐로 전환하는 대표적인 과정을 '지그프리드' 방식이라고 하는데, 이는 1990년대에 누군가가 온라인에 이 기술을 발표할 때 사용한 가명에서 비롯된 것으로, 세상에서 가장 쉬운 펜타닐 제조법이다. 즉, NPP를 아닐린이라는 화합물과 반응시킨 다음 '환원'하여 4-ANPP를 만들고, 이를 다시 염화프로파노일이라는 화합물과 반응시켜 펜타닐을 만드는 것이다.

중국은 10년 넘게 멕시코 제약 회사에 펜타닐 전구체를 공급해 왔
다. 2006년에는 리카르도 발데즈 토레스라는 화학자가 멕시코 톨루카
인근 실험실에서 미국 수출용 펜타닐을 제조하다 적발되었는데, 그는
중국 샤먼에 본사를 둔 화학 회사 킨베스터로부터 NPP를 구입한 사실
을 인정했다. 이렇게 생산된 약물이 2005년부터 2007년까지 시카고와
필라델피아를 비롯한 여러 도시에서 약 1000명이 목숨을 잃은 미국 펜
타닐 사망 사건의 주요 원인으로 보인다.

이는 사실상 오늘날의 펜타닐 대유행을 야기한 첫 번째 물결이었
다. 이 사건 이후 미국은 2007년에 NPP를 1급 마약(현재 의료용으로 허
용되지 않은 약물) 목록에 등재해 이 화학 물질과 관련된 미국 내 모든 거
래를 DEA에 제출하도록 의무화했다. 얼마 지나지 않아 4-ANPP가 2
급 마약(남용 가능성이 높은 약물) 목록에 추가되었다. 이 둘은 펜타닐이
나 펜타닐 유사체를 제조하는 용도 외에는 다른 쓰임이 없다. 유엔마
약범죄사무소의 불법 합성 마약 전문가인 마틴 라이텔후버는 "NPP와
4-ANPP가 꼭 필요한 다른 제품은 들어본 적이 없습니다"라고 말했다.
DEA 대변인 멜빈 패터슨 역시 미국 내 누구도 중국 회사로부터 이러
한 화학 물질을 구매할 정당한 이유가 없다고 했다. "미국 내에도 펜타
닐을 공급하는 기업이 많기 때문에 미국은 공식적으로 펜타닐을 수입
하지 않습니다. 중국에서 들어오는 모든 것은 불법적으로 거래된 거죠.
전구체도 마찬가지입니다."

중국은 미국이 이러한 전구체 화학 물질을 규제하기 시작한 지 10
년이 지나서야 규제에 나섰다. 그 결과 2010년대 들어 펜타닐 위기가
가속화되기 시작했을 때, 위안청을 비롯한 다른 중국 기업들은 중국 정

부의 규제가 거의 없는 상태에서 합법적인 NPP 및 4-ANPP 판매에 유리한 입지를 점할 수 있었다. "제조에 대한 조사도 거의 없었고, 생산 보고 및 생산 제한 또는 수출 제한에 직면한 경우도 거의 없었습니다." 2018년 9월 랜드 코퍼레이션의 중국 마약 전문가 브라이스 파르도는 의회에서 이렇게 증언했다.

이는 위안청이 자체 홍보 자료에서 기술한 성공적인 시기와 일치한다. 채용 관련 홍보물에는 2013년에 '플랫폼 거래 3억 건을 달성'했고 이듬해에는 '5억 건을 달성'했다고 명시되어 있다(정확히 무엇을 거래로 간주하는지는 불분명하다). 회사 웹사이트에서는 이렇게 주장한다. "2015년 수출액은 20억 위안(약 3750억 원)에 달했습니다. 위안청의 발전은 중국 경제의 급속한 성장을 증명했으며 전 세계가 중국을 이해할 수 있는 계기가 되었습니다. … 2015년에는 총매출액이 50억 위안(약 9380억 원)을 돌파하여 매년 수천만 달러를 국가에 공헌하고 있습니다." 또 다른 회사 웹사이트에서는 위안청이 '유럽, 미국, 아시아 및 기타 대륙'과 '좋은 비즈니스 관계'를 구축했다고 기술하고 있다.

위안청은 수년 동안 펜타닐 전구체를 판매해 왔지만, 2010년대 중반 펜타닐 위기가 가속화되면서 사업이 더욱 번창했다. 2017년 중반까지 이 회사는 수많은 인터넷 웹사이트에 광고를 게재했다. 그 무렵 '중국에서 NPP 구매' 또는 '4-ANPP 중국'과 같은 검색어를 구글에 입력하면 전구체를 판매하는 회사들이 여러 페이지에 걸쳐 표시되었는데, 일부 링크를 제외하면 대부분 위안청과 연관된 회사로 연결되었다. 심천 센디 바이오테크놀로지Shenzhen Sendi Biotechnology, 주하이 우메이 테크놀로지Zhuhai Wumei Technology, 켐제이, 우한 허중 바이오화학 제조Wuhan Hezhong Bio-Chemical Manufacture, 우한 헝오 사이엔테크Wuhan Hengwo Scien-Tech Co. Ltd., 항저우 풀루오 바이오로지컬 테크놀로지Hangzhou Fuluo Biological Technology, 주하이시 솽보지에 테크놀로지Zhuhaishi Shuangbojie Technology, 광저우 화아오 화학Guangzhou Huao Chemical 등이 이에 해당한다. 해당 사이트를 면밀히 검토하고 은행 계좌 정보를 분석하고 직원들과 인터뷰한 결과, 이들 모두 위안청 산하에 있으며 예추안파가 직접 대금을 수령하는 것으로 드러났다.

회사는 이러한 전구체가 펜타닐 제조에 사용된다는 사실을 알고 있다. 예추안파 자신도 이를 인정했으며, 마케팅 자료에서도 이를 명확히 확인할 수 있다. 예를 들어, 위안청 계열사인 우한 헝오 사이언테크의 제품을 소개하는 웹사이트에는 NPP가 '펜타닐 및 관련 오피오이드 합성에 필요한 전구체'로, 4-ANPP가 '펜타닐 합성의 중간체'로 명시되어 있다.

이 회사의 영업 사원들은 자신들이 중국에서 이러한 전구체 화학물질을 가장 많이 판매한다고 주장했다. 익명을 요구한 한 직원은 "우리 회사에서 대부분의 NPP와 4-ANPP를 판매합니다"라고 했고, 또 다른 직원인 첸리 역시 펜타닐 전구체인 N-페닐피페리딘-4-아민을 가리키며 "우리는 중국에서 이 제품을 제조하는 유일한 회사입니다"라고 말했다.

물론 영업 사원은 회사 제품을 판매하기 위해 돈을 받고 있으며, 전 세계 펜타닐 전구체 공급량 중 위안청이 얼마나 담당했는지는 정확히 알 수 없다. 2016년 당시 존 케리 미국 국무장관은 반기문 유엔 사무총장에게 서한을 보내 NPP와 4-ANPP를 국제적으로 규제할 것을 요청했다. 이 서한에 첨부된 문서에 따르면, 미국은 "전 세계적으로 최소 178개의 NPP 공급업체와 79개의 ANPP 공급업체를 파악했으며, 이 중 절반 이상이 중국에 있다"고 적혀 있다. 하지만 어떻게 이러한 수치를 산출했는지는 명확하지 않으며, 공급업체가 어디인지도 공개하지 않았다. 미 국무부는 세부 정보 제공을 거부했으며 당시는 정보공개법Freedom of Information Act이 적용되기 전이었다. 위안청의 자회사가 이러한 공급업체 중 상당수를 차지했을 가능성이 높지만, 일부는 인도에서 왔을 수 있고 일부는 현재 존재하지 않을 수도 있다.

하지만 위안청은 규모 면에서 다른 모든 판매자를 압도하는 것으로 보인다. 확실하게 알기는 어렵지만, 영업 인력의 규모, 유령 회사의 수, 광고의 영향력을 볼 때 위안청이 다른 어떤 회사보다 불법 NPP 및 4-ANPP를 많이 판매한 것으로 추정되며, 따라서 이들은 펜타닐 사태에 대한 책임이 막중하다.

펜타닐은 중국에서 의료 목적으로 사용이 허용되어 있고, 의료용 펜타닐은 중국뿐만 아니라 미국, 벨기에, 인도 등 다른 국가에서도 합법적으로 제조된다. 펜타닐을 수출할 때는 국제마약통제위원회International Narcotics Control Board, INCB에 의해 마이크로그램(μg) 단위까지 엄격하게 통제되고 관리된다. INCB는 펜타닐의 규제에 관한 1961년 마약류 단일 협약 등 유엔 마약 조약을 감독한다.

펜타닐 전구체 역시 INCB의 감독을 받고 있다. 2017년 3월, 존 케리 국무장관의 요청에 따라 1988년 유엔 마약 및 향정신성 물질 불법 거래 방지 협약의 일환으로 펜타닐과 4-ANPP가 국제적으로 통제되는 마약 목록에 추가되었다. 1961년 조약과 마찬가지로 미국, 중국, 멕시코, 대부분의 주요 유럽 국가, 라틴 아메리카 국가 및 아시아 국가가 이 협약에 서명했다. 이 협약은 NPP 및 4-ANPP의 거래에 대해 엄격한 프로토콜을 요구한다. "수출국 정부는 각 개별 선적에 대해 수출 전 통보를 해야 합니다." INCB 사무국의 전구체 통제과 소속 라이너 펑스가 말했다. 펜타닐 전구체를 수출하는 회사는 자국 정부에 판매 사실을 알려야 하고, 수출국은 INCB가 관리하는 온라인 시스템에 거래를 기록해야 하며, 이는 수입국 정부에 통보된다.

매년 합법적으로 수출되는 펜타닐 전구체의 양은 국제적으로 통제되는 다른 전구체와 비교할 때 매우 적다. 합법적인 펜타닐을 합성하는 회사들은 대개 전구체를 직접 만든다. "국제 거래는 매우 적습니다." 펑스가 말했다. "연구용 및 실험실의 표준 참고 자료용이죠." 2019년 2월 현재, INCB 사무국 기록에 의하면 2017년 화학 물질이 통제된 이후 NPP는 10건, 4-ANPP는 12건만 합법적으로 선적했다.

그러나 위안청은 NPP와 4-ANPP를 판매하는 내내 INCB의 모니터링 시스템에서 제외되었다. 펜타닐 전구체 판매를 보고할 필요도 없었다. 2017년 3월에 NPP와 4-ANPP가 국제적으로 규제되었음에도 불구하고 중국은 2017년 11월까지 이를 따르지 않았기 때문이다. 각국에 준수 유예 기간이 주어졌기 때문에 이는 이례적인 일이 아니었다. 예를 들어 멕시코는 2017년 7월부터 NPP와 4-ANPP를 규제했다. 이후 중국이 해당 제품을 규제하자, 위안청은 NPP와 4-ANPP의 판매를 중단하고 중국에서 아직 규제되지 않은 다른 펜타닐 전구체를 판매하기 시작했다.

그러나 중국이 NPP와 4-ANPP를 규제하기 전에도 위안청의 영업 사원들은 전구체를 수출하는 대부분의 국가(전부는 아니더라도)에서 해당 전구체가 규제 대상이라는 사실을 알고 있었다. 실제로 이들은 미국 세관 절차를 통해 제품을 밀수하는 방법을 설명했다. 첸리는 "중국에서 미국으로 가는 이중 경로가 있어서 심천에서 미국의 모든 도시까지 100% 통관을 보장할 수 있습니다"라고 자랑스레 말했다. "중국과 미국의 통관을 관리하는 담당자들과 긴밀한 관계를 맺고 있다는 뜻이죠."

스카이프에서 펜타닐 전구체, 스테로이드와 같은 민감한 제품이 온전하게 도착할 수 있도록 만든 가짜 포장의 예를 보여준 사람도 있다. 가짜 포장에는 개 사료로 표시된 봉투와 '고글루텐 밀가루'라고 적힌 빵 사진이 있는 작은 상자 등이 있었다. 모두 완전히 합법적으로 보였다. 줄리라는 이름의 위안청 영업 사원은 '변조 방지' 봉투, 테이프, 상표는 물론 세관 검사를 피할 수 있는 '홀로그램 상표'도 보여주었다.

익명을 요구한 위안청의 한 영업 사원은 NPP와 4-ANPP 배송에 대해 "문제가 생기지 않을 겁니다"라고 말했다. "우리는 제품을 발송한 다음에도 물건의 이동 경로를 계속 체크합니다. 만약 세관에서 문제가 발견되더라도 배송업체에 연락하지 말라고 해 놓았기 때문에 세관에서는 당신을 찾지 못할 겁니다. 안전하지 않다고 생각되면 가짜 수취인 이름을 알려주셔도 됩니다. 실제로 거주하지 않는 배송지 주소도 알려주세요."

2011년 위안청은 회사가 위치한 후베이성 경제위원회로부터 '중부 지역의 발전을 촉진하는 데 기여한 공로'를 인정받아 '경제 건설 선도 기업'상을 수상했다. 이는 후베이성 고위 공산당원들이 수여하는 영예로운 상이다. 같은 해에 정부로부터 재정적 인센티브를 받을 수 있는 '첨단 신기술 기업New and High Technology Enterprise'으로 공식 인증받았으며, 2012년에는 '전문가와 대중이 뽑은' 후베이성 10대 '혁신 기업' 중 하나로 선정되었다. 2016년에는 우한 최고의 기업가를 선정하는 대회에서 최종 후보에 올라 '하이테크 기업 설립의 성공적인 모델'로 선정되기도 했다.

화학 물질을 만들어 판매하는 위안청을 '기술' 기업이라고 부르는 것이 다소 어색해 보이지만, 중국에서는 기술이라는 용어가 다르게 사용된다. 워싱턴 DC에 본사를 둔 피터슨 국제경제연구소의 연구 분석가인 루시 루는 "컴퓨터나 칩, 반도체를 만드는 기업만 기술 기업이 아닙니다"라고 했다. "예를 들어 화학 회사가 새로운 화학 물질이나 신약을 발명해도 중국에서는 기술 기업으로 간주됩니다."

중국의 생명공학 산업은 활기를 띠고 있다. 최근 몇 년 동안 정부가 규정을 변경한 덕분에 신약 허가가 쉬워졌고 신생 기업이 중국 주식 시장에서 자금을 조달할 수도 있게 되었기 때문이다. 이러한 유형의 기업에는 다양한 인센티브가 제공되며, 그 결과 여러 기존 기업들이 회사의 정체성을 바꾸고, 기술이나 생명공학이라는 단어를 추가하며 사명을 변경했다.

지난 10여 년 동안 중국은 화학 및 제약 산업을 장려하기 위해 기업에 유리한 세제 혜택, 보조금, 직접적인 재정 지원을 제공해 왔다. 이러한 인센티브는 혁신을 촉진하고 해당 산업을 성장시키는 데 도움이 되었지만 위험한 NPS가 등장하면서 끔찍한 부작용이 발생했다. 혁신을 촉진하기 위한 자금이 펜타닐, 펜타닐 전구체, 합성 카나비노이드 및 기타 위험한 제품을 수출하는 회사로 흘러들어갔기 때문이다. 중국 중앙 정부가 이 사실을 얼마나 인지하고 있는지는 불분명하다. 나는 중국 국가마약통제위원회와 워싱턴 DC 주재 중국 대사관에 논평을 요청했지만 모두 응답하지 않았다. 분명한 것은 위안청 같은 회사가 펜타닐 대유행을 일으킨 화학 물질을 판매했음에도 불구하고 막대한 정부 지원을 받았다는 사실이다.

2011년 공식 첨단 신기술 기업으로 선정된 것이 위안청의 운명에 결정적인 도움이 되었다. 이 회사는 혁신적인 화학 기술로 이 같은 자격을 얻었는데, 회사 측에 따르면 여기에는 신나밀 신나메이트라는 향료의 제조 방법과 여러 화학 추출 공정을 포함하여 수년에 걸쳐 선보인 180가지 '자체 개발 제품'과 50개 이상의 특허가 포함되었다.

첨단 신기술 기업 지위를 통해 위안청은 세금 우대는 물론, 연구 개발 및 직원 교육과 관련된 다양한 세금 환급 및 변제 혜택도 받을 수 있게 되었다. "2008년 1월 중국의 새로운 기업 소득세법이 발효된 이후 중국 중앙 정부 및 지방 정부는 첨단 신기술 기업에 대한 일련의 세금 인센티브를 시행했다." 아시아 비즈니스 자문 회사인 데잔 시라 앤드 어소시에이츠Dezan Shira & Associates는 브리핑에서 이렇게 밝혔다. "중국에서 수익성이 높은 산업인 하이테크 기업은 다양한 보조금, 세금 면제 및 정부 자금 지원 제도를 적극적으로 신청하면 세금 부담을 크게 줄이고 시장 입지를 개선할 수 있다."

한편, 중국 과학기술부는 특별 산업 구역을 조성해 기술 기업에 자원을 투자하고 마케팅 및 인력 양성을 지원하는 '횃불 프로그램Torch Program'을 운영하는데, 위안청은 이 이니셔티브를 통해 3년간 지원을 받았다. 〈허핑턴 포스트*Huffington Post*〉는 중국의 횃불 프로그램이 규모, 범위, 상업적 성과 면에서 세계에서 가장 성공적인 기업 지원 프로그램이라고 평가하며 다음과 같이 말했다. "중국 정부의 모든 프로그램 중에서 중국의 첨단 기술 혁신과 창업을 촉진한 유일한 프로그램이다." 또한 위안청은 '농촌 지역에 현대 기술 보급을 목표로 하는' 스파크 프로그램Spark Program과 혁신 기금Innovation Fund의 수혜자이기도 한데, 두 가지 모두 과학기술부에서 관리한다. 혁신 기금은 '신흥 산업 분야의 3000개 이상의 프로젝트에 35억 위안(약 6580억 원)의 투자를 집행'했으며, 2012년에는 '새로운 은/구리 촉매를 이용한 계피산(결정질) 산화' 프로젝트에 50만 위안(약 9400만 원)의 상금을 수여했다. 1년 후 이 회사는 후베이성 샤오난 지역에서 주최한 기술 혁신 프로그램을 통해 해당 특허로 5만 위안(약 940만 원)을 받았다.

위안청의 자회사 중 일부는 산업특구에 주소를 두고 있다. 이는 토지 보조금, 임대료 보조금, 공유 제조 인프라 및 기타 자원을 통해 중국 기업을 육성하기 위한 프로젝트이다. 피터슨 국제경제연구소의 무역 전문가인 게리 후프바우어는 "중국은 산업단지를 조성하고 기업체를 유치하는 데 아낌없는 지원을 해왔습니다"라고 말했다. "토지는 물론이고 관리 비용도 상당히 절감할 수 있죠." 첨단기술특구에서 사업을 운영하며 얻는 이익은 기업의 수익에도 지대한 영향을 미친다. "첨단기술특구는 중국 경제 성장의 주요 동력이 되었습니다." 과학기술부 횃불 첨단기술산업개발센터의 장즈홍 소장이 말했다.

피터슨 국제경제연구소의 연구 분석가 루시 루는 "정부가 기업의 보조금 신청을 승인할 때 해당 기업이 실제로 어떤 제품을 생산하고 있는지 제대로 파악하지 못하는 것 같습니다"라고 말했다.

과학 기술 역량을 강화하고 중국의 경제 부흥을 촉진하기 위한 프로그램을 이용하는 악덕 기업은 위안청만이 아니다. NPS와 전구체를 제조하는 것으로 알려진 다른 회사들도 정부의 지원을 받았다.

중국인 옌샤오빙이 이끄는 5A 파마텍5A Pharmatech Co.도 그중 하나다. 옌샤오빙은 2017년 9월 펜타닐 유통 혐의로 미국에서 기소되어, 법무부가 선정한 전 세계 최다 마약 밀매업자 명단에 올라 있다. 그는 플라카, N-폭탄, 합성 카나비노이드, 메틸론, 펜타닐, 펜타닐 유사체 등 다양한 NPS 제조를 공모한 후 미국을 비롯한 20여 개국에 유통한 혐의를 받고 있다. 그러나 아직까지도 중국은 그를 미국으로 인도하는 것을 거부한다. 옌은 5A가 합법적인 수출용 화학 물질을 만들고 있으며 존슨앤드존슨, 화이자 등 대기업과 협력하고 있다고 주장했지만 두 회사 대표는 이를 부인했다. 그럼에도 불구하고 우한 리비카 테크놀로지의 자회사이며 2016년 초까지 9W 제약 테크놀로지로 알려졌던 5A는 재정적 혜택을 포함해 중국 정부의 지원을 받았다. 후베이성 공식 웹사이트에 있는 회사 프로필에는 이 회사가 경제개발구역에 자리 잡고 있다고 되어 있었다(이 회사는 첨단 신기술 기업 인증을 받았다고 주장했지만 확인할 수 없었다). 2018년 5월에 게재된 블룸버그 기사에 따르면, 옌은 자신의 회사는 다른 연구소에서 제조한 화학 물질을 중개하는 역할만 했으며, 사업이 부진해 회사를 폐쇄했다고 말했다. 5A의 소유주로 등재되어 있는 그의 아내 후는 교육 사업을 계속 운영했다. 옌은 미국의 기소에 대해 이렇게 말했다. "끔찍한 일이죠. 분명 수사가 잘못되었을 거예요."

자론 바이오테크는 2017년 그랜드 포크스의 18세 청년 베일리 헨케를 죽음에 이르게 한 펜타닐을 포함해 미국 전역에서 펜타닐, 펜타닐 유사체, 펜타닐 전구체를 제조 및 판매한 마약 조직을 이끈 혐의로 기소된 장젠이 운영하는 회사다. 회사 자료에 따르면 "콩 제품, 다양한 종류의 설탕, 알코올, 향신료 등의 식품 첨가물의 제조 및 판매에 주력한다"고 되어 있다. 또한 위안청과 마찬가지로, 진트로핀이라는 성장 호르몬을 비롯해 스포츠업계에서 주로 사용되는 화학 물질도 판매했다. 장은 해안 도시인 칭다오 출신으로, 자신이 화학 물질 제조업자가 아닌 거래상이라고 주장했다. DEA 요원 마이크 부에미는 장의 가족이 포함된 그의 조직에 잠입했는데, 〈뉴욕 타임스 매거진〉과의 인터뷰에서 "그는 밀매업자가 아닌 평범한 사람으로 보였습니다"라고 말했다. 그럼에도 불구하고 장은 미국 재무부에 의해 국제 마약왕으로 지목되었다. 하지만 중국은 범죄인 인도를 거부하고 있으며 그를 기소조차 하지 않았다.

자론 바이오테크가 보조금이나 정부 지원을 받았는지는 확실하지 않지만, 기소된 장의 동료 중 적어도 한 명은 보조금을 받은 회사와 관련된 것으로 보인다. 2018년 초, 미국은 장의 직원 4명을 국제 자금 세탁 공모 혐의로 기소했다. 이들은 자론 바이오테크의 펜타닐 유통을 도운 혐의를 받는다. 이들 중 한 명은 기소 당시 62세였던 쿠잉 리우이다. 미국 재무부는 그녀가 다른 세 명의 직원과 함께 '장과 그의 조직을 위해 불법 마약 수익금을 세탁할 목적으로 자금 서비스 사업을 통해 금융 거래를 수행한 핵심 금융 관계자'라는 혐의를 두고 있다. 쿠잉은 또한 더저우 옌링 바이오테크Dezhou Yanling Bio-tech Co., Ltd.라는 회사와도 연관된 듯하다. 이 회사의 법률 대리인이자 대주주는 쿠잉 리우라는 여성이다(두 쿠잉 리우가 동일 인물인지는 확실하게 확인할 수 없었지만, 이 회사가 기소된 쿠잉 리우의 출생지인 산둥성 더저우시에 위치해 있다는 점을 고려하면 그럴 가능성이 높아 보인다. 이 회사는 여러 차례의 논평 요청에 응답하지 않았다). 과거 옌링 허니 와인 공장으로 알려졌던 더저우 옌링 바이오테크는 다양한 종류의 벌꿀 술을 판매하는데, 2017년에 첨단 신기술 기업으로 인증되어 세금 우대 정책을 받을 수 있는 자격을 얻었다. 또한 이 회사는 지자체 및 국가에서 수여하는 수많은 상을 받았으며, 수상 경력에 빛나는 '온도 제어 순수 발효 공정 기술'과 미국을 포함한 '7개국'으로의 수출 판매를 중요한 성과로 꼽고 있다. 공개된 기록에 따르면 리우 쿠잉은 2010년대 중반에 설립된 두 개의 다른 허니 와인 회사의 주요 투자자이기도 하다. 두 회사 모두 약 800만 위안(약 15억 원)의 수익을 올렸다.

공산당 관리들은 자신들이 지원하는 회사가 불법 펜타닐 제품 및 기타 NPS를 수출하고 있다는 사실을 알지 못할 수도 있다. 하지만 중국 세법이 이러한 화학 물질의 수출을 직접적으로 장려하고 있다는 점을 고려하면 알고 있을 가능성도 있다.

19장

두 얼굴의 중국

장난감이나 옷의 상표에는 중국산인지 아닌지가 알기 쉽게 표시되어 있다. 하지만 의약품은 그렇지 않다. 일반 가정에 구비하고 있는 상비약 중에 어떤 제품이 중국산인지 알아내기는 매우 어렵다. 일례로, 최근에 나는 톱케어TopCare라는 상품명의 일반 진통제를 한 병 구입했는데 활성 성분인 아세트아미노펜은 대부분 그렇듯이 중국에서 제조되었을 가능성이 높지만 확인할 방법이 없었다. 병에는 일리노이주 엘크 그로브 빌리지에 본사를 둔 유통업체 탑코 어소시에이츠Topco Associates만 기재되어 있었고, 이 회사는 정보 요청에 응답하지 않았다. 이는 드문 일이 아니다. 미국의 상점 진열대에서 의약품을 판매하는 회사는 포장에 의약품의 활성 성분 제조업체를 표시할 의무가 없다.

미국의 제약업계는 특허로 보호되는 고가의 브랜드 의약품을 제조하는 반면, 중국은 값싼 제네릭 의약품(복제 약품)을 주로 만들기 때문에 생산량은 많지만 매출액은 미국보다 적다.

중국은 이러한 상황을 바꾸기 위해 애쓰고 있다. '메이드 인 차이나 2025'라는 국가 차원의 이니셔티브는 정책 변화와 정부 투자를 통해 중국의 제조업 지위를 업그레이드하고 '가치 사슬'을 끌어올리기 위한 프로젝트이다. 제약 산업은 이 이니셔티브의 주요 부분으로, 정부는 이 분야의 연구 개발 지원을 늘리고 산업을 육성하는 방향으로 나아가고 있다. 목표는 국내외에서 사용할 수 있는 고품질의 고가 의약품을 생산하는 것이다. 이미 중국 의과학자들은 새로운 암 치료제를 개발했다. 전문가들은 중국 제약 회사가 세계 최대 규모로 성장하는 건 시간문제라고 생각한다. 의료 펀드 오르비메드 아시아OrbiMed Asia의 수석 전무 이사 조나단 왕은 "중국이 그렇게 될지는 논란의 여지가 없습니다"라고 말했다. "분명 그렇게 될 거니까요."

중국이 자국 산업을 발전시키고 수출을 확대하기 위해 모색한 한 가지 방법은 부가가치세 환급을 통해 세금을 되돌려주는 것이다. 기업들은 제품을 만드는 과정에서 이미 납부한 세금, 예를 들어 특정 화합물을 만드는 데 필요한 원료를 구입할 때 납부한 세금을 환급받는다.

부가가치세 환급은 최대 16%까지 가능한데, 16% 환급은 납부한 세금 전액을 돌려받는다는 의미이다. 수천 개의 화학 물질이 이러한 혜택을 받고 있으며, 환급률은 매우 다양하다. 중국 국가세무총국 웹사이트에 따르면 아스피린과 실데나필(비아그라의 성분명)은 부가가치세 환급 대상이 아니다. 2008년 영아 사망과 관련이 있지만 분유 제품에 혼입되는 공업용 화학 물질인 멜라민은 10% 환급을 받고, 신나밀 신나메이트와 칼륨 신나메이트와 같은 위안청 제품도 10% 환급 대상이다. 펜타닐도 마찬가지다. 합법적인 의료용으로는 사용되지 않는 3-메틸펜타닐을 비롯해 10개 이상의 펜타닐 유사체는 13%를 환급받는다. 존 윌리엄 허프먼이 만든 합성 카나비노이드 JWH-018 역시 13% 환급 대상이다. 2018년 9월, 중국은 화학 제품에서 반도체에 이르기까지 400여 가지 수출용 제품에 대한 부가가치세 환급률을 인상하겠다고 발표했는데, 로이터 통신은 이를 "미국과의 무역 전쟁에서 수출을 증대하기 위한 조치"라고 설명했다. 2018년에는 펜타닐에 대한 부가가치세 환급률도 9%에서 10%로 인상되었다. 펜타닐은 앞서 9월 발표에서 언급된 400개 제품에 포함된 것도 아니었고, 정확히 2018년 언제인지, 이것이 트럼프의 무역 전쟁에 대한 대응인지조차 불분명하다.

중국이 1985년부터 부가가치세 환급을 시작한 건 수출 경쟁력을 높이기 위해서였다. 이 주제에 관한 한 학술 논문에 따르면 부가가치세 환급은 '중국 수출 성장에 매우 크고 긍정적인 영향을 끼쳐 왔다.' 중국은 왜 특정 화학 물질만 환급 대상인지에 대해서는 설명하지 않지만, '부가가치'가 높은 제품은 환급률이 높은 반면 제네릭 의약품은 환급률이 낮거나 전혀 없다는 사실에서 한 가지 가능성을 찾을 수 있다.

중국의 부가가치세 환급률은 주기적으로 오르락내리락하는데, 이는 다른 국가에서 문제를 야기한다. 부가가치세 환급을 제공하는 나라가 중국이 유일한 건 아니지만 다른 국가에서는 환급률이 고정되어 있는 반면, 중국은 변동이 심하기 때문이다. 일부 국가에서는 중국이 특정 수출 제품을 부당하게 지원한다고 생각한다. 특히 미국은 중국의 환급이 세계무역기구 규정을 위반하지 않는다는 사실에도 불구하고 우려를 표명한다. 2012년 미국 상무부는 중국의 부가가치세 환급 정책에 대응하기 위해 특정 품목에 대한 관세를 다르게 계산함으로써 보조금 혜택을 받은 것으로 판단되는 중국 수출품에 불이익을 주겠다고 발표했으며, 이러한 조치는 계속되고 있다.

특정 화학 물질의 부가가치세 환급률이 높으면 기업이 해당 물품을 수출할 가능성이 더 높다는 것은 의심의 여지가 없다. 〈옥스퍼드 경제 정책 리뷰*Oxford Review of Economic Policy*〉는 "환급률이 조금만 변화해도 수출 수익성에 큰 영향을 미칠 수 있다"라고 했다.

세금 환급의 수혜자 중에는 합법적으로 의료용 펜타닐을 제조하는 회사도 있다. 중국 정부에서 허가한 업체는 5개에 불과하지만 그 규모는 엄청나다. 이 중에는 펜타닐을 병원(진통제 용도)에 판매하는 것은 물론이고 수출을 하는 기업도 있는데, 후베이성에 본사를 둔 렌푸 제약은 이 5개 회사 중 가장 규모가 크다. 이 회사는 연간 20억 위안(약 3750억 원) 이상의 펜타닐을 판매하며, 필리핀, 터키, 스리랑카, 에콰도르 등의 국가에 수출한다(이들 회사 중에 미국으로 펜타닐을 수출하는 곳은 없다). 2018년 12월 부에노스아이레스에서 도널드 트럼프 미국 대통령과 시진핑 중국 국가주석이 만났을 때, 시진핑은 중국이 모든 펜타닐을 통제하겠다고 약속했다. 이는 중국에서 큰 뉴스가 되었다. 많은 중국 시민들이 미국의 펜타닐 위기에 대해 처음 알게 된 계기가 되었고, 중국 제약업계는 공황에 빠졌다. 렌푸는 미국에 펜타닐을 판매하지 않았다는 성명을 발표했다. 렌푸의 왕쉐하이 회장은 미국에서 사용되는 불법 펜타닐은 "지하 공장에서 불법적으로 가공해 밀수한 것이며, 5개의 정규 제조업체와는 아무런 관련이 없다"라고 발표했다.

중국에서는 펜타닐, 수펜타닐, 레미펜타닐 등 세 가지 유형의 펜타닐만 국내 의료용 또는 수출용으로 합법적 제조가 허용된다. 그러나 최소 8가지의 다른 펜타닐 유사체가 부가가치세 환급을 받고 있음에도 불구하고, 그 이유는 분명치 않다. 또한 불법으로 사용되는 펜타닐 또는 펜타닐 전구체를 수출하는 중국 기업 중에서 몇 개의 기업이 세금 환급을 받는지도 정확히 알려져 있지 않다. 그중 하나가 위안청인데, 예추안파는 자신의 회사가 판매하는 모든 화학 물질에 부가가치세 환급 혜택을 받고 있다고 말했다.

중국이 불법 위험 약물의 수출을 막겠다는 공개적인 목표를 저버리고 있다는 것은 의심의 여지가 없다. 중국 정부가 세법과 첨단 기술 보조금을 통해 펜타닐과 펜타닐 전구체, 심지어 합성 카나비노이드의 수출을 적극적으로 장려하고 있기 때문이다. 게다가 중국은 이러한 수출품이 악용되지 않도록 제대로 관리하지도 못한다.

"만약 중국이 납에 대해 보조금을 지급했다면 아마도 중국에서 훨씬 더 많은 총알이 쏟아져 나왔을 겁니다. 지금 전구체와 관련해서 그런 일이 벌어지고 있는 거죠. 그들은 그저 고부가가치 상품에 보조금을 지급하고 있는 건데, 이 경우에는 매우 강력한 합성 오피오이드 또는 오피오이드 전구체가 그 대상이 된 겁니다." 랜드 코퍼레이션의 브라이스 파르도가 말했다. "중국 정부는 자국 산업을 규제할 능력이 부족합니다. 동시에 수출을 통해 최대한 많은 돈을 벌고 싶어 하죠. 그들은 결과에 대한 고려 없이 무모하게 행동하고 있어요. 그리고 그 과정에서 많은 피해를 입히고 있습니다."

중국 정부가 자국 정책이 국제 마약 거래를 조장한다는 사실을 깨닫고 있는지는 불분명하다.

중국과의 마약 밀매를 전문으로 하는 시드니대학교 국제 관계 및 비교 정치학 부교수 저스틴 헤이스팅스는 "중국의 다른 여러 정책과 마찬가지로 펜타닐 수출에 대한 지원은 근시안적입니다"라고 말했다. 그는 이러한 정책이 중국의 국가 발전에 중요한 것으로 간주되는 화학 물질과 산업을 장려하기 위해 개발되었다고 추측한다. 그는 이어서 "중국 기업이 나라 밖에서 하는 행동이나, 제재 대상 기업 목록에 올라 있지 않은 외국 기업과의 비즈니스 단속에 소극적으로 대처하는 것도 문제입니다"라며 중국 관리들의 '부정부패'도 작용하고 있을 수 있다고 덧붙였다.

해리 리드 전 상원 민주당 원내대표의 지명을 받은 캐서린 토빈은 2018년 말까지 미중 경제안보검토위원회 위원으로 활동했다. 초당파적인 이 위원회는 마약 등의 문제에 대해 의회에 자문을 제공하는데, 토빈은 나의 연구 결과가 위원회가 오랫동안 추적해 온 중국 정부의 활동 패턴에 부합한다고 말했다.

토빈은 "중국 지방 정부 관리들의 주요 관심사는 경제 성장을 지원하는 것이에요"라고 말했다. "따라서 중국 규제 당국과 정책 입안자들은 펜타닐 제품의 생산과 수출에 눈을 감아줬을 가능성이 높습니다. 마약 밀반입을 단속하겠다는 중국 정부의 거듭된 약속에도 불구하고 이러한 구조는 지속되고 있어요. 이는 중국이 화학 물질을 단속하는 데 중대한 과실이 있거나, 미국과의 협상에 대한 신뢰를 저버렸거나, 또는 이 두 가지 모두에 해당한다는 사실을 의미합니다."

토빈에 따르면 중국 정부의 펜타닐 통제 약속은 규제 개혁과 엄격한 검사 시스템이 실행에 옮겨지지 않는 한 공염불에 불과하다. "중국이 약속을 이행하고 있는지 확인할 수 있는 유일한 방법은 DEA, FDA 등 중국 내 미국 기관과 법 집행 기관이 펜타닐과 그 유사체 및 전구체의 유입을 단속하겠다는 중국의 약속에 걸맞게 이들 물질에 대한 통제를 시행하고 있는지 확인하는 것뿐입니다."

때때로 중국 관리들은 통제 불능 상태에 있는 자국 마약 산업에 대해 솔직하게 말하기도 했다. 2017년 중국 국가마약통제위원회의 위하 이빈은 "이건 마치 경주처럼 느껴집니다. 범죄자들을 절대 따라잡을 수 없을 것 같아요"라고 말했다. 중국의 노력에 대해 어떻게 생각하든, 대규모 화학 산업을 통제하는 것이 매우 어렵다는 사실은 분명하다. 많은 직원을 고용하고 현지에서 막강한 영향력을 행사하는 위안청과 같은 대기업보다는 오락용 불법 화학 물질을 만드는 데 주력하는 켐스키와 같은 중소 기업을 단속하는 것이 더 쉬울 수 있다. 브루킹스 연구소의 불법 경제 전문가인 반다 펠밥-브라운은 "합법적인 제약 회사를 완전히 문 닫게 하는 것은 많은 문제를 수반합니다"라고 말했다.

시진핑 중국 국가주석은 의약품 생산에 대한 규제와 불법 행위자에 대한 처벌을 강화하기 위해 노력해 왔다. 2018년 3월에는 중국 식품의약품감독관리총국을 국가시장감독관리총국이라는 새로운 총괄 조직으로 흡수하는 등 감독 기능을 강화하기 위해 다시 한번 조직을 개편할 것이라고 발표했다. 그러나 중국이 이 막중한 임무에 최선을 다하고 있는지는 여전히 논란의 여지가 있다.

중국에 대해 광범위하게 보도해온 〈뉴욕 타임스〉 칼럼니스트 니콜라스 크리스토프는 "중국 정부가 반체제 기독교인, 노동 운동가, 변호사 또는 페미니스트를 탄압하는 방식으로 마약 밀수범을 추적한다면 마약 수출은 중단될 겁니다"라고 말했다.

한편, 국제마약통제위원회 사무국의 라이너 펑스는 중국이 NPS 위기에 빠르게 대응하고 있다고 생각한다. 그는 "새로운 물질이 국제 통제 대상에 포함될 때마다 중국은 이를 국가 차원에서 규제합니다"라고 말했다. 유엔마약범죄사무소의 불법 합성 마약 전문가인 마틴 라이텔 후버도 중국이 매우 적극적인 역할을 하고 있다며 이에 동조했다.

만약 이것이 사실이라 하더라도 언제나 그랬던 건 아닌 것 같다. 유럽 마약·마약중독감시센터의 루멘 세데포프는 중국이 과거에 불법 화학 산업을 보호했을 가능성이 높다고 생각한다. "중국은 꽤 오랫동안 이를 눈감아 주었던 것 같습니다."

2015년 호르헤 과하르도 전 주중 멕시코 대사는 중국 정부가 합성 마약을 통제하려는 멕시코의 노력을 적극적으로 방해해 왔다고 말했다. 2007년부터 2013년까지 대사를 역임한 과하르도는 "중국 정부는 이러한 화학 물질을 수출하는 자국 산업을 들여다보는 데 아무런 관심이 없었습니다"라고 말했다. "제가 근무하는 동안 중국은 멕시코로의 전구체 유입을 막기 위해 협력할 의사를 전혀 보이지 않았습니다." 하지만 중국 외교부는 이를 부인했다. 2016년 〈월스트리트 저널〉은 익명의 '멕시코 관리'의 말을 인용해 "멕시코 지도자들이 자국 경제를 부양하기 위해 더 많은 중국 투자를 원하기 때문에 멕시코 정부가 펜타닐 거래에 대해 중국을 공격적으로 압박하는 것을 주저하고 있다"고 보도한 바 있다.

아무튼 그 이후로 중국이 단속을 강화한 것은 분명하다. 마약 단속 당국은 '고위험' 지역으로 발송되는 소포에 마약이 있는지 확인하기 위해 운송 회사에 수천 대의 기계를 설치했으며, 마약 실험실에서 많이 쓰는 자기공명분광기를 수입하는 사람들을 주시하기도 했다.

최근 펜타닐 유사체를 전면 금지했음에도 불구하고 중국은 여전히 펜타닐 전구체를 포함한 다른 약물에 대한 유사체 관련 법률이 없기 때문에 대부분의 신약을 개별적으로 금지할 수밖에 없는 상황이다. 이 과정은 느리며 여러 행정 절차를 거쳐야 하기 때문에 신종 마약이 인터넷에 널리 퍼진 후 한참이 지나서야 이뤄지는 경우가 많다.

일부 전문가들은 중국이 미국의 지시를 받고 싶어하지는 않지만 국가 이미지를 매우 중요하게 생각하며 세계의 마약 공급국으로 간주되는 것을 원치 않는다고 말한다. 2017년 쓰촨성 경찰청에서 발간한 '3세대 마약-신종 향정신성 물질'이라는 제목의 NPS 관련 보고서에서는 "마약은 … 국가마다 마약 단속 대상이 다른 점을 악용해 중국의 국가 이미지에 심각한 영향을 미치고 있다"고 지적했다.

하지만 중국이 2000년대 코카인 관련 부정부패가 정부 고위층에까지 퍼졌던 서아프리카의 소국 기니비사우와 같은 '마약 국가'는 아니다. 중국에서 부패가 흔한 것은 사실이지만, 마약 관련 뇌물 수수는 다른 유형에 비해 엄격하게 관리된다. 무기 거래와 마찬가지로 마약 판매로 유죄 판결을 받는 것은 공무원이 사형에 처해질 수 있는 드문 범죄 중 하나이다. 이러한 이유로 중국 공무원, 특히 고위급 공무원이 마약 생산 및 밀매를 통해 부를 축적할 가능성은 적지만, 마약 밀매업자들이 더 낮은 형량을 받기 위해 이들에게 뇌물을 제공하는 경우는 많다.

한편, 중국을 비난하는 사람들은 미국 정부도 결코 자유롭지 않다는 사실을 명심해야 한다. 미국은 수십 년에 걸친 마약과의 전쟁에서 중독을 끊는 데 도움이 될 만한 정책 추진에 실패했으며, 그 결과 여러 세대에 걸쳐 비폭력 범죄자들이 불필요하게 수감되었다.

그러나 중국이 제약 및 화학 산업을 육성하기 위해 서두르는 과정에서 심각한 오류를 범했다는 사실에는 의심의 여지가 없다. 의도했든 의도하지 않았든, 중국이 세법을 변경하고 인센티브 프로그램을 시작한 것은 수출용 NPS를 생산하는 기업이 늘어나는 결과를 낳았다.

2세기 전 영국의 동인도회사가 그랬던 것처럼 오늘날 세계 양대 초강대국은 오피오이드를 톤 단위로 생산하고 있다. 미국은 대개 합법적인 의약품으로, 중국은 불법적인 마약으로 생산하고 있지만, 각국의 피해는 서로에게 기름을 붓는 격이 되고 있다. 어느 쪽도 이를 막기 위해 합리적인 수단을 강구하지 않는다. 두 강대국이 서로를 비난하느라 여념이 없는 가운데 이 유행병은 전 세계로 계속 확산되고 있다.

20장

위안청 인사이드 스토리

위안청은 웹사이트에 주소를 공개하고 고객이 원하면 직접 방문할 수 있도록 한다. 2018년 1월, 중국에 체류하던 나도 그렇게 했다.

상하이에서 서쪽으로 약 500마일 떨어진 곳에 있으며 양쯔강이 관통하는 우한은 과거 농업 중심지로 알려진 도시이다. 2020년 초 코로나바이러스가 도시를 휩쓸기 전까지 우한은 호황을 누리고 있던 중국에서도 특히 빠르게 성장하고 있었다. 짙은 스모그로 뒤덮여 있고 대학생들로 가득하며 다양한 산업과 제조업이 밀집해 있는 우한은 수십 층 높이의 고층 빌딩들을 비롯해 엄청난 규모가 경외감을 불러일으킨다. 우한은 대규모 화학 산업의 본거지로, 우한이 속한 후베이성의 공식 웹사이트에서는 우한을 '중국 석유화학 장비 및 정밀 화학의 수도'라고 설명한다. 우한은 재능 있는 화학자를 배출하고 관련 연구소를 보유한 지역 대학과의 공생을 통해 혜택을 누리고 있다. 정부가 지원하는 개발 단지도 지역 화학 산업 육성에 도움이 된다. 이러한 기업 중 일부는 번쩍이는 산업 단지에, 다른 일부는 위장된 주거 시설에 자리한다. 위안청은 호텔에서 운영되고 있었다.

나는 펜타닐 전구체에 대한 온라인 광고를 보고 구매자로 가장해 연락을 취했고, 자신을 션이라고 부르는 위안청 영업 사원과 접촉했다. 우리는 번화한 지하철역 근처 노동자 밀집 지역에 있는 본사에서 만나기로 했다. 위안청은 혼잡한 교차로 모퉁이에 있었다. 하지만 이 회사의 존재를 알리는 대형 간판은 보이지 않았고, 골목길 안쪽 보이지 않는 곳에 작은 간판 하나만 붙어 있었다. 휴대폰으로 연락을 해온 션은 자신이 직접 나올 수는 없지만 에이미라는 동료가 사거리에 있는 홈 인 Home Inn 로비에서 기다리고 있을 거라고 했다.

위안청의 사업장은 이 낡은 8층짜리 건물에 있었다. 예가 2001년에 매입한 호텔이 있던 자리였다. 이 시설은 과거 지안 예로 알려져 있었고 예추안파는 여전히 건물을 소유하고 있지만, 현재는 중국 저가 호텔 체인인 홈 인이 운영하고 있다. 그리스 신화에 나오는 시의 여신 에라토는 여전히 그 자리에 있었지만, 한때 화려했던 이 호텔은 이제 창턱이 무너지고 페인트가 갈라지고 바닥이 얼룩져 더 이상 옛 모습을 찾아보기 힘들다. 창문이 없는 방은 하룻밤에 17달러밖에 하지 않았다.

약 15분 후 에이미가 다른 젊은 여성과 함께 로비에 도착했다. 그 여성도 웃으면서 자신 역시 에이미라고 소개했다. 두 사람은 학창 시절부터 친구 사이였으며, 함께 영어를 공부하고 3년 동안 위안청에서 화학 제품을 판매해 왔다. 둘 다 영어를 유창하게 구사하지는 못했지만 매우 친절했다. 그들은 뒤쪽 복도를 따라 엘리베이터를 타고 올라간 다음 잠긴 문을 지나 호텔 투숙객과 분리된 회사 사무실로 나를 안내했다.

작은 회의실에 앉자 한 에이미가 김이 모락모락 나는 뜨거운 차 한 잔을 내밀었고, 다른 한 명은 내 주문을 받기 시작했다. "약물이 얼마나 필요하시죠?"

펜타닐 전구체에 대해 논의하기 전에 나는 미국에서는 처방전 없이 소지하는 것이 불법인 난드롤론 데카노에이트nandrolone decanoate라는 스테로이드를 비롯한 화학 물질에 관심이 있다고 말했다. 에이미는 1kg에 1800달러라고 대답하며 적극적으로 응했다. 이러한 약물은 운동선수 및 일반인이 근육을 키울 수 있도록 개발되었지만 논란의 소지가 있었다. 하지만 이를 판매하는 것은 위안청의 주요 사업 중 하나였다. 이 회사는 단백 동화 스테로이드를 중점적으로 취급하는 여러 웹사이트를 운영하고 있는데, 여기에는 anabolicsteroidssupplements.com이 포함된다. 회사에서 판매한 제품 중 가장 인기 있는 것을 꼽아달라는 질문에 다른 위안청 영업 사원은 "스테로이드"라고 답했다. 션의 스카이프 아이디도 'Sean SteroidHormone'였다. 중국 정부는 이러한 제품을 수출하는 기업에 인센티브를 제공한다. 특히 난드롤론 데카노에이트는 13%의 부가가치세를 환급받는다. 인터넷에서 아나볼릭 스테로이드를 광고하는 다른 중국 회사들도 세금 혜택을 누리고 있는 것으로 보인다. 휴게로 헬스 테크놀로지 주식회사Hugeraw Health Technology Co., Ltd.(웹사이트에서는 "스테로이드 및 보디빌딩 분야에서 잘 알려진 회사"라고 소개한다)라는 곳은 타이저우시의 의료 중심 산업 구역에 주소를 두고 있다.

두 에이미는 스테로이드에 대한 내 질의에 기꺼이 답해 주었고, 다른 제품에도 관심이 있는지 물었다. 나는 가장 인기 있는 두 가지 펜타닐 전구체인 NPP와 4-ANPP에 대해 문의했지만 타이밍이 좋지 않다는 것은 알고 있었다. 2017년 말, 중국은 이 두 약물을 모두 금지한다고 발표했고, 위안청은 즉시 판매를 중단했기 때문이다.

"현재 중국에서는 불법입니다." 한 에이미가 안타깝게 말했다. "우리는 합법적인 회사이기 때문에 판매하지 않습니다."

나는 여전히 펜타닐 제조에 관심이 있으며 그러한 목적에 부합하는 다른 화학 물질을 구매할 수 있는지 물었다. 둘 사이에 잠시 중국어로 짧은 대화가 이어졌다. 한 에이미가 추가 정보를 얻기 위해 방을 나갔다. 그녀는 잠시 후 돌아와서 이러한 화학 물질을 판매하겠다고 말했다. "선에게 비슷한 제품을 찾아달라고 부탁해도 됩니다."

대화가 끝난 후 나는 위안청 시설 견학을 요청했고, 그들은 흔쾌히 수락했다.

시설의 두 층에는 200~300명 정도 되는 영업 사원들이 한 층은 빨간색과 회색, 다른 층은 초록색과 회색으로 된 칸막이 안에서 데스크톱 컴퓨터 앞에 앉아 있었다. 전화 영업을 하고, 거래를 성사시키고, 돈을 벌어들이는 등 분주하게 돌아가는 곳이었다. 영업 사원들은 '화학업계 최초의 이커머스 대기업'이라고 자처하는 회사에 걸맞게 앱을 비롯해 고객이 원하는 모든 플랫폼에서 상담했다.

많은 직원이 대학을 갓 졸업한 것으로 보였고, 대부분 두꺼운 외투를 입고 있었다. 내가 중국에서 방문했던 다른 곳과 마찬가지로 내부는 추웠다. 단조로운 구조였지만 자연 채광이 풍부했고 근무 환경도 나쁘지 않았다. 직원 칸막이 옆에는 서구 사무실에서 흔히 볼 수 있는 식물, 동물 인형, 기타 개인 소품이 가득했다.

하지만 크게 다른 부분도 있었다. 위안청 영업 사원은 하루 9시간씩 주 6일 근무하는데, 이는 중국에서 특별히 드문 일이 아니다. 적어도 일

　　　　　20장 - 위안청 인사이드 스토리

부 직원의 경우 급여의 약 20~30%는 커미션에서 나오는 것으로 보인다. 익명을 요구한 한 위안청 영업 사원은 "신입 직원은 월급이 많지 않습니다"라고 말했지만 일부 직원은 괜찮은 급여를 받았다.

예추안파는 두꺼운 외투를 입고 칸막이가 쳐진 자기 자리에 앉아 있었다. 에이미가 소개하자 그는 자리에서 일어나 손을 내밀었다. 예추안파는 영어를 전혀 못했지만 미소를 지으면서 의자에 앉으라고 손짓했고, 한쪽에는 한자로, 다른 쪽에는 영어로 자신의 연락처가 적힌 명함을 건넸다. 그는 의심하거나 사적인 질문을 하지는 않았다. 수년 동안 음성적인 화학 무역 사업에 종사하는 서양인들을 많이 상대해왔을 것이다.

"여기가 우리 본사입니다." 그가 말했다. "중국에는 30개의 지사가 있습니다"(2019년 2월 기준으로 41개까지 늘어났다).

그는 자신의 사업에 대해 몇 분간 이야기했지만 에이미의 통역 실력은 금세 바닥을 드러냈고, 예의 회사에서 판매하는 화학 물질을 누가 제조하는지에 대한 자세한 내용은 알아들을 수 없었다. 그는 나중에 2016년까지만 해도 위안청에 4개의 공장이 있었지만 지금은 모든 공장을 임대하고 있다고 말했다. "현재 공장은 모두 세를 놓은 상태입니다. 저희는 판매만 하고 있어요." 그러나 다른 위안청 영업 사원은 2018년에 위안청이 선전과 우한에 각각 한 곳씩 두 개의 공장을 운영하고 있다고 말했다. "우리가 만드는 스테로이드는 대부분 자체 공장에서 생산합니다." 내가 사무실을 방문했을 때 한 에이미가 말했다. "전부는 아니고 대부분이요." 그러나 그곳은 출입이 금지되어 있었다. "실험실에 들어갈 수는 없습니다. 상사가 안전상의 이유 때문이라고 하더군요."

다른 에이미가 "보안상의 이유 때문이죠"라고 덧붙였다.

이 회사의 웹사이트에는 위안청이 3만 m²(약 9000평) 규모의 공장을 보유하고 있으며, 제약 시장에서 판매하는 의약품 생산에 필요한 작업 조건과 제품 테스트 등 의약품 제조 기술 규제에 관한 보편적인 시스템인 우수 의약품 제조 관리 기준Good Manufacturing Practices, GMP에 따라 공장을 설계했다고 소개한다. 하지만 선전 지점의 줄리라는 직원은 모든 제품이 GMP 기준을 충족하는 것은 아니라고 말했다. "솔직히 말해서 GMP에 맞진 않아요."

우리는 예와 작별 인사를 나누고 아래층으로 내려가 투어를 계속했다. 그곳에서 에이미는 놀라운 사실을 알려주었다. 직원들이 평균 4~7명이 기거하는 기숙사 스타일의 호텔 방에서 생활하고 있다는 것이었다. 사실 두 에이미는 룸메이트였다. 이들은 인사 부서와 가장 아래층의 직원 식당을 보여주었다. 주방에서는 위안청 소속 요리사가 그날 저녁 식사를 위해 고기와 채소를 다지고 있었다.

이와 같은 기숙사 환경은 중국 기업에서 흔히 볼 수 있으며, 무료 숙식은 위안청의 홍보 전략의 일부이다. 이 회사의 광고에서는 성공한 직원은 "10년 이내에 자동차를 사고 20년 이내에 집을 장만할 수 있다"고 약속하며, 특히 독신자들이 선호하는 무료 휴대폰, 연금, 국내외 여행, 저녁 파티, 6가지 보험 가입 등 다양한 특전을 제시한다.

이러한 조건은 대학을 갓 졸업한 사람들에게는 매력적인 제안이다. 이들은 자신이 세상에서 가장 치명적인 마약의 원료를 판매할 거라고는 상상도 못하며, 실제로 무엇을 판매하는지조차 잘 알지 못한다. "저는 구매자들이 이 제품을 어떻게 사용하는지 잘 모릅니다." 션은 스카이프를 통해 이렇게 말했다. "신경 쓰지 않아요."

"NPP는 민감한 제품인데, 왜 구매하시는 거죠?" 중국에서 제품이 출시되기 전, 한 위안청 영업 사원이 스카이프로 내게 물었다. "많은 사람들이 구매한다는 건 알고 있지만 어디에 쓰이는지는 모르겠어요."

나는 펜타닐을 만드는 데 사용된다고 설명했다.

"펜타닐이 뭔지는 알아요." 그녀는 말을 이었다. "하지만 사람들은 왜 그걸 사용하죠? 우리 중국인은 쓰지 않거든요."

"중독성이 강하기 때문이죠." 내가 말했다.

"네, 몸에 해로운 제품이라는 건 알고 있어요." 그녀는 인정했다. "그래도 여전히 판매하고 있고, 그로 인해 종종 죄책감을 느낍니다. 중국에서는 NPP가 금지되지 않았기 때문에 팔 수는 있어요. 그래서 돈을 벌고 생계를 유지하기 위해 파는 겁니다."

투어가 끝난 후 두 에이미는 건물 뒤쪽 출구로 빠져나간 다음 기차역까지 나를 데려다 주었다. 그들은 내 농담에 웃어주며 내 나이를 맞춰보려 했다. "서른이 넘지는 않은 것 같은데요." 그들 중 한 명이 정답에서 10년 이상 차이 나는 다분히 의도적인 대답을 했다.

몇 주 후 내가 미국에 돌아와 있을 때 위안청은 웹사이트에 다음과 같은 공지를 했다. "모든 제품은 기업이나 기관에만 판매할 수 있으며 개인 고객에게는 판매할 수 없다." 이는 갑작스러운 정책 변경으로 보였고, 법적 책임을 회피하기 위해 노골적이고 어설프게 작성된 것으로 보였다. "직원이 개인 고객에게 제품을 판매해 법적 문제가 발생하더라도 회사는 아무런 책임이 없다"라는 문구도 추가되어 있었다.

이것이 실제로 새로운 정책이었다면, 직원들은 분명히 공지를 제대로 전달받지 못한 것 같다.

"아직도 주문이 가능한가요?" 나는 션에게 스카이프로 물었다.

션은 "네"라고 답장을 보냈다. 다른 영업 사원들도 평소와 다름없이 업무를 진행했다.

중국의 펜타닐 금지 조치는 별다른 영향을 미치지 않았다. "멕시코에서 계속되는 대규모 펜타닐 압수는 중국의 금지 조치가 오피오이드를 미국으로 운반하는 멕시코 단체의 공급 라인에 타격을 가하지 않았음을 보여준다." 2019년 9월 인사이트 크라임은 이렇게 분석했다. 중국이 이들 화학 물질의 공급을 실질적으로 차단하는 데 성공하더라도 아마도 인도가 그 공백을 메우기 위해 개입할 것이다. 인도는 탄탄한 화학 산업을 보유하고 있으며 전 세계 일반 의약품과 활성 의약품 성분 공급 규모에서 중국에 이어 두 번째이다. 인도는 펜타닐과 펜타닐 전구체를 합법적인 형태와 불법적인 형태로 제조하고 있고, 인도의 화학 산업은 이미 트라마돌tramadol이라는 오피오이드와 관련된 국제적인 마약 위기 사태에 연루되어 있다. 펜타닐보다는 덜하지만 상당히 강력하고 중독성이 강한 트라마돌은 아프리카와 중동에서 엄청난 혼란을 일으키고 있다. 인도에서 제조된 트라마돌은 ISIS를 비롯한 테러 단체에 의해 밀수된다. 나이지리아의 전 마약 단속국장에 따르면 2016년 북부 주 소년의 70%가 트라마돌과 같은 마약을 복용하는 것으로 추정되며, 트라마돌 남용 역시 광범위하게 퍼져 있다. 2013년 프랑스의 대학 연구자들은 사하라 사막 이남의 아프리카에서 현지인들이 통증과 질병

치료에 사용하는 나우클리아 라티폴리아*Nauclea latifolia*라는 식물이 자연적으로 트라마돌을 생산한다는 놀라운 소식을 보도했다. 그러나 이 발견은 곧 반박되었고, 사람과 가축의 배설물로 오염된 토양을 통해 화학 물질이 식물에 흡수되어 왔다는 사실이 밝혀졌다. 농부들은 가축이 더 열심히 더 오래 일하게 하도록 트라마돌을 투여하고 있었고, 같은 이유로 자신들도 약을 복용했다.

지금까지 인도의 NPS 생산량은 중국보다 훨씬 적었다. 하지만 이제 상황이 달라질 수 있다. 중국과 마찬가지로 인도에도 마약 제조에 해박한 화학자가 많다. 2018년 9월, 인도 당국은 인도의 한 비밀 실험실에서 약 10kg의 펜타닐을 압수했는데, 이 실험실의 운영자는 모하메드 사디크라는 화학 박사였다. 사디크는 현지 사업가 마누 굽타와, 펜타닐을 수령하기 위해 인도에 온 것으로 알려진 멕시코 국적의 조지 솔리스 등 다른 두 명과 함께 인도 경찰에 체포되었다. 3개월 후 인도 경찰은 뭄바이에서 4명의 남성을 체포하며 100kg의 펜타닐을 압수했는데, 이는 멕시코 카르텔로 배송하기 위해 준비 중인 물량으로 확인되었다. 또한 인도는 합성 카나비노이드와 메페드론도 대량으로 생산한다. '야옹 야옹'에 중독된 사람들이 재활 센터에 넘쳐 나면서 메페드론은 2010년대 중반까지 인도에서 심각한 공중 보건 문제로 대두되었다. 인도 북부 우타르 프라데시주에 기반을 둔 웹 마켓플레이스 인디아마트IndiaMart에서는 NPS와 '연구용 화학 물질'이 공개적으로 판매된다.

NPS 산업이 중국에서 인도로 이전하면 유행은 더욱 악화될 수 있다. 중국은 자국 화학 산업을 통제하려는 미국의 요청에 어느 정도 응답해 온 반면, 인도는 NPS 및 펜타닐 전구체 규제 면에서 한참 뒤처져 있다. 또한 국제투명성기구에 따르면 인도 정부에 만연한 뇌물 수수는 아시아 태평양 지역에서 가장 심각한 수준이며, 이는 인도의 불법 마약 수출을 조장하는 데 일조한다.

인도와의 경쟁에 직면한 중국은 항상 해왔던 방식을 고수할 가능성이 높다. 즉, 변화에 적응하는 것이다. 중국의 불법 화학 산업은 마약법이 바뀌었음에도 불구하고 여전히 건재하다.

내가 미국에 도착한 직후인 2018년 1월 중순, 위안청 직원들은 새로운 시도를 시작했다. 기존의 펜타닐 전구체인 NPP와 4-ANPP가 규제 대상이 되었지만 고객이 관심을 가질 만한 새로운 대안을 적극적으로 추천하기 시작한 것이다. 물론 이러한 화학 물질의 장점은 중국에서 아직 규제 대상이 아니라는 것이었다.

"안녕하세요! 잘 지내세요?" 케이가 연락했다. "NPP, 4-ANPP와 비슷한 다른 약물을 하나 알려드리려고요. 바로 N-페닐피페리딘-4-아민입니다."

위안청 선전 지사의 첸리도 이 전구체를 판매하겠다고 제안했는데, 이는 4-AP라고도 하며 펜타닐과 그 유사체를 만드는 데 사용할 수 있다. 중국 여행 훨씬 전에 처음 연락했던 케이와 첸리가 션에게서 나를 가로채려 하는 것 같지는 않았다. 이러한 연락은 펜타닐 제조에 관심이 있는 사람들의 요구를 적극적으로 충족시키기 위한 위안청의 조직적인 판매 전략의 일부로 보였다. 이를 통해 위안청은 중국의 NPP 및 4-ANPP 금지 조치로 인해 사업이 둔화되는 것을 좌시하지 않을 의도임을 확인할 수 있었다.

이 새로운 전구체로 펜타닐을 만드는 과정은 느리게 진행된다. NPP
와 4-ANPP의 경우, 화학자들은 더 빠른 "지그프리드" 방식을 사용할
수 있지만, 4-AP에서는 펜타닐 발명가 폴 얀센의 이름을 딴 더 힘든
"얀센" 방식을 사용해야 한다. 합성에 더 많은 시간이 소요되지만 위안
청 직원들은 4-AP가 차세대 대세라고 생각했다. 그리고 그들이 옳았
던 것으로 보인다. 2020년 3월 유엔마약범죄사무소 보고서에는 4-AP
가 "최근 압수 수색에서 점점 더 많이 발견되고 있다"고 언급했다. "아
주 인기가 많아요 ⋯ 정말 많이 팔립니다." 그는 스카이프를 통해 말했
다. '펜타닐에 거의 가까운' 이 4-AP는 대부분 멕시코에서 주문이 들어
오는데, 건당 주문량은 50kg 정도이며 '항공 운송으로 8만 2080달러'
라고 덧붙였다. 그러나 첸리는 4-AP의 미국 수출 사업 역시 강세를 보
인다고 말했다. 위안청은 현재 미국을 포함한 여러 국가에 '해외 물류
창고'를 보유하고 있으며, 이곳에서 펜타닐 전구체를 비롯한 여러 제품
을 정기적으로 발송한다고 했다. 그는 시카고에 있는 곳을 포함한 회사
의 물류 창고에서 전구체를 미국 고객에게 직접 배송할 수 있다고 덧붙
였다(이 창고의 존재 여부는 확인할 수 없었다).

4-AP는 조만간 규제될 것이다. 실제로 2019년 9월 DEA는 이 약물
의 규제를 제안했으며, 이후 세계 곳곳에서, 그리고 마지막으로 중국에
서 규제될 가능성이 높다. 하지만 이 역시 위안청이 극복할 수 없는 문
제는 아닐 것이다. DEA에 따르면 펜타닐을 만드는 데 사용할 수 있는
전구체 화학 물질은 16가지로 알려져 있으며, 이 중 대부분은 전 세계
적으로 아직 규제 대상이 아니기 때문이다.

2019년 2월, 나는 예추안파에게 전화를 걸어 통역을 통해 그와 이야기를 나눴다. 나는 기자라는 신분을 밝히며 내가 발견한 사실에 대해 말했다. 전화를 끊을 거라는 예상과 달리, 그는 때때로 답변을 회피하긴 했지만 대체로 친절하게 응대했다. 나는 먼저 위안청의 화학 물질 중에서 어떤 게 가장 잘 팔리는지 물었다.

"그건 해마다 다릅니다." 그가 말했다. "올해는 이 제품이 인기를 끌었다가 내년에는 다른 제품이 두각을 나타낼 수 있죠."

나는 그에게 소문대로 그가 우한에서 가장 부유한 사람인지 물었다. "아주 예전엔 그랬어요." 그가 말했다. "십여 년 전 이야기죠"(이 시기는 그가 온천 리조트를 개장했을 때와 일치하는데, 이 리조트 사업은 결국 실패했다).

대화 주제는 곧 펜타닐 전구체로 옮겨갔다. 그는 판매 사실을 부인하지 않았다. "국가가 규제하는 건 판매하지 않습니다. 규제 대상인 제품은 팔지 않아요. 하지만 규제되지 않으면 판매할 수 있습니다."

그러나 그는 이러한 화학 물질이 어떻게 사용되는지는 잘 알지 못한다고 주장했다. "저는 잘 모릅니다. 작년 뉴스에서 이런 화학 물질이 펜타닐을 만드는 데 쓰인다는 보도가 나왔을 뿐입니다. 예전에는 이런 물질이 어디에 쓰이는지 전혀 몰랐어요. 정말 아무것도 몰랐죠. 지금도 확실히 알지는 못합니다."

나는 펜타닐의 위험성과 펜타닐이 미국을 비롯한 여러 나라에서 초래한 위기를 언급하며 그를 더 압박했다. "이런 것들에 대해서는 잘 모릅니다." 그가 말했다. "우리는 원료를 만들어요. 완제품이 아니죠. 다른 공장에 원료를 납품할 뿐이에요." 나는 그의 회사가 '기업'에만 판매한다는 주장을 반박하며, 수많은 위안청 영업 사원들이 내게, 즉 개인에게 전구체를 판매하려 했다는 점을 지적했다. 나는 범죄 조직이 그의 화학 물질을 구매할까 봐 우려되지 않는지 물었다. 그는 "걱정하지 않아요"라고 대답했다. "우리는 범죄 혐의를 받고 있지 않습니다. 다른 사람들이 무엇을 하는지는 알 길이 없어요."

그는 무지를 주장하고 있었다. 그러나 최근 몇 년 동안 그의 회사가 호황을 누려왔다는 점에 대해서는 뭔가 알고 있는 것 같았다. 위안청은 첨단 신기술 기업이라는 지위 덕분에 '소득세 감면 혜택'을 받을 수 있었고, 펜타닐 전구체와 스테로이드에 대한 부가가치세 환급을 포함해 가능한 모든 혜택을 누렸다.

그는 위안청이 '수년' 전에 NPP와 4-ANPP를 판매하기 시작했지만, 그 판매로 회사가 얼마나 많은 이익을 얻었는지는 알지 못한다고 했다. 그는 계속 방어적으로 말했다. "예전에는 이런 것들에 대해 전혀 몰랐습니다. 사용 범위가 정말 광범위하거든요. 한 분야에만 국한된 것이 아닙니다." 그는 이렇게 말하며 화학 물질이 펜타닐 전구체 외에 다른 용도로도 쓰인다는 것을 암시했지만 사실은 그렇지 않다. 그는 자신의 회사가 펜타닐 전구체 '카테고리'에서 '30개 이상의 제품'을 판매했다고 덧붙였다.

"그러고 나서 규제 대상에 올랐어요. 더 이상 판매할 수 없게 되어서 상품 목록에서 뺐죠."

나는 위안청 영업 사원이 내게 판매하려 하는 다른 펜타닐 전구체에 대해 문의했지만, 그는 이 화학 물질에 대해 알지 못한다고 했다. 그는 또한 위안청이 다른 어떤 회사보다 더 많은 펜타닐 전구체를 판매했다는 사실도 부인하면서, 대신 '완성된' 펜타닐을 판매해 '큰돈'을 번 후 베이성 회사인 렌푸 제약을 지목했다. 실제로 렌푸의 모회사인 휴먼웰 헬스케어Humanwell Healthcare는 상하이 증권거래소에 상장되어 있다. 하지만 예가 언급하지 않았거나 몰랐던 것은 렌푸가 중국 정부로부터 펜타닐 제조에 대한 명시적인 허가를 받았으며, 위안청과 달리 불법 사용을 위해 다른 나라로 화학 물질을 밀수출하지는 않았다는 사실이다.

위안청이 세관 단속을 피하고자 일부 화학 물질을 위장 포장해 우편으로 보낸 이유를 물었더니 그는 이례적으로 침묵했다. 마지막으로 아나볼릭 스테로이드에 대해서도 질문하자 처음에는 이해하지 못했다. 내가 '근육을 키우기 위한 화학 물질'이라고 설명하자 그는 웃으며 말했다.

"아, 뭔지 알겠어요. 그건 많이 팔리죠. 우리나라는 이런 약물을 규제하지 않거든요."

예추안파는 인터뷰에서 나의 보도에 대해 편집증적인 반응을 보이지 않았지만, 2019년 9월 이 책이 출간된 이후 그의 회사는 급격한 변화를 겪었다. 2019년 10월 우한의 위안청 본사를 방문하려 했던 〈바이스〉의 기자 키건 해밀턴에 따르면, 회사는 사업장에서 철수한 상태였다. 그는 "홈 인 호텔은 이제 완전히 버려진 상태였습니다"라고 말했다. 해밀턴은 우한 외곽에 있는 위안청 공장이 불에 탔다는 사실도 언급했다. 이 화재는 2019년 8월 중순에 발생했는데, 이는 위안청의 사업 관행을 폭로한 이 책 발췌문이 〈애틀랜틱Atlantic〉에 게재된 시점과 거의 일치한다. 현지 뉴스 보도에 따르면, 공장은 이미 폐허가 된 상태였으며 "방화 가능성도 배제할 수 없다." 예추안파는 논평 요청에 응답하지 않았다. 하지만 2020년 가을, 우한발 코로나바이러스가 전 세계로 퍼지면서 펜타닐 거래가 둔화되고 있을 때에도 위안청은 여전히 영업 중이었다. 그들은 계속해서 펜타닐 전구체를 판매하고 있었다.

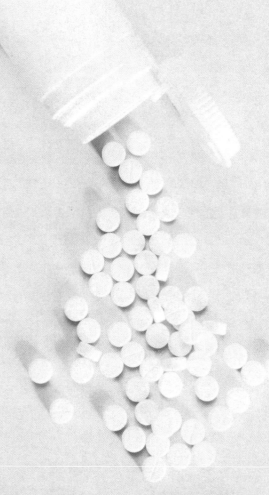

4부

새로운 시도

21장

마약과의 전쟁

마약과의 전쟁은 리처드 닉슨의 첫 번째 임기 중에 시작되었다. 닉슨 대통령은 1971년 기자회견에서 "미국의 공공의 적 1위는 마약 남용"이라고 말했다. "이 적과 싸워서 승리하기 위해서는 새로운 전면 공세를 펼칠 필요가 있습니다."

마약과의 전쟁에 공공 자원을 사용하기 시작한 것은 오래전으로 거슬러 올라간다. 1909년 미국의 아편 금지법은 중국 이민자들이 흡연용으로 선호하는 아편을 대상으로 한 것으로, 상점에서 판매되는 '의료용' 아편을 겨냥한 것은 아니었다(하지만 의료용 아편 역시 흔히 오용되었다). 연방 마약국 국장 해리 앤슬링거는 아편 사용자를 범죄자로 규정하는 방안을 추진함으로써 아편 중독 치료를 후퇴시켰다. 최고 고문 존 얼리히만의 회고에 따르면, 닉슨 대통령도 마약과의 전쟁 대상은 히피족과 흑인이라고 말했다. 닉슨은 특히 LSD를 표적으로 삼았는데, DEA가 설립된 1973년은 오렌지 선샤인의 공급책이었던 '영원한 사랑의 형제단' 조직원들이 체포될 즈음이었다.

레이건 대통령은 닉슨 대통령이 추진했던 마약과의 전쟁을 더욱 강경하게 밀고 나갔다. 영부인 낸시 레이건은 1980년대 후반 미국 사회에서 보편화된 "그냥 싫다고 말하세요Just Say No"라는 문구를 만들었다. 그러나 레이건 정부가 남긴 유산은 미국의 마약 문제를 근절한 것이 아니라 마약 범죄에 대한 최소 형량 의무화 등 엄격한 처벌 규정을 제정한 것이었다. 민주당의 빌 클린턴 대통령은 1994년 '삼진 아웃제'를 골자로 하는 범죄 법안에 서명하면서 마약 범죄에 더욱 강력하게 대처했다. 이러한 무관용 정책으로 인해 전국의 교도소는 비폭력 마약 범죄자들로 가득 찼고, 특히 흑인과 라틴계 범죄자들이 많이 수감되었다.

마약 생산국에 대한 미국의 정책 역시 문제가 있었다. 미국은 마약 근절을 추진하며 마약왕을 표적으로 삼았지만, 막대한 비용과 인명 손실이라는 대가를 치렀다. 1993년 DEA의 지원을 받아 파블로 에스코바를 사살한 후에도 콜롬비아의 코카인 산업은 위축되지 않았고, 엘 차포를 체포한 후에도 멕시코 카르텔의 기세는 꺾이지 않았다. 2018년 뉴욕에서 열린 엘 차포의 재판 전날, 〈뉴욕 타임스〉의 논설위원인 이오안 그릴로는 "마약왕을 체포하고 마약 더미를 불태웠다는 점에서 마약과의 전쟁은 놀라운 성공을 거두었다. 하지만 마약 과다 복용으로 사망하는 미국인이나 마약 밀매 수익 때문에 살해당하는 라틴계 미국인의 수를 줄인다는 관점에서 보면, 이는 명백한 실패였다"라고 했다. 실제로 카르텔 전투와 치안 활동으로 인해 지난 10년간 멕시코에서는 약 12만 명의 사망자가 발생했다.

마약 정책 연합Drug Policy Alliance에 따르면, 이 모든 비용을 충당하기 위해 미국 납세자들은 매년 약 580억 달러(약 78조 원)를 지출한다. 그러나 많은 사람들은 이러한 노력이 마약 남용을 줄이는 데 소용이 없었을 뿐만 아니라 오히려 공급업체를 적극적으로 도운 결과를 낳았다고 생각한다. 1991년 보수 경제학자 밀턴 프리드먼은 "순수하게 경제적인 관점에서만 본다면, 마약을 퇴치하기 위한 정부의 노력은 마약 카르텔을 육성하는 결과를 낳았습니다"라고 말했다. "이는 비유가 아니라 말 그대로 사실입니다."

오늘날 미국의 마약 정책은 혼란에 빠져 있다. 미국의 법률은 물론 세계 각국의 법률은 NPS 혁명에 대비하지 못했다. 기존의 법률은 현재와는 마약 환경이 매우 달랐던 1961년에 비준된 유엔의 마약 단일 협약Single Convention on Narcotic Drugs에서 비롯된 것이다. "식물 기반의 약물에 맞게 설계된 규제 시스템인 거죠." 랜드 코퍼레이션의 브라이스 파르도가 말했다. "1961년 협약은 양귀비, 코카인, 대마초 및 그 파생물에 관한 이전의 국제 협약과 결의안을 모아서 만든 겁니다. 당시에는 신경약리학에 대한 이해가 거의 없었어요."

세인트루이스 출신인 데니스 위천은 무테안경을 쓰고 있었다. 중서부 억양을 구사하는 위천은 세상에서 가장 위험한 범죄자들을 상대하는 사람답게 한치의 흔들림도 없는 자세로 말했다. 헤로인 딜러를 추적하고 폭주족 갱단이 운영하는 메스암페타민 조직을 소탕하는 DEA 요원으로 출발한 그는 30년 넘게 마약과의 전쟁의 최전선에서 일해 왔다.

위천은 자신과 동료들이 해온 일에 자부심을 느낀다. 그는 혼란스러운 상황에 지친 이웃들이 단속 요원들에게 기립 박수를 보냈던 마약 밀매 소굴 급습 사건을 언급했다. 그가 체포한 마약 범죄자 중에는 통제 불능의 삶에서 벗어나게 해준 것에 대해 고마워하는 사람도 있었다.

그는 DEA가 특정 마약을 단속하는 데에는 성공했다고 말했다. "엑스터시는 지금도 존재하긴 하지만, 과거에 비하면 거의 보이지 않는 편입니다." 그는 또한 2000년대 초반 파티 필수품이자 데이트 강간 약물로 알려진 GHB도 훨씬 줄었다고 덧붙였다. "DEA가 많은 것을 통제하고 불법으로 지정했습니다. 저는 초창기부터 일선에서 함께했죠."

세인트루이스 외에 인디애나폴리스와 워싱턴 DC에서도 근무했던 위천은 시카고에서 DEA 최고위 관리로 승진했다. 우리가 처음 이야기를 나눈 2016년 6월에 그는 펜타닐을 비롯한 NPS 유입에 대해 우려했다. "10년 전에는 마약의 종류가 몇 개 없었어요. 하지만 지금은 여러 약물이 혼합되면서 더욱 치명적인 마약이 넘쳐나고 있습니다."

2017년 마지막 날 은퇴를 앞두고 위천은 수석 특수 요원 자리에 올랐다. 그는 어떻게 하면 우리 사회가 마약 문제를 막을 수 있을지에 대해 법 집행, 예방, 수요 감소라는 DEA의 '세 가지 기둥' 철학을 끝까지 믿었다. 은퇴 당시 위천은 엘 차포 체포 사건 수사를 비롯한 그간의 노고에 대해 찬사를 받았다.

위천이 마지막으로 담당했던 주요 사건 중에는 시카고에서 수개월에 걸쳐 진행된 대규모 펜타닐 단속 사건이 있다. 시카고는 펜타닐의 전국적인 유통 중심지였다. 이 사건은 그의 30년 재직 기간 동안 무엇이 변했고 무엇이 변하지 않는지에 대한 통찰을 제공했다.

290번 주간 고속도로는 러시대학 병원을 지나 시카고 남서쪽 인근을 통과한다. 고속도로와 인접한 곳에서 노숙자들과 오피오이드 중독자들은 마약을 거래하고 투약하며, 교외의 부유한 사람들은 고속도로를 통해 빠르게 이곳으로 오기도 한다. "그들은 1분도 안 되는 짧은 시간에 차에서 마약을 거래하고, 아이들이 깨기 전에 힌스데일의 집으로 돌아갑니다." DEA 시카고 지부를 담당했던 전 특수 요원 잭 라일리가 〈롤링스톤〉에 말했다. "그래서 갱스터들이 그 구역을 장악하기 위해 살인을 마다하지 않는 겁니다. 그곳은 마약 게임의 파크 플레이스이자 보드워크예요"(파크 플레이스와 보드워크는 부루마불의 원조라 할 수 있는 보드게임 모노폴리에서 가장 비싸고 선호되는 자산이다 - 옮긴이).

290번 도로는 시카고 주민들에게는 아이젠하워 고속도로, 다른 많은 사람들에게는 헤로인 고속도로로 더 잘 알려져 있다. 시카고는 살인율이 높은 것으로 유명한데, 경찰은 웨스트사이드의 마약 거래를 그 원인으로 지목한다. 헤로인 고속도로 근처, 인디펜던스 대로와 같은 길거리 마약 시장이 바로 그 중심에 있다.

시카고 경찰청의 조직범죄국 국장 앤서니 리치오는 이 지역에 대해 이렇게 설명했다. "마약을 거래하는 사람들은 길거리 갱단원이고, 갱단 자금을 조달하기 위해 마약을 거래합니다. 그런 이유로 거리에 총기가 난무하고 온갖 폭력이 발생하고 있죠."

헤로인 고속도로라는 별명에는 한 가지 문제가 있다. 요즘 판매되는 것은 거의 모두 펜타닐이거나 헤로인과 펜타닐이 혼합된 것이기 때문이다. 길거리에서 판매되는 펜타닐은 헤로인과 거의 같은 가격(한 봉지당 약 10달러)에 판매되며 겉보기에도 비슷해 혼란을 야기한다. 시카고 DEA는 펜타닐을 이 지역에서 '가장 심각한' 마약으로 여긴다. "시카고의 길거리 갱단은 펜타닐 유통에 더 많이 관여해 왔어요. 헤로인과 밀접하게 연관되어 있을 뿐만 아니라 수익 측면에서도 더 유리하기 때

319

문이죠." 시카고 DEA 공보 담당관인 샤론 린드스쿠그가 말했다.

시카고에서 펜타닐 문제는 이전에도 발생했지만 2010년대 중반부터 통제 불능 상태로 치닫기 시작했다. 2015년 쿡 카운티에서는 103명의 펜타닐 사망자가 발생했고, 다음 해에는 그 수가 562명으로 급증했다. 다른 지역과 달리, 시카고에서 사망한 사람들은 아프리카계 미국인의 비율이 현저히 높았다. "시카고에서의 유행은 전국적인 유행 양상과 다릅니다." 소외 계층에게 의료 서비스를 제공하는 지역 PCC 커뮤니티 웰니스 센터의 아만다 브룩스가 말했다. "시카고에서의 펜타닐 유행은 웨스트사이드의 45~65세 남성에게 영향을 미치고 있어요. 대부분의 환자는 의도적으로 펜타닐을 투여하는 게 아닙니다." 그들은 자신이 헤로인과 같이 덜 강력한 약물을 복용하고 있다고 생각한다.

지역 및 연방 법 집행 기관이 이러한 증가 추세에 맞서기 위해 협력했다. 2016년 봄, 데니스 위천과 DEA의 기동 타격대, 시카고 경찰 소속 마약 거래 고위험 지역 특별 수사팀은 대규모 합동 작전을 펼치기 시작했고, 9월 22일 이 작전은 절정에 달했다. 낮 시간대에 조용한 웨스트사이드에서 진행된 연이은 단속에서 33명의 딜러가 펜타닐 판매 혐의로 체포 및 기소되었다. 경찰은 거의 모든 용의자가 갱단과 연관되며 중범죄 전과가 있다고 밝혔다.

시카고 단속은 많은 언론의 주목을 받았다. 위장 구매와 정보원에게 의존하는 방식을 넘어선 적극적인 법 집행 기법 역시 주목을 받았다. 이 작전에는 '전략적 대상자 목록strategic subject list'이라는 것도 활용되었는데, 이는 용의자의 배경 정보를 활용해 '피해자 또는 가해자로서 폭력에 연루될 가능성이 일반인보다 200~300배 높은' 사람을 식별하는 시카고 경찰청의 알고리즘이다. 일리노이주 경찰 범죄 연구소는 펜타닐이 어디로 유통되고 있는지 상세히 보여주는 '히트 맵heat maps(웹사이트 방문자의 특정 정보 접속 수를 열 분포 형태로 보여주는 기능 – 옮긴이)'을 생성하는 데 도움을 주었다. 헤로인이나 펜타닐 과다 복용자의 생명을 구할 수 있는 오피오이드 해독제인 나르칸을 사용한 구급차 및 소방서 호출과 같은 응급 의료 서비스 운영도 추적했다. "나르칸을 가장 많이 사용한 지역의 데이터를 확보한 다음 해당 지역을 표적으로 삼았습니다."

그러나 잘 알려지지 않은 사실은 실제로 압수한 펜타닐이나 헤로인의 양이 매우 적었다는 것이다. "우리는 길거리 딜러를 표적으로 삼았기 때문에 압수된 마약은 극소량에 불과했습니다." 위천은 인정했다. 또한, 다양한 법 집행 기법이 동원되었지만 펜타닐을 표적으로 따로 고안된 기법은 없었다. 시카고 현장 부서의 DEA 특수 요원 제임스 존스는 펜타닐과 헤로인에 대한 전략이 완전히 동일했다고 고백했다. 2016년 11월, 그는 "우리가 일하는 방식에는 특별한 것이 없습니다. 요원들은 TV에서 볼 수 있는 모든 기법을 사용합니다. 특별히 다른 방법으로 대응하지는 않아요"라고 했다(2018년 8월 샤론 린드스쿠그는 "사이버 영역을 겨냥한 수사와 최근 통과된 펜타닐 관련 물질에 대한 규제 규정은 이러한 물질의 유통을 차단하는 데 중요한 도구가 될 겁니다"라고 덧붙였다).

2016년부터 시카고 웨스트사이드에서는 펜타닐을 퇴치하기 위해 지역과 연방 간 협력이 강화되었다. 2017년 3월에 본격화된 '오퍼레이션 스위트 드림스Operation Sweet Dreams'와 2018년 6월에 절정에 달한 '오퍼레이션 풀 서클Operation Full Circle'이 대표적이다. 후자는 57명을 체포하고 불법 총기 17정, 마리화나 300파운드, 헤로인 1kg, 펜타닐 1kg, 현금 8000달러를 압수하는 성과를 거두었다. 이 작전에는 도청과 위장 잠입이 사용되었으며 시카고 경찰, DEA, 국세청, 주류-담배-총기-폭발물 단속국 등이 참여했다. 체포된 용의자 중에는 돈과 마약을 대가로 누군가를 납치했거나, 멕시코와 시카고 사이에서 펜타닐을 밀매한 도매업자도 포함되어 있다.

존 라우쉬 검사는 이들을 '중간 단계' 유통업자라고 말했다. 그는 "우리가 하는 모든 일이 영향을 미칠 겁니다"라고 했다. "아직 갈 길이 멀지만 이것이 우리가 여기 있는 이유죠. 앞으로도 계속 여기에 있을 거고요."

이 문제를 해결하기 위해 지역·주·연방 차원에서 엄청난 자원이 동원되고 있지만, 쿡 카운티의 펜타닐 관련 사망자는 2016년 560명에서 2017년 650명, 그리고 2018년에는 847명으로 증가했다. 이는 분명 심각한 문제이며 특히 시카고에 막대한 피해를 입혔다. 오피오이드로 인해 많은 사람이 죽고 많은 가정이 찢겨 나가는 상황에서 최대한 강력하게 대응하려는 마음은 당연한 것이다. 하지만 한편으로는 이러한 수사가 실제로 효과를 발휘하고 있는지 의문이 들기도 한다.

2016년 시카고에서 대규모 수사가 진행된 지 1년 후, 은퇴를 맞이한 데니스 위천은 30년간의 직장 생활에서 얻은 교훈이 무엇이냐는 질문에 한탄하며 말했다. "중국산 펜타닐까지 가세하며 30년 전보다 더 많은 죽음과 파괴가 일어나고 있다고 말씀드리고 싶습니다."

최근 들어 시카고에서는 몇 가지 점진적인 변화가 있었다. 예를 들어, 시카고 경찰의 헤로인 사용자 체포 건수기 줄어들었고, 많은 비폭력 마약 범죄자들이 감옥에 가는 대신 치료를 받고 있다. 나르칸을 상비한 응급 구조대원들 덕분에 최근 몇 년간 시카고 지역 오피오이드 과다 복용 피해자 수천 명이 목숨을 구했다. 2017년 한 해동안 시카고 구급대원의 날록손 투여 횟수는 9600번에 이른다. 전국의 많은 경찰 부서에서는 체포와 처벌만으로 오피오이드 문제를 해결할 수 없다고 생각하며, 많은 도시에서 중독을 범죄가 아닌 질병으로 바라보는 방법을 서서히 배우고 있다.

연방 차원에서도 알렉스 아자르 보건복지부 장관은 수감보다 치료가 더 바람직하다는 입장을 밝혔으며, 오피오이드 의존성 치료에 사용되는 부프레노르핀과 같은 약물에 대한 접근성을 높이기 위해 노력하고 있다. "보건복지부와 행정부 전체를 통틀어 우리는 중독을 도덕적 실패가 아닌 의학적 도전으로 간주해야 한다는 점을 알고 있습니다."

2017년 10월, 트럼프 대통령은 오피오이드 위기를 공중보건 비상사태로 공식 규정했고, 1년 후에는 이 문제를 해결하기 위해 60억 달러를 투입하는 법안에 서명했다. 이 자금은 나르칸에 대한 응급 구조대원의 접근성을 높이고, 오피오이드 사용자가 더 쉽게 치료를 받을 수 있도록 하며, 펜타닐의 국내 유입을 막기 위해 노력하는 법 집행 기관과 국경 통제 요원들을 위한 예산을 증액하는 데 사용된다. 이 법안은 초당적인 지지를 받았지만 비평가들은 훨씬 더 많은 자금이 필요하다고 주장했다. 매사추세츠주 상원의원 엘리자베스 워렌이 공동 발의한 경쟁 법안에서는 오피오이드 위기에 1000억 달러를 투입하자고 제안했다. 트럼프는 마약 딜러의 처형에 대해서도 공개적으로 언급했다. 그는

"사형이라는 매우 강력한 처벌을 내리는 몇몇 국가에서는 우리보다 마약 문제가 훨씬 적습니다"라고 말했다.

그러나 이러한 태도는 상황의 본질을 잘못 파악한 것이다. 많은 중독자가 그저 자신의 습관을 유지하기 위해 딜러가 되기 때문이다. 메릴랜드주 국선 변호사 켈리 캐스퍼는 "중독자와 딜러는 서로 다른 부류의 사람들이 아닙니다"라고 말했다. "정부에서는 이들을 모두 마약 거래로 기소하려고 하지만, 사실 문제의 핵심은 그들이 사용자라는 것입니다." 2018년 12월 트럼프 대통령이 서명한 형사 사법 개혁 법안에서는 일부 마약의 경우 형량을 줄였지만 펜타닐 범죄자는 제외되었다.

한편, 오하이오와 메릴랜드와 같은 주에서는 펜타닐 딜러에게 더 엄격한 형량을 부과하는 것을 추진 중이며, 미국 양형위원회는 펜타닐을 다른 마약으로 판매하는 딜러에 대해 연방 형량을 상향 조정할 것을 촉구했다. 그러나 딜러들은 자신이 판매하는 약물이 순수한 것인지, 아니면 펜타닐이 섞여 있는지 알지 못하는 경우가 많다. 그리고 약물로 인해 사망한 사람과 함께 약에 취했던 친구나 배우자가 살인 혐의로 기소되어 감옥에 갇히는 등 마약 딜러와 같은 취급을 받는 사례 또한 늘고 있다.

데니스 위천을 비롯한 요원들의 헌신적인 노력, 수십억 달러에 달하는 엄청난 연방 예산, 그리고 지역 법 집행 기관에 대한 파격적인 지원에도 불구하고, 미국인의 삶에서 마약을 없애기 위한 마약과의 전쟁은 성공하지 못했고 분명 앞으로도 성공하지 못할 것이다. 하향식 해결책에 초점을 맞춘 이 정책은 남용, 중독, 과다 복용의 근본 원인을 해결하지 못했다.

그러나 점점 더 복잡해지는 신종 마약 문제에 새로운 방식으로 접근하는 사람들이 있다. 이들은 정책 전문가나 학자, 법 집행 공무원이 아니다. 이들은 대체로 젊은이들이며, 대부분 댄스 음악 애호가다. 이들은 마약 사용을 막지 않는다. 일부는 기호용 마약을 사용하기도 한다. 이들은 마약 문제가 사라지지 않는다는 것을 알고 있고, 마약과의 싸움에 필요한 것은 탁상공론이 아니라 현장에서의 승리라는 것을 알고 있다. 이들은 자신들이 마약에 빠져 있기 때문에 마약과의 전쟁을 새로운 시각에서 바라본다.

22장

마약 검사 키트와 피해 감소 활동가들

전쟁의 목표는 적을 소탕하는 것이다. 지정학적 반대 세력이든 전염병이든 질병이든, 적의 종류는 상관없다. 우리는 '관리'보다 '완치'를 선호하고, 질병을 유발하는 사회적 요인을 치료해 병의 발생률을 낮추는 대신 질병을 없애기 위해 질병과의 '전쟁'을 개시하는 경향이 있다. 가장 잘 알려진 비전형적 전쟁은 마약과의 전쟁으로, 이 전쟁의 목표는 마약이 우리 삶에서 피할 수 없는 부분이라는 사실을 인정하는 게 아니라 마약을 박멸하는 것이다.

합성 마약 전문가인 해밀턴 모리스는 "우리는 역사상 처음으로 마약과의 전쟁을 계속하는 게 불가능하다는 사실을 진정으로 깨닫기 시작했습니다"라고 말했다. "새로운 향정신성 물질의 종류가 기하급수적으로 증가하고 있기 때문입니다."

피해 감소 운동가들은 새로운 접근법을 모색한다. 이들은 "그냥 싫다고 말하세요"가 금욕만을 강조하는 성교육만큼 효과가 없다고 생각한다. 단순히 마약과 섹스를 하지 말라고 명령하는 것은 효과가 없다. 이들은 젊은이들이 마약에 빠지더라도 그들을 비난해서는 안 되며, 마약의 위험성은 강조하되 마약을 하더라도 책임감 있게 하는 방법을 가르쳐야 한다고 주장한다. 이 활동가들은 마약과의 전쟁에서 법과 질서라는 접근 방식을 거부한다. 그리고, 특히 NPS에 적용할 수 있는 새로운 방법을 개척했다. 하지만 입법자와 법 집행관, 심지어 레이브 파티 기획자들조차 이들의 활동을 가로막고 있다.

해마다 여름이 되면 미시간주 숲속 깊은 곳에서 일렉트릭 포레스트 뮤직 페스티벌이 열린다. 이 축제는 경치 좋은 자연에서 보내는 휴식이자 불법 화학 물질의 향연이기도 하다. 해가 지면 숲은 사이키델릭한 색으로 물들고, 나무로 조각한 기상천외한 대형 올빼미들이 곳곳에 자리한다. 음악 라인업은 스크릴렉스Skrillex 같은 인기 DJ와 스트링 치즈 인시던트String Cheese Incident 같은 잼 밴드(악보를 미리 준비하지 않고 뮤지션들이 즉흥적으로 연주하는 밴드 – 옮긴이)로 나뉜다. 일렉트릭 포레스트는 기존 레이브의 예술적 정신과 최신 레이브가 혼합되어 있다. 4만 명의 참석자 중에는 튀튀(무릎 위 길이의 짧은 발레 치마 – 옮긴이)를 입은 레이버 소녀, 수염을 기른 남자, 지저분한 나이 든 마약상도 있다. 사람들은 대부분 캠핑을 하고, 많은 이들이 사이키델릭을 복용한 후 거대한 소나무 아래 해먹에 누워 만족스러운 오후를 보낸다.

2015년 축제 당시 미시간 경찰은 숲으로 향하는 것처럼 보이는 모든 사람들의 차를 세우고 마약 소지 여부를 검사했다. 샌디에이고에 거주하는 타일러 스틴슨과 네이선 스트릭랜드가 타고 있던 밴도 앨리건 카운티의 미시간 31번 고속도로에서 검문을 받았다. 그들은 경찰차 9대가 밴을 수색해 2g의 마리화나를 발견했고, 그 때문에 스틴슨이 밤새 감옥에서 지냈다고 했다. "마리화나가 2g밖에 없으면 우리들 사이에서는 '마리화나가 떨어진 사람'으로 간주된다고요." 그는 억울해하며 말했다.

공연장 밖에서는 말을 탄 미시간주 경찰이 질서를 유지했고, 제복을 입은 경찰과 잠복 경찰이 공연장 안을 어슬렁거렸다.

경찰의 감시에도 불구하고 공연장 내에서는 마약 사용이 만연했다. 그해 스트링 치즈 인시던트 공연 도중에는 무대 근처에 서 있던 한 젊은 여성이 쓰러져 실려 가는 사건이 발생했다. 그래도 음악은 멈추지 않았다. 드문 일이 아니었기 때문에 아무도 놀라지 않았다.

그곳에서는 다양한 종류의 마약이 판매되고 있었지만 구매자들은 자신이 무엇을 사는지 제대로 알지 못했다. 그리고 그곳에는 이 혼란스러운 NPS를 알고 싶어 하는 사람들을 돕기 위한 유해 물질 피해 감소 단체인 댄스세이프도 있었다. 덴버에 본부가 있고 댄스-음악 문화와 마약의 교차점에 초점을 맞춘 이 단체는 1998년에 설립된 이래 수만 명의 레이버들이 기호용 마약의 세계를 탐색하는 데 도움을 주었다. 댄스세이프는 메인 무대 한곳에서 멀지 않은 지역에 형광 네온색 텐트를 치고 자리를 잡았다. 역시 밝은 노란색 옷을 입은 직원 20~30명이 물과 귀마개, 예방약, 그리고 다양한 약물에 대한 정보가 담긴 엽서를 나눠주었다. 밝은 색상의 엽서에는 기호용 화학 물질과 그 영향에 대한 편견 없는 과학적 정보가 담겨 있었는데, 이는 수십 년 전만 해도 얻을 수 없는 정보였다. 예를 들어, '카티논'이라고 표시된 엽서에는 메틸론과 메페드론과 같은 약물이 "1~3시간 동안 강하게 느껴지다가 1~2시간 동안 서서히 내려온다"고 설명되어 있다.

댄스세이프 자원봉사자들은 과거 클럽에서 활동했거나 현재 활동

중인 청소년들로 구성된다. 이들은 무보수 사이키델릭 카운슬러로 활동하며, 긴장한 사용자들이 배드 트립에서 벗어나도록 안내한다. 댄스세이프 중서부 지부의 공동 책임자인 트레 메이젤은 "사람들은 우리를 신뢰해요"라고 말했다. "EMS(응급 의료 서비스)에 연락하면 경찰에 신고할까 봐 걱정하거든요."

몇몇 페스티벌에서 댄스세이프는 주최 측과 손잡고 페스티벌 주변에 어떤 약물이 돌아다니는지 모니터링하고 의료진과 협력해 과다 복용에 대비한다. 이 단체는 수십 가지 약물의 존재 여부를 확인할 수 있는 자체 약물 검사 키트를 판매해 기금을 마련하며, 코카인과 같은 약물을 복용할 때 C형 간염이 확산되는 것을 방지하기 위해 흡입용 빨대도 무료로 제공한다.

하지만 2015 일렉트릭 포레스트에서 댄스세이프의 부스는 페스티벌 둘째 날에 갑자기 폐쇄되었다. 페스티벌 관계자는 댄스세이프의 약물 검사 키트 판매에 문제가 있었다고 말했다. 페스티벌 대표 캐리 롬바르디는 "댄스세이프는 원래 비영리 정보 부스로 축제에 참가한 거였어요"라고 말했다. 계약에 따르면, 이 단체는 어떤 것도 판매할 수 없었다(하지만 마약 판매는 곳곳에서 이루어졌다). 댄스세이프는 계약서에 판매 금지 조항이 없었다고 주장했지만, 주최측의 폐쇄 조치로 인해 MDMA나 사망에 이를 수 있는 약물을 섭취하려던 페스티벌 참가자들은 어둠 속에 방치된 셈이 되었다. 2008년 페스티벌이 시작된 이래 6명이 약물로 인해 사망한 것을 고려할 때, 이는 납득하기 어려운 조치였다.

일렉트릭 포레스트에서 댄스세이프와 관련된 문제는 불법 약물 확산 방지법Illicit Drug Anti-Proliferation Act(흔히 레이브 법Rave Act이라고 불린다)이라는 연방법 때문일 가능성이 높다. 이 법은 엑스터시 및 기타 약물 남용을 억제하기 위한 것이었지만, 미국 최대 레이브 기획사인 인섬니악Insomniac(매디슨 하우스 프레젠트Madison House Presents라는 회사와 함께 일렉트릭 포레스트 공연을 주최한다)과 같은 회사는 레이브 법으로 인해 우려를 금할 수 없었다. 콘서트 주최자가 규제 약물이 사용되거나 판매되는 사실을 알면서도 이벤트를 개최하면 범죄로 간주되기 때문이었다(이 법은 일렉트로닉 댄스 뮤직에 대한 미국인의 관심이 적었던 2003년에 통과되었지만, 이 분야가 성장함에 따라 관련 기업들은 점점 더 불안해했다). 그 결과, 인섬니악을 비롯한 기획사들은 댄스세이프와 같은 단체가 현장에서 약물 검사 키트를 판매하는 것을 금지하려 했다. 이는 행사장에서 약물 남용이 일어난다는 사실을 인정하는 것과 같아서 형사 책임을 지게 될까 봐 우려했기 때문이다. 댄스세이프의 설립자 에마누엘 스페리오스는 "기획사들은 레이브 법으로 인해 손발이 묶여 있다고 느낍니다"라고 말하며, 레이브 법이 수년 동안 기소로 이어지지 않았기 때문에 이러한 생각은 잘못된 것이라고 덧붙였다.

인섬니악 대변인 제니퍼 포키시는 "팬들의 안전이 최우선입니다"라고 말했다. "우리는 공연장에 불법 약물 반입을 막고 팬들에게 약물 사용의 위험성에 대해 교육하는 데 많은 노력을 기울이고 있습니다. 하지만 안타깝게도 사람들이 때때로 내리는 나쁜 선택으로부터 그들을 보호하기 위해 할 수 있는 일에는 한계가 있습니다."

인섬니악의 설립자 파스콸레 로텔라는 2015년 일렉트릭 포레스트 페스티벌이 시작된 직후 당시 아내 홀리 매디슨과 두 살배기 딸 레인보우를 데리고 현장에 도착했다.

2013년, 5000만 달러를 받고 인섬니악의 지분 절반을 라이브 네이션Live Nation에 매각한 로텔라는, 인섬니악이 행사에서 약물 과다 복용으로 인한 사망을 예방하기 위해 더 많은 일을 할 수 있다고 믿는 피해 감소 단체의 비판에 직면해 있다. 마약 정책 개혁에 중점을 둔 비영리 단체인 마약 정책 연합도 그중 하나다. 이 단체는 일부 페스티벌에서 인섬니악과 파트너십을 맺고 '프로젝트 #오픈토크'라는 기치 아래 부스를 마련해 '마약, 성 및 정신 건강 문제에 대해 정직하고 편견 없는 정보'를 전달한다.

약물 정책 연합의 대중 교육 담당 이사인 스테파니 존스는 "진전이 있기는 하지만, 인섬니악이 행사에서 약물 교육과 피해 감소를 전면적으로 받아들이기에는 아직 갈 길이 멉니다"라고 말했다. "현장에서 약물을 검사하는 것은 요원한 일이에요. 지금 우리가 할 수 있는 최선의 조치는 특정 물질이 여러 의료 사고의 원인으로 확인되었을 때 경고 메시지를 보내는 것뿐입니다."

2015년 일렉트릭 포레스트에서 댄스세이프가 떠난 후, 마스크를 쓴 수상한 남성이 현장을 배회하는 모습이 목격되었다. 그는 비커 이미지가 그려진 티셔츠 차림에 그에 어울리는 야구 모자와 선글라스를 착용하고 있었다. 목에는 반다나를 둘렀고, 합성 화학 물질과 천연 화학 물질의 이름과 다채로운 그림이 담긴 플래카드를 들고 있었다. 거기에는 '에를리히', '마르퀴스', '만델린'이라는 단어도 큰 글씨로 적혀 있었다.

반다나를 코 위까지 끌어올려 정체를 숨긴 이 남성은 인터뷰를 거부했다. 하지만 티셔츠로 미루어볼 때 그가 벙크 폴리스Bunk Police라는 마약 검사 단체에 소속되어 있음을 알 수 있었다. 댄스세이프와 마찬가지로 벙크 폴리스도 유해 물질 피해 감소에 주력한다. 벙크 폴리스 역시 일렉트릭 포레스트에서 마약 검사 키트 판매 허가는 받지 못했지만, 이들은 댄스세이프와 달리 규범에 얽매이지 않았다.

현장에서 약물 검사 키트를 판매할 수 없다는 사실을 알게 된 벙크 폴리스는 비밀리에 행동하기로 결정했다. 그들은 커다란 가방에 수백 개의 키트를 담아 한밤중에 담장 너머 축제장 안으로 던져 넣은 후 다음 날 아침 가방을 다시 회수해 참가자들에게 이를 판매하거나 나눠주었다. '에를리히', '마르퀴스', '만델린'은 다양한 종류의 마약을 테스트하는 키트에 들어 있는 시약으로, 실제 엑스터시인지 아니면 위험한 모조품이 들어 있는지 확인할 수 있는 시약을 말한다.

벙크 폴리스의 창시자는 휴스턴 교외 이글 스카우트Eagle Scout(21개 이상의 공훈 배지를 받은 보이 스카우트 단원 - 옮긴이) 출신으로 경영대학원에서 공부한 활동가이자 기업가인 애덤 옥터(가명)이다. 옥터는 덴버에 살고 있었지만 2011년 오스틴 외곽에서 열린 대규모 일렉트로닉 댄스 뮤직 페스티벌인 녹터널에 참석했다. 그는 카스케이드, 폴 오큰폴드 등 일렉트로닉 뮤직 분야의 거장을 보고 영감을 받아 이 특이한 일을 시작하게 되었다고 말했다. 하지만 그는 관객석에서 일어난 사건에 큰 충격을 받았다. 약물을 과다 복용하는 아이들을 목격한 것이다. "한 명은 어린 소녀였는데 몹시 겁에 질려 보였습니다." 응급 구조대원들이 군중 사이를 헤치며 지나가는 동안 몇몇은 경련을 일으키기도 했다.

다행히 약물 과다 복용 피해자들은 살아남았지만, 옥터는 일렉트로닉 댄스 뮤직 이벤트에 계속 참석하면서 사람들이 보이는 비정상적인 행동에 주목했다. 이를 너무 세게 갈아 치아를 손상시키는 모습부터 '심각한 정신적 혼란에 빠진 것처럼 보이는 행동'에 이르기까지 다양한 양상이 관찰되었다. 많은 사람들이 엑스터시를 복용했다고 말했지만, 그들은 엑스터시를 복용한 것처럼 행동하지 않았다. "저는 직접 약물을 복용하지는 않았지만 수년 동안 호기심에 온라인에서 사용자들의 후기와 평가를 연구한 마약 덕후였어요." 옥터가 말했다. "그래서 대부분의 약물이 어떤 작용을 하는지 알고 있었습니다. 단언컨대 그건 엑스터시가 아니었어요."

그 무렵 옥터는 죽을 뻔한 경험을 했다. 면도를 하다 상처를 입었는데 기존 항생제에 내성을 지닌 '슈퍼버그'인 메티실린 내성 황색포도상구균에 감염되어 중태에 빠진 것이었다. 감염은 뇌로 확산될 뻔했다가겨우 억제되었다. 경영학과 중국어를 전공하며 중국에서 마케팅 관련일을 하던 옥터는 레이브 현장에서 약물 과다 복용 사태를 목격하고, 건강 악화를 겪으면서 인생의 궤도를 수정했다. "중국으로 건너가 마케팅 회사에서 일한다는 생각은 정말 공허해 보였습니다." 그는 이렇게말했다.

2011년, 옥터는 한 학기밖에 남지 않은 대학을 중퇴했다. 그리고 9000달러의 학자금 대출을 받아 법 집행 기관에서 사용하는 포렌식 공급 웹 사이트에서 MDMA, 메스암페타민 및 기타 물질에 대한 약물 검사 키트를 구입했다. 그는 이 키트를 뮤직 페스티벌에 가져가 참석자들의 약물을 검사해 주었는데, 그 결과 엑스터시 정제나 몰리에서 MDMA가 거의 검출되지 않는다는 사실을 발견했다. "90% 이상에서 MDMA

음성 반응이 나오니 정말 놀라지 않을 수 없었어요." 실제로 댄스세이프에서도 2010년부터 2015년 사이에 열린 뮤직 페스티벌에서 자체 연구를 통해 약물 샘플을 테스트했는데, 레이버들은 자신이 생각했던 것과 다른 약물을 소지한 걸로 나왔다. 전체 몰리와 엑스터시의 60%만이 MDMA를 약간이라도 함유하고 있었고, '순수한' MDMA는 훨씬 적었다. 반면, 타이레놀과 로비투신 성분부터 코카인, PMA(사촌격인 PMMA와 함께 100명 이상의 사망자를 초래한 치명적인 화합물)에 이르기까지 다양한 불순물이 발견되었다.

텍사스주 플래노의 마약 담당 경사인 코트니 페로는 이러한 변화를 주시해 왔다. 플래노는 댈러스 교외에 위치한 도시로, 1980년대 중반부터 엑스터시 사용의 중심지였다(당시는 엑스터시가 금지되기 전이었다). 22년 경력의 베테랑 경찰관인 페로는 2000년대 초반까지만 해도 정기적으로 수천 개의 엑스터시 정제(MDMA가 함유된 진짜 엑스터시)를 압수했다. 그러나 2016년 그는 "마지막으로 순수 MDMA를 압수한 적이 언제였는지 기억조차 나지 않습니다"라고 말했다.

옥터의 조사와 댄스세이프의 연구 결과, 가장 흔한 엑스터시 혼합 약물은 카트 식물의 효과와 유사하게 만들어진 흥분제인 합성 카티논으로 나타났다. 여기에는 메페드론('야옹야옹')과 메틸론이 포함되었다. "이 카티논은 '식물성 식품'과 '배스 솔트'로 판매되고 있었습니다." 옥터가 말했다. "트럭 정류장이나 담배 가게에서 구입할 수 있었어요. 포장 속 내용물만 바꿔서 MDMA로 판매하고 있었죠."

옥터는 화학자의 도움을 받아 시약을 수정해 이러한 약물을 검사할 수 있는 새로운 키트를 생산하기 시작했다. 현재 옥터의 회사 벙크 폴리스는 펜타닐 테스트 스트립을 포함한 9가지 키트를 생산하는데, 매년 수만 개의 키트를 판매하며 비슷한 물량을 기부한다. 옥터와 그의 동료들은 페스티벌에 가지만 출입이 허용된 적은 거의 없다. "우리는 자동차의 비밀 공간을 이용합니다." 그가 말했다. "가끔은 푸드트럭 주인에게 부탁해 음식물 아래 키트를 숨겨 반입하기도 하죠." 매년 6월 테네시주 맨체스터 인근에서 열리는 대규모 록 및 얼터너티브 음악 축제인 보나루Bonaroo에서 옥터는 식품 판매업체와 공모했지만, 어느 해에는 적발되어 경찰에 수천 개의 키트를 압수당하기도 했다. 하지만 이러한 사건도 이듬해 벙크 폴리스가 돌아오는 것을 막지는 못했다.

2018년 오하이오주 쏜빌에서 열린 로스트 랜드Lost Lands 뮤직 페스티벌. 벙크 폴리스는 약물 과다 복용 예방을 위해 만반의 준비를 하고 나타났다. 펜타닐의 본고장에서 열리는 축제였기 때문이다. 실제로 주말 동안 두 명의 참석자가 사망했고(사망 원인은 바로 알려지지 않았다), 다른 참석자들도 과다 복용한 것으로 보였다. "사람들이 파리처럼 쓰러지고 있었어요." 옥터가 말했다. "한 소녀가 들것에 실린 채 죽는다고 비명을 질러댔고, 어떤 남자는 의식을 잃은 여자 친구를 안고 도와달라고 소리치며 군중 사이를 뛰어다녔어요." 하지만 페스티벌 주최측은 벙크 폴리스의 활동을 중단시키고 물품을 압수하겠다고 협박했다. "우리는 폭동 진압용 장비를 착용한 보안 요원들로부터 범죄자 취급을 받았습니다." 옥터는 한탄했다.

이들의 또 다른 커다란 도전은 모조 합성 의약품으로 이익을 얻는 마약 제조업체와 딜러보다 앞서 나가려는 시도이다. 초기에 옥터는 의심스러운 약품 판매를 줄이고자 했지만 신중하게 접근하지 못했다. "저는 마약 거래 현장에 직접 가서, 사람들에게 그 자리에서 제품을 테스트하게 했어요. 당연히 많은 돈을 잃고 있던 몇몇 고위급 마약상들의 이목을 끌었죠." 하지만 그의 노력은 결실을 맺었고, 그가 한 테스트 덕분에 PMA, PMMA와 같은 치명적인 약물이 발견되기 시작했다. 그는 또한 벙크봇Bunkbot이라는 알림 서비스를 개발해 불순물이 섞인 마약을 발견하면 축제 참석자들에게 문자 메시지를 통해 경고를 보냈다.

현재 벙크 폴리스에는 약 10명의 사무실 직원과 일렉트릭 포레스트에서 마스크를 쓴 남자와 같이 현장에서 테스트 키트를 배포하는 대규모 '길거리 팀'이 있다. 옥터는 이 조직을 비즈니스이자 피해 감소 단체라고 설명한다. 20달러부터 시작하는 벙크 폴리스의 키트에는 독극물을 상징하는 그림(해골과 X자 모양으로 교차된 두 개의 대퇴골 그림)이 그려진 작은 플라스틱 용기, 플라스틱 바이알, 그리고 작은 액체 시약병이 들어 있다(시약 자체도 독성이 있어 피부에 화상을 입힐 수 있다). 고급 키트에는 자외선 손전등을 비롯해 같은 배치에 혼합된 여러 약물을 테스트할 수 있는 기기가 포함된다. 수많은 모방품이 등장했지만, 벙크 폴리스 키트는 일반인이 시중에서 구할 수 있는 가장 우수한 제품이며 수백 가지 약물을 테스트할 수 있다.

이제 30대 초반이 된 옥터는 마약 검사에 돈을 쏟아 부으며, 중국에서 유입되는 엄청난 양의 약물을 검사할 수 있는 새로운 키트를 개발하고 있다. 거액을 들여 화학 컨설턴트도 고용했다. 펜타닐은 극소량으로도 강력한 약효를 나타내기 때문에 의도치 않게 과다 투여하기 쉽다. 따라서 옥터나 그의 직원들은 펜타닐을 테스트할 때면 안면 마스크와 함께 방호복을 착용한다.

하지만 옥터는 펜타닐 테스트가 그만한 가치가 있다고 믿는다. "그렇게 해야 많은 생명을 구할 수 있어요." 실제로 2017년 브리티시컬럼비아주 밴쿠버의 한 병원(감독하에 마약을 투여하는 곳이다)에서 수행된 연구에 따르면, 약물에서 펜타닐을 발견한 환자는 복용량을 줄일 가능성이 10배나 높았고, 따라서 과다 복용할 가능성이 25% 감소했다. 2018년 브라운대학교에서 발표한 연구 결과는 좀 더 고무적이다. 연구에 따르면 약물에서 펜타닐 양성 반응이 나타난 로드아일랜드 사용자 중 45%는 용량을 줄였고, 42%는 약물을 더 천천히 투여했으며, 39%는 약물을 투여할 때 다른 사람을 옆에 있게 해서 과다 복용 시 나르칸을 투여하거나 911에 전화할 수 있도록 한다고 응답했다.

이 분야의 전문가인 캘리포니아대학교 샌프란시스코캠퍼스 소속 의사 댄 시카로네는 "마약 사용자는 우리가 생각하는 것보다 훨씬 더 이성적입니다"라고 말했다. 옥터를 비롯한 많은 이들은 전국적으로 마약 사용자들이 이러한 키트를 쓰기 시작하면 과다 복용률이 급격히 감소할 거라고 믿는다.

"연방 교도소의 독방에 가둔다고 마약을 막을 수는 없습니다." 옥터가 말했다. "축제나 길거리에서 유통되는 마약을 어떻게 막을 수 있겠어요?"

하지만 약물 검사는 논란의 여지가 있다. 트럼프 대통령 시절 정신 건강 및 약물 사용 담당 차관보로 임명된 엘리노어 맥캔스-카츠는 펜타닐 테스트 스트립의 사용에 반대했다. 그녀는 2018년 10월 약물 남용 및 정신 건강 서비스국 사이트에 올린 글에서 "테스트 스트립의 정확도가 항상 100%라고 보장할 수는 없습니다"라고 했다. "우리는 안전하다는 잘못된 인식이 생기는 걸 허용할 수 없습니다. … 마약 사용자들이 자신의 마약 투여를 보다 '안전하게' 지속하도록 돕는 도구를 마련하는 것을 합리화해서는 안 됩니다."

호주도 비슷한 규제를 시행한다. 호주에서는 2013년 이후 레이브 파티에서 12명의 사망자가 발생했는데, 모두 약물 과다 복용으로 확인되거나 의심되는 사례였다. 일부 정치인들은 법 개정을 고려할 의향이 있다고 말했지만 이 글을 쓰는 시점에서 약물 검사는 합법이 아니다. 글래디스 베레지클리안 뉴사우스웨일스 주총리는 "안타깝지만, 약물 검사는 성공하지 못할 겁니다"라고 말했다. "이는 사람들에게 결국 사망에 이를 수 있는 물질을 투여하도록 허락하는 것이기 때문입니다."

옥터의 테스트 키트 자체는 연방법에 따라 합법이지만 미국에서는 이를 합법적으로 개발할 수 없다. 왜냐하면 키트를 개발하려면 벙크 폴리스가 키트로 검사할 약물을 보유해야 하며, 따라서 전 세계의 약물 제조업체에게 소량의 불법 신물질을 요청해야 하기 때문이다. 이런 이유로 그는 2016년부터 피해 감소 방법이 더 보편화되어 있고, 기소 가능성이 낮으며, 치명적인 과다 복용 비율이 매우 낮은 유럽에서 일하기 시작했다. 2017년 기준으로, 인구 3억 2600만 명의 미국에서는 약물 과다 복용으로 인한 사망자가 7만 명에 달한 반면, 인구 5억 1000만 명의 유럽연합에서 사망자는 7600명이었다.

옥터는 슬로베니아의 수도인 류블랴나에 위성 사무소를 세웠다. 슬로베니아는 미국보다 훨씬 느슨한 마약법 외에도 저렴한 생활비, 천혜의 자연경관, 유럽 내 다른 국가로의 저렴한 배송비 등의 장점이 있다.

22장 - 마약 검사 키트와 피해 감소 활동가들

또한 마약 폐해를 줄이기 위한 캠페인이 활발히 일어나는 곳이기도 하다. 일반 마약 사용자 및 중독자, 마약 판매상, 공중 보건 종사자, 활동가로 구성된 이 공동체는 폭풍의 한가운데에 있기 때문에 마약의 폐해를 누구보다 잘 이해한다.

23장

슬로베니아 마약 정책의 교훈

슬로베니아에 도착하기 전에는 이곳이 멜라니아 트럼프의 출생지라는 것 외에는 이 나라에 대해 아는 게 거의 없었다. 무지한 나는 전쟁으로 폐허가 된 발칸 반도의 황무지를 떠올리기까지 했다. 사실 1990년대 유고슬라비아 분쟁은 슬로베니아에 거의 영향을 미치지 않았다. 슬로베니아는 1991년 열흘 전쟁Ten-Day War(독립을 원하는 슬로베니아와 이를 막으려는 유고슬라비아 연방이 열흘간 벌인 전쟁 - 옮긴이)을 통해 독립을 쟁취했으며, 오늘날 수도 류블랴나는 눈부시게 발전했다. 산과 숲으로 둘러싸여 있고 중세 성이 내려다보이는 이 도시에는 수백 년 된 건물이 즐비하고 사람들은 차가 다니지 않는 도심의 자갈길에서 쇼핑을 한다. 살인 사건은 거의 없으며 도시는 깨끗하고 정돈된 느낌을 준다.

미국에서 금지된 약물은 슬로베니아에서도 대부분 금지 대상이다. 그러나 슬로베니아에서는 마약 사용과 마약 밀매를 명확히 구분한 2008년 법에 따라 개인적 용도로 소량 소지하는 경우 40~200유로(약 6만~28만 원)의 소액 벌금이 부과되며, 마약 치료 프로그램에 참여할 경우 벌금도 면제된다. 그러나 마약 제조 및 거래에 연루되면 수감되기도 한다. 슬로베니아는 사용자를 가두는 것이 아니라 약물 남용과 관련된 피해를 최소화하는 데 주력한다. 애딤 옥터는 "슬로베니아 정부는 약물 남용과 관련해서는 전 세계에서 가장 자유로운 국가입니다"라고 말했다. 슬로베니아에는 드로가르트Drogart와 같이 최신식으로 운영되는 유해 물질 피해 감소 단체가 있다. 이 단체는 젊은 자원봉사자들로 구성되어 있는데, 스스로를 '동지peers'라고 부르는 이들은 유흥 현장에서 좋은 평판을 받고 있다. 이들은 뮤직 페스티벌 현장 화장실에 코카인 흡입에 사용되는 종이를 비치하고 상담과 약물 검사를 받을 수 있도록 하지만, 누구에게도 강요하지는 않는다. 또한 피해 감소를 주제로 "물을 마셔요Drink Water", "레이브에 오기 전에 먹어요Eat before Rave" 등의 제목을 붙인 노래를 수록한 컴필레이션 앨범을 제작하기도 했다. 이러한 활동은 누구나 잠복 경찰이 될 수 있는 미국의 일렉트로닉 댄스 뮤직 이벤트와는 매우 다른 환경에서 이루어진다. 드로가르트 회원들은 공개적으로 솔직하게 소통하기 때문에 사용자들은 안전하게 약물을 복용하는 방법에 대한 조언을 따를 가능성이 크다.

슬로베니아는 위험한 마약의 폐해를 억제하는 데 특히 성공적이었다. 2017년에는 전체 인구 200만 명 중 약물 과다 복용으로 인한 사망자가 47명에 불과해, 같은 해 매일 4배 이상 많은 사람이 약물 과다 복용으로 목숨을 잃은 미국에 비해 사망률이 훨씬 낮았다. 슬로베니아는 엄격한 법과 질서보다는 공중 보건의 관점에서 마약 문제에 접근함으로써 중독자를 돕는 데 적극적인 관심을 기울인다. 류블랴나 경찰 역시 이러한 노력을 지지한다. 실제로 마약 검사는 경찰이 직접 관여한다. 사용자가 마약 샘플을 드로가르트의 사무실에 맡기면 경찰이 이를 수거하여 순도를 검사한 후 결과를 알려주는 방식이다. 해를 끼치지 않으면 처벌하지 않는 것이다.

2016년 애덤 옥터는 류블랴나 외곽으로 집을 옮겼다. 벙크 폴리스의 실험실과 생산 시설을 겸한 곳이었다. 1층에 있는 별도 문을 통해 들어갈 수 있는 이 소박한 실험실은 천장이 낮고, 형광등과 화학약품이 담긴 커다란 주황색 캐비닛, 인공호흡기, 비상용 눈 세척기 등을 갖추고 있으며, 세상에서 가장 새롭고 강력한 약물을 분석하는 곳임에도 불구하고 일반적인 대학 실험실과 전혀 다르지 않다. "제 차보다 6배나 더 비쌉니다." 옥터는 유해 가스를 빠르게 제거할 수 있는 일종의 워크 스테이션인 흄 후드를 가리키며 말했다. "저 안에서 폭탄을 터뜨려도 모든 걸 빨아들일 걸요."

최근 몇 년 동안 벙크 폴리스는 새롭고 포괄적인 안내 책자를 만드는 데 많은 노력을 기울였다. 각 페이지에는 벙크 폴리스가 판매하는 시약에 대한 여러 마약의 다양한 반응이 나와 있다. 타임랩스 사진처럼 보이는 반응 사진은 시약에 닿았을 때 약물이 어떤 색으로 변하는지를 초 단위로 보여주는 동영상 스틸 사진에서 가져온 것이다. 이 책자에는 수백 가지의 화학 물질이 소개되어 있으며, 그중 상당수는 잘 알려지지 않은 것들이다. 손에 들고 있는 약물이 5-APDB인지 5-DBFPV인지 알고 싶다면 이보다 더 좋은 자료는 없을 것이다. 온라인에는 이러한 반응을 보여주는 동영상도 있다. "친구들이 주택을 구입하기 위해 자금을 투자하는 동안 저는 이 책자를 만들었어요." 옥터가 말했다. "이걸 만드는 데 3년 정도를 쏟아부었고 10만 달러에 가까운 돈이 들었어요." 그는 현재 혼합물에 함유된 펜타닐의 양을 정확히 알 수 있는 고도로 전문화된 스트립을 개발하는 데 주력한다. 사용자는 마약에 펜타닐이 섞여 있는지 여부만 알면 되는 것이 아니라 얼마나 들어 있는지도 알아야 하기 때문이다.

제대로 된 조력자를 구하기는 쉽지 않다. 그는 몇 달 동안 희귀한 순수 헤로인 샘플을 추적하던 중 직원 한 명이 이 샘플을 사용해 약에 취한 사례를 언급했다. "사람들은 쉽게 유혹에 빠지더군요."

옥터가 처음 슬로베니아로 오게 된 것은 사이코너트이자 신종 마약 전문가인 줄리얀 시드니 피체의 설득 때문이었다. 나중에 그만두긴 했지만, 그는 한때 벙커 폴리스의 유럽 운영 책임자로 근무하기도 했다. 거칠고 빗질하지 않은 갈색 머리의 피체는 밀레니얼 세대(1980년대 초에서 1990년대 중반 사이에 출생한 세대를 가리키는 용어 – 옮긴이)로, 스릴을 위해 자신의 건강을 기꺼이 걸고 책자에 나오는 거의 모든 약물과 책에 없는 새로운 화학 물질을 다수 복용했다. 그는 최근 몇 년 동안 시장에 출시된 수백 가지의 향정신성 약물 목록을 부지런히 작성하는 사이키델릭 역사학자라고 할 만했다.

류블랴나에서 점심을 먹으며 전자 담배를 피우던 피체는 고등학교 중퇴자 출신으로 벙크 폴리스에 취직하게 된 과정을 설명했다. 그는 십대 시절 마리화나를 피우고 실로시빈을 먹었지만, 열일곱 살 때 여자친구의 소개로 합성 카티논인 메페드론을 접하면서 자신이 진정으로 갈망해 온 마약을 찾았다. 당시 슬로베니아에서 메페드론은 규제 대상이 아니었다. 피체는 헝가리에 있는 자신의 실험실에서 인터넷을 통해 이 약물을 구매할 수도 있었으나 인터넷으로 마약을 구입하는 것은 너무 위험해 보였다. 그는 자동차로 4시간 거리에 있는 부다페스트에 정기적으로 방문해 메페드론을 구입했고 고등학교 동창들에게 판매했다. 피체는 마약왕이 아니었다. 그는 단지 자신의 마약 소비 습관을 유지하려 했을 뿐이었다. 아버지는 없었고 어머니도 곁에 있을 때가 드물었기 때문에 피체는 공부를 해야 할 시기에 메페드론에 탐닉하거나 여자 친구와 도시를 배회했다.

메페드론은 구하기가 힘들기 때문에 그는 이 약물을 많이 복용하지는 않는다. 2011년 메페드론이 금지된 이후, 슬로베니아에서는 3-MMC(3-메틸메트카티논의 약자, 메페드론은 4-메틸메트카티논이다)로 알려진 유사체가 그 자리를 대신했다. 이 유사체는 메페드론 금지 조치를 우회하도록 설계되었는데, 메페드론과 비슷한 흥분과 쾌감을 주면서도 엄밀히 말하면 합법이다.

피체는 3-MMC를 메페드론만큼 좋아하지 않았지만, 많은 사람들은 3-MMC에 만족했다. 코로 흡입하거나 먹을 수 있는 흰색 결정체인 이 약물은 2012년 스웨덴에서 처음 발견된 이후 곧 슬로베니아에서 유행하기 시작했다. 2015년 류블랴나대학교 학생들을 대상으로 한 설문조사에 따르면, 전체 학생의 6.6%가 3-MMC를 사용해 본 적이 있다고 답했으며, 메틸론은 4.1%, 메페드론은 3.9%였다. 3-MMC에 대해서는 알려진 바가 거의 없다. 과학자들이 돼지를 대상으로 실험한 적은 있지만 사람을 대상으로 시행한 연구는 없었다. 세계보건기구의 보고서에 따르면 "논문의 저자들은 돼지 실험에서 치료와 관련된 사망 및 질병 발생은 관찰되지 않았으며 육안으로 보이는 병리학적 이상 소견도 없었다고 했다."

그 과정에서 3-MMC는 '아이스크림'이라는 흥미로운 별명을 얻게 되었다. 사실 내가 슬로베니아에 있을 때만 해도 마약업계에서는 '아이스크림'이 최고로 여겨졌다. 나는 곧 3-MMC가 새로운 화학 물질이 어떻게 한 국가에 들어와 즉시 자리를 잡을 수 있는지를 보여주는 완벽한 사례라는 것을 알게 되었다. 이 이야기는 법과 화학뿐만 아니라 영리한 마케팅에 관한 이야기이기도 하다.

피체는 이 약을 널리 퍼뜨린 마약 딜러를 알고 있었다. 그의 이름은 블라드였는데, 피체는 그가 헤로인 중독으로 인해 몸 상태가 좋지 않다고 했다. 그럼에도 불구하고 블라드는 기꺼이 자신의 이야기를 들려주었다. 덥수룩한 머리와 어눌한 고음의 블라드는 영어가 서툴렀지만 요점은 분명하게 전달했다. 스물여덟 살인 그는 눈빛이 아직 살아 있었지만 실제 나이보다 10년은 더 늙어 보였다. 그는 가명을 사용해 달라고 요청했으나 친절했고 의심하거나 편집증적인 태도를 보이지는 않았다.

"저는 어떤 것이든 쉽게 중독되는 편이에요." 그가 말했다. 담배, 커피를 비롯해 모든 것에 중독되었지만 가장 치명적인 것은 헤로인이었다. 블라드는 대학에 입학한 지 얼마 지나지 않은 2012년경에 여자 친구와 함께 헤로인에 심하게 빠져 들었다. 하루에 5g을 복용한 적도 있다고 했다. 이로 인해 학업에 지장을 받았고 그의 삶은 궤도를 벗어나기 시작했다. 그는 현재 메타돈 12알과 모르핀 200mg을 거의 매일 복용하는 대체 요법을 받고 있다. 그 정도면 매일 '평균 이하'의 기분을 느끼는 데 충분하고, 그다지 좋지는 않지만 금단 증상보다는 낫다고 그는 설명했다.

블라드는 헤로인 복용을 중단했지만 여전히 다른 약물에 탐닉했다.

피체와 마찬가지로 그 역시 천연 약물이든 합성 약물이든 가리지 않고 거의 모든 약물을 시도했다. 동시에 10개 정도의 약물을 복용하기도 했다. 화학에 대해 약간의 지식이 있었던 블라드는 친구와 함께 초강력 사이키델릭인 DMT를 만들기도 했다. DMT를 해본 사람들은 얼굴이 녹아내리는 것 같고 인생을 바꿀 정도의 경험이라고 묘사하지만(많은 사람들이 신을 만났다고 이야기한다), 블라드는 거의 아무렇지 않게 이 약물을 즐겼다. "저는 DMT를 복용하고서 자전거 타는 걸 좋아합니다."

2010년대 초반 무렵 갑자기 NPS가 인기를 끌면서 블라드의 마약 거래 사업은 활기를 띠었다. 그는 2C-B와 25I-NBOMe 등의 사이키델릭을 비롯해 잘 알려지지 않은 합성 약물을 전문적으로 취급하기 시작했다. "파티에 가서 무료 샘플을 나눠주면 사람들이 관심을 보였어요. 정말 싸게 구할 수 있었죠." 그는 다크 웹에서 이러한 화학 물질을 주문하거나 다른 딜러로부터 구입했다. 2011년경 경찰이 15~20g의 메틸론을 소지한 혐의로 그를 체포할 때도, 그는 이들 약물은 규제 대상이 아니기 때문에 합법이라고 주장하면서 경찰이 그를 체포하지 못하도록 설득했다고 한다.

블라드와 그의 여자 친구는 헤로인을 남용했음에도 불구하고 함께 지냈다. 실제로 그녀는 그의 가장 유명한 마약인 '아이스크림' 성공의 숨은 조력자였다. 블라드는 메페드론이 규제되기 전까지 이를 판매했고, 규제 이후에는 이와 비슷한 유사체인 3-MMC를 판매했다. 그가 이 신종 마약을 직접 발명한 것은 아니었지만 온라인에서 이 약에 대한 정보를 듣고 처음에는 서피스 웹에서, 그다음에는 다크 웹에서 익명의 공급원을 통해 구매하기 시작했다. 3-MMC는 강력한 흥분제인 데다 가격도 저렴했다. 코카인보다 약효도 더 오래 지속됐다. 블라드는 사람들이 이를 '중국 코카인'이라고 부르는 걸 들었다.

판매는 순조로웠지만, 2013년경 블라드의 여자 친구가 바닐라 단백질 파우더에 섞어 보자는 아이디어를 내면서 3-MMC는 본격적으로 인기를 끌기 시작했다. 약물을 다른 저렴한 물질로 희석하는 것은 흔한 일이다. 하지만 희석제가 판매의 주 원인이 되는 경우는 드물다. 그녀는 이 파우더가 폭식을 자주 하고 장기간 식사를 거르는 약물 사용자들에게 필요한 칼로리를 공급할 수 있다고 생각했다. 하지만 두 사람 모두 구매자들이 약을 흡입할 때 입안에서 느껴지는 바닐라 향을 이토록 좋아할지는 예상하지 못했다. 바닐라 맛 덕분에 이 마약은 '아이스크림'이라는 별명을 얻었고, 얼마 지나지 않아 류블랴나뿐만 아니라 슬로베니아 전역과 체코와 오스트리아 일부 지역에서도 큰 수요가 발생했다. 어느 순간 블라드는 바닐라 향을 제거했다. 그는 불순물이 섞인 제품을 판매하는 것에 대해 마음이 편하지 않았다고 말했다. 하지만 고객들이 불만을 제기하자 다시 바닐라 향을 추가했다.

슬로베니아의 마약 중독 퇴치 단체인 스티그마Stigma의 대표 데어 코흐무르는 '아이스크림'은 코카인과 마찬가지로 그 효과가 사라지면 더 많이 투여하고 싶은 강한 충동을 느끼기 때문에 위험하다고 말했다. 즉, 중독될 수 있는 것이다.

아마도 이것이 블라드의 고객들이 계속 찾아오는 이유일 것이다. 그는 '아이스크림'을 팔면서 한 달에 5000유로(약 710만 원)를 벌었다. 물가가 싼 나라에서는 상당한 금액이다. 수익의 대부분은 자신의 마약 소비에 썼다. 2015년에 경찰과 또 한 번 마주친 그는 마약 거래를 완전히 중단하기로 결심했다. 이후 블라드는 대학 학위를 취득하기 위해 다시 도전했고, 항상 성공하지는 못하지만 마약 사용을 제한하기 위해 노력하고 있다.

블라드 없이도 '아이스크림'은 계속 성장 중이다. 실제로 슬로베니아에서는 수많은 모조 흥분제가 '아이스크림'이라는 이름으로 판매되고 있다. 심지어 바닐라 향 파우더가 들어 있지 않거나 동일한 활성 화학 물질이 들어 있지 않은 제품도 있다고 그는 말했다.

24장

인식의 전환

'피해 감소'는 사람마다 다른 의미를 갖는다. 예를 들어, 뉴질랜드에서 더 안전한 화학 물질을 개발하는 맷 보우덴은 자신이 이 분야의 선구자라고 생각한다. 다크 웹에서 펜타닐을 판매하는 U4IA도 자신의 저렴한 제품이 고객의 비용 부담을 줄이고 중독 때문에 강도나 도둑질을 할 가능성을 줄여 사회 전체에 도움이 된다고 주장하며 피해 감소라는 명분을 내세운다.

나는 학자, 활동가, 약물 남용 상담사, 공무원, 법 집행관, 마약 제조업자, 밀매업자, 사이코너트, 화학자 등 함께 이야기를 나눈 사람들에게 NPS 과다 복용을 막고 펜타닐과 같은 치명적인 마약의 확산을 제한하는 가장 좋은 방법이 무엇이라고 생각하는지 물었다. 놀랍게도 여러 법 집행관과 마약 딜러를 포함한 대다수가 피해 감소의 필요성에 대해 이야기했다. 마약 금지론자는 극소수에 불과했다. 거의 모든 사람들이 현실을 제대로 파악하면서, 사용자를 투옥하는 것보다 NPS의 부정적인 영향을 제한하는 것이 가장 중요한 목표라는 데 의견을 같이했다.

피해 감소를 어떻게 정의하든, 이는 약물 사용을 완전히 막는 것은 불가능하며 가능한 한 안전하게 사용하도록 하는 것이 필요하다는 인식에서 비롯된다.

대부분의 피해 감소 정책은 상식적이고 생명을 구할 수 있는 쉬운 방법처럼 보이지만, 많은 정부는 이러한 관점에서 바라보지 않는다. 2018년 11월, 러시아의 피해 감소 단체인 안드레이 릴코프 재단Andrey Rylkov Foundation(깨끗한 주삿바늘을 비롯해 여러 서비스를 제공하는 단체)은 합성 카티논 사용자에게 안전한 약물 투여 방법을 조언하는 글을 게시한 혐의로 80만 루블(약 1330만 원)의 벌금을 납부하라는 명령을 받았다.

마약과의 전쟁이 여전히 대규모로 진행되고 있는 미국에서도 피해 감소 전략이 광범위하게 시도된 적은 거의 없다. 댄스세이프나 마약 정책 연합 같은 단체는 성과를 보이긴 하지만 극히 제한된 예산으로 운영된다. 그러나 유럽에서는 중독자에게 헤로인을 직접 제공하는 정부 프로그램을 포함해 다양한 노력을 기울였고 획기적인 결과를 얻었다. 예를 들어 스위스에서는 만 18세 이상이고 중독된 지 2년이 지났으며 기존 치료법에 실패한 사용자라면 클리닉에서 처방약과 같은 고품질의 헤로인을 무료로 제공받을 수 있다. 이들은 헤로인을 클리닉에서만 사용해야 하며 가지고 나가는 것은 금지된다.

적절한 양을 복용한다면 헤로인 자체로 목숨을 잃는 경우는 거의 없다. 헤로인과 혼합되는 펜타닐, 오염된 주삿바늘, 약에 취한 상태에서 초래되는 여러 문제, 길거리 생활에서 발생하는 매춘과 폭력이 주된 사망 원인이기 때문이다. 스위스에서는 이 프로그램을 통해 사망자 수, 마약 거래 및 범죄 발생 건수가 감소했는데, 이는 프로그램에 등록한 사용자들이 약값을 마련하기 위해 더 이상 도둑질이나 마약 밀매를 하지 않아도 되었기 때문이다. 헤로인 처방 프로그램에 참여한 사람들에서 자동차 절도는 55%, 빈집 털이 및 강도는 80% 감소했으며, 마약을 판매할 가능성은 거의 95% 감소했다. 이 프로그램은 네덜란드에서도 성공을 거두어 40세 미만에서 헤로인 사용이 급격히 감소했다. 미국에서도 선례가 있다. 1914년 정부가 헤로인을 금지했을 때에도 의사는 중독된 사람들에게 헤로인을 투여할 수 있도록 법으로 허용했다. 하지만 의사의 헤로인 처방을 금지하자, 범죄 발생률과 건강 문제가 급격히 증가하기 시작했다.

유럽에서는 네덜란드의 마약 정보 및 모니터링 시스템Drug Information and Monitoring System, 스위스의 세이퍼 나이트라이프Safer NightLife, 세계에서 가장 정교한 마약 검사 기술을 자랑하는 오스트리아의 체크잇!CheckIt! 등 여러 단체가 마약 중독 피해 감소를 위해 첨단 기술을 활용한다. 이러한 프로그램은 사용자에게 신종 약물에 대해 교육하고, 깨끗한 주삿바늘, 피임약, 물, 기타 안전용품을 제공하며, 현지에서 판매되는 불법 약물에 대한 새로운 정보를 실시간으로 전송하는 등 다양한 서비스를 제공한다.

특히 스페인은 정부와 민간의 노력을 결합하여 약물 과다 복용을 막기 위해 창의적이고 미래지향적인 조치를 취하고 있는 점이 돋보인다. 예를 들어, 에너지 컨트롤Energy Control이라는 스페인의 피해 감소 단체는 다크 웹의 공급업체로부터 신약을 주문한 후 이를 분석하고 문제를 일으킬 가능성을 파악하도록 허가를 받았다. 실제로 애덤 옥터와 벙크 폴리스는 중국에서 가져온 신종 마약 샘플이 '순수한' 것인지 확인해야 할 때 에너지 컨트롤에 샘플을 보낸다.

"에너지 컨트롤은 세계 최고입니다." 옥터가 말했다. "까다로운 규제가 없었다면 댄스세이프도 그렇게 될 수 있었을 겁니다."

에너지 컨트롤의 운영 범위는 매우 광범위하며, 다양한 활동이 법적으로 허용된다. 이 단체의 연간 예산은 64만 유로(약 9억 1000만 원)인데, 이 중 약 60%는 지역 및 중앙 정부 금고에서 조달하고 나머지는 대부분 자체적으로 모금하여 마약 사용자와 호기심 많은 일반인에게 상담과 정보를 제공한다. 이 단체는 최첨단 질량 분석 및 가스 분석 장비를 이용해 마약을 검사한다. 스페인 국민에게는 무료이고, 다른 나라 사람들도 비용을 지불하면 이용할 수 있으며, 심지어 다크 웹 판매자들도 에너지 컨트롤에 제품을 보낸 후 순도 분석 결과를 판매 사이트에 게시하는 것으로 알려져 있다. 이와 비교할 수 있는 유일한 시스템은 미국의 마약 정보 데이터베이스인 에로위드에서 운영하는 웹 사이트 Ecstasydata.org로, 이곳은 우편으로 마약을 받아 테스트하고 결과를 게시하도록 DEA의 허가를 얻었다. 하지만 에너지 컨트롤의 자금 지원이 훨씬 원활하며, 자체 발표에 따르면 결과를 더 빨리 처리한다.

에너지 컨트롤의 지원 활동은 매년 스페인 시골에서 열리는 오운 스피릿Own Spirit 뮤직 페스티벌에서 잘 드러난다. 바르셀로나에서 기차로 1시간 30분 거리에 위치한 이곳은 바위가 많고 숲이 우거진 지역에 자리잡고 있으며 주변은 산으로 둘러싸여 있다. 이 페스티벌은 메가 레이브 기준으로는 작은 규모로, 수천 명 정도가 참석한다. 슈퍼스타 DJ나 대기업의 후원도 없고, 맥주는 재사용 가능한 컵이 있어야만 구매할 수 있다.

가끔 경찰이 현장을 돌아다니기도 하지만, 스페인은 이웃 포르투갈과 마찬가지로 기호용 마약을 대부분 비범죄화했기 때문에 참석자들은 마리화나에 불을 붙이거나 화학 물질을 거래하는 것을 두려워하지 않는다. LSD 1회 투여분은 10유로(약 1만 4000원)에 공개적으로 판매된다. 아무도 통제 불능 상태에 빠진 것 같지는 않다. 그러나 LSD라고 알려진 것이 실제로 LSD인지 확신할 수 있는 사람은 아무도 없다. 바로 이것이 에너지 컨트롤이 개입하는 이유다. 2017년 4월에 열린 페스티벌에서 이 단체는 해가 지기 직전에 도착해 메인 무대 근처에 검은색 텐트를 설치했다. 텐트에는 〈ENJOY THE PARTY〉라는 영문 현수막이 걸렸는데, N은 알약과 블로터 페이퍼blotter paper의 이미지로 표현되어 있었다.

에너지 컨트롤 직원들은 매주 파티나 콘서트에 참석한다. 축제가 시작된 이날 밤에는 직원과 자원봉사자까지 약 10명이 참석했다. 약물 검사는 에너지 컨트롤 소속 실험실 테크니션인 크리스티나 길이 맡았는데, 그녀는 흰색 실험실 가운을 걸치는 대신 코걸이를 하고 회색 립스틱을 바른 화학 물질 분석가였다. 길은 실험실에서 가스 크로마토그래피 분석 그래프를 스크롤 하는 것이나 페스티벌에서 베이스 소리를 느끼는 것 모두 편안하다고 했다. 물론 베이스 소리가 들리는 이곳이 이상적인 실험실 환경은 아니지만, 이들은 텐트 뒤편에 접이식 테이블로 만든 실험실을 설치하고 투광 조명으로 불을 밝혀 일할 수 있는 시스템을 구축했다.

거의 즉시 사람들이 줄을 서기 시작했다. 녹색과 주황색 화장을 한 젊은 여성이 여러 가지 물질이 담긴 작은 금속 통을 들고 오더니 스피드인지 확인해 달라고 했다. 그다음은 밝은 주황색 겨울 모자를 쓴 영국인 남성이었는데, 그는 축제 현장에서 엑스터시 두 알을 구입했다. 하나는 은색이었고 다른 하나는 츄파춥스 로고가 찍혀 있었다. 두 사람은 번호표를 받았고, 약 한 시간 후에 결과를 확인하러 오라고 들었다. 후드 티 차림에 게이지 귀걸이를 한 서른 살의 프랑스 남성이 조심스럽게 텐트로 다가오더니 먼저 검사가 허가된 것인지 물었다. 그러고는 허리에 찬 작은 가방에서 LSD, 케타민 분말, 코카인이 든 스포이트 병 세개를 꺼냈다. 그는 자신이 딜러라고 수줍게 말하면서 축제에서 약물을 판매하기 위해 에너지 컨트롤의 승인을 받으려 한다고 덧붙였다. 이러한 발언에도 에너지 컨트롤 직원들은 당황하지 않았다. "전체적으로 순도가 높아지고 정보가 늘어난다면 이는 유익한 일입니다." 단체를 총괄하는 라파엘 새크라멘토가 말했다.

에너지 컨트롤은 박층 크로마토그래피라는 기술을 사용했다. 한 자원봉사자가 알약에서 극히 일부분을 긁어내거나 가루를 극소량 숟가락으로 떠서 작은 약병에 넣었다. 그러고 나면 길이나 동료가 용매를 넣고 흔든 후에 테스트 스트립에 혼합물 한 방울과 시약을 조금 떨어뜨렸다. 혼합된 액체가 테스트 스트립에 퍼지자, 그들은 가져온 샘플과 검사 결과를 비교했다. 약물마다 다른 색이 나타나는데, MDMA는 짙은 보라색으로 변하지만 어떤 약물은 육안으로 확인하기 어렵다. 이러한 경우, 길은 자외선으로 샘플을 검사하기 위해 눈을 보호하는 선글라스를 착용했다. 이러한 유형의 테스트에는 한계가 있으며 모든 것을 식별할 수는 없다. "이와 같은 경우에는 어떤 일이 일어날지 아무도 모르기 때문에 투여하지 않는 것이 좋습니다." 그녀는 이렇게 조언했다.

늦은 저녁, 처음 10건의 검사 결과가 텐트 벽에 게시되자 사람들이 모여들었다. 녹색과 주황색 화장을 한 여성은 예상대로 암페타민을 가지고 있었다. 카페인과 혼합되긴 했지만 그건 일반적인 상황이었다. 영국 남성이 구매한 엑스터시는 실제로 MDMA였다. 그러나 엑스터시는 권장 용량을 투여하더라도 효과가 매우 강하게 나타날 수 있기 때문에 새크라멘토는 그에게 한 번에 한 알을 다 복용하지 않는 편이 좋겠다고 했다. 프랑스에서 온 마약상은 합법적인 LSD와 케타민을 가지고 있었다. 그러나 그의 코카인은 수의사가 사용하는 동물용 구충제인 레바미솔과 혼합되어 있었는데, 이는 미약하나마 코카인과 비슷한 효과를 내는 약물이다. 안도한 그는 물건을 팔기 위해 어둠 속으로 사라졌다.

"모든 게 거의 정상입니다." 길은 추가로 몇 차례의 테스트를 마친 후 이렇게 결론을 내렸다. "그래도 다행이죠."

대체로 진품 엑스터시가 유통되는 스페인 뮤직 페스티벌에서는 '거의 정상'이라는 말이 일반적이다. 실제로 에너지 컨트롤의 연구에 따르면 분석된 샘플의 약 80%에서 순수한 MDMA가 검출되었다. 반면 미국에서 시행된 댄스세이프의 연구에서는 샘플의 60%에서만 MDMA가 검출되었으며, 벙크 폴리스의 연구에서는 MDMA 검출 비율이 더 낮게 나왔다.

최근 몇 년 동안 대규모 사프롤 오일 적발이 줄어들고 중국에서 주로 제조되는 PMK-글리시데이트라는 합성 전구체가 등장하면서 순수 엑스터시 공급이 다시 증가했다. 미국 딜러들은 여전히 불순한 엑스터시를 판매하는 경우가 많지만, 스페인에서는 이러한 시도가 훨씬 줄어들었으며 LSD의 경우도 마찬가지이다. 에너지 컨트롤은 25I-NBOMe,

일명 N-폭탄과 같은 약물과 혼합된 경우를 목격하기도 했으나, 이러한 사례 역시 감소하고 있다. 에너지 컨트롤의 약물 검사 서비스 코디네이터인 미레이아 벤투라는 "전국적으로 여러 곳에서 약물 검사 서비스를 제공하고 있기 때문입니다"라고 말했다. "다른 나라에서도 마찬가지예요. 일종의 품질 관리죠. 우리의 활동이 시장에서 어느 정도 영향력이 있다고 확신합니다." 논리적으로 볼 때, 마약 판매자는 고객이 마약을 검사할 것이라는 사실을 알면 불순물이 함유된 마약을 판매할 가능성이 적다.

많은 사람들이 다크 웹 마약 시장을 일탈적이고 부도덕한 사람들이 모이는 위험한 장소라고 생각하지만, 벤투라의 생각은 다르다. 그는 나쁜 다크 웹 리뷰는 시장에 빠르게 영향을 미치기 때문에 마켓플레이스의 판매자 평가도 일종의 품질 관리 역할을 한다고 믿었다. 에너지 컨트롤은 또한 페르난도 카우데빌라라는 마드리드 의사와 협력하고 있는데, 그는 수년 동안 다양한 다크 웹 사이트에서 '닥터X'라는 이름으로 활동하며, 마약 검사 시 체내에서 MDMA가 검출되는 기간(48~72시간), 암페타민을 보관하는 방법(직사광선을 피해 건조하고 어두운 곳에), 애드빌 복용이 마리화나 과다 흡연으로 인한 기억 상실을 막을 수 있는지 여부(그렇지 않다) 등 기호용 약물에 관한 질문에 솔직하게 답변해 왔다.

에너지 컨트롤을 비롯한 피해 감소 단체는 약물에 대한 솔직한 이야기의 힘을 믿는다. 비엔나에 본사를 둔 체크잇!의 디렉터 스티브 뮬러는 "부정적인 영향만 지나치게 강조하면 사람들이 믿지 않아요"라고 말했다. "우리는 긍정적인 측면에 대해서도 이야기합니다."

24장 - 인식의 전환

에너지 컨트롤이 피해 감소 전략의 효과를 입증할 수 있는 다양한 통계 자료를 제공하지는 못하지만, 스페인 당국은 이 단체의 활동을 신뢰한다. 마약 사용자, 심지어 마약 딜러와도 밀접하게 연관되어 있음에도 불구하고 에너지 컨트롤은 논란의 대상이 아니다. 새로운 마약 위기에 신속하게 대응했기 때문이다.

유명한 S 로고가 새겨진 분홍색 '슈퍼맨' 알약은 2014년 12월 말과 2015년 1월 초 영국에서 4명이 사망한 사건의 원인으로 지목된 바 있다. 사용자들은 이 약을 엑스터시라고 생각했지만, 확인 결과 독성이 있는 가짜 약물인 PMMA가 함유된 것으로 밝혀졌다. 하지만 슈퍼맨 알약은 계속 유통되어 유럽 대륙으로 퍼져나갔다.

첫 번째 영국인 사망자가 발생하기 약 일주일 전, 위트레흐트 실험실의 과학자들이 네덜란드에서 제조된 것으로 추정되는 알약의 실제 성분을 밝혀냈다. 네덜란드 당국은 TV를 통해 대국민 경보를 발령했는데, 네덜란드에서 사망자가 한 명도 발생하지 않은 것으로 보아 이는 성공적인 것으로 보인다. 영국 역시 관련 정보를 전달받았지만, 당국에서는 슈퍼맨 알약이 영국에 유입되지 않았다고 생각한 바람에 안타깝게도 경보를 발령하지 않았다.

한편, 에너지 컨트롤은 유럽 전역의 약물 검사 프로그램에서 제공하는 정보를 취합하는 유럽 횡단 약물 정보Trans-European Drug Information 프로젝트를 통해 경보를 받았다. 에너지 컨트롤은 신속하게 대응하며 네트워크에 속한 사용자에게 슈퍼맨 알약을 발견하면 검사를 하게 가져와 달라고 요청했다. 수십 명이 그렇게 했고, 에너지 컨트롤은 해당 약물이 실제로 독성이 있는 것으로 판단했다.

그들은 즉시 '적색 경고'를 발령했다. 그러고는 대학 단체, 축제 주최자, 병원, 대학생 등 위험에 처할 수 있는 모든 사람에게 이메일, 페이스북, 트위터, 왓츠앱 메시지를 보냈다. 또한 언론에도 이 사실을 알렸고, 얼마 지나지 않아 인터넷, TV, 라디오를 통해 이 위험한 슈퍼맨 알약에 대한 기사가 쏟아져 나왔다. 결국 스페인에서는 사망자가 발생하지 않았고 이 약물은 곧바로 사라졌다. "어떤 딜러는 '스페인에서는 이걸 판매할 수 없다'고 말했습니다." 에너지 컨트롤의 스페인 코디네이터인 누리아 칼사다가 말했다.

N-폭탄, 펜타닐, 그리고 더욱 사악한 엑스터시 대용품을 포함한 수많은 NPS는 치명적인 영향을 미칠 수 있으므로, 사람들이 이러한 물질을 사용하지 않도록 설득하는 것이 핵심 전략이다. 그리고 바로 이것이 스페인에서 그들이 지금까지 해온 일이다. 스페인에서는 (NPS보다 더 안전한 경향이 있는) 기존 약물을 사용해도 체포되지 않기 때문에 대부분 이러한 옵션 중에서 선택한다. 미레이아 벤투라는 "스페인에서는 NPS가 문제가 되는 경우가 거의 없습니다"라고 말했다. "대부분의 사람들은 기존 약물을 선호하죠."

그렇다고 스페인에 문제가 전혀 없다는 뜻은 아니다. 스페인은 주요 밀수 경로에 위치해 있는 데다, 최근 몇 년간 콜롬비아산 코카인과 모로코산 해시시가 당국을 압도했고, 남부 지역의 마약 밀매업자들은 화물을 압수하려는 경찰을 습격한 것으로 알려졌다. 코카인 사용률과 마약 밀매 검거율이 급증하긴 했지만, 스페인은 약물 과다 복용으로 인한 사망률이 매우 낮은 편이다. 2016년에는 9만 6000명 중 1명에 불과해 전 세계에서 사망률이 가장 낮은 국가 중 하나였는데, 그해 미국의 사망률은 약 5100명 중 1명이었다.

에너지 컨트롤을 비롯한 여러 기관에서 볼 수 있듯이 NPS 위기에 대한 최선의 해결 방법은 레이브 현장에서 나왔다. 하지만 에너지 컨트롤이 제공하는 서비스 중 상당수는 미국에서 금지되어 있다. 레이브에서 약물을 테스트하려는 단체는 정부 자금을 지원받지 못하며 오히려 퇴출된다. 현재로서는 마약 소비가 일어나는 행사의 주최자를 위협하는 레이브 법을 개정하려는 정치적 움직임은 많지 않아 보인다. 하지만 언젠가 법안이 개정되면 대규모 레이브는 보다 안전해질 것이다. 해마다 캘리포니아 남부에서 열리는 대규모 일렉트로닉 댄스 뮤직 이벤트인 하드 서머를 주최하는 게리 리처즈는 "만약 피해 감소 활동을 하는 게 허용된다면, 우리는 분명 그렇게 할 겁니다"라고 말했다. "캐나다의 다른 페스티벌에 가본 적이 있어요. 약에서 온갖 종류의 성분이 검출되더군요. 가능하다면 우리도 그렇게 하고 싶지만 아직은 그럴 수 없죠."

이 페스티벌에서 공연하는 뮤지션들도 같은 생각이며, 심지어 독실한 몰몬교도인 유명 DJ 케스케이드처럼 약을 하지 않는 사람들도 마찬가지이다. 그는 이러한 행사가 마약 비사용자들도 즐길 수 있는 행사라고 강조하지만, 현실을 외면하진 않는다. "우리가 무슨 말을 하더라도 많은 아이들이 약물을 복용할 겁니다." 그는 이렇게 말했다. "약물을 복용할 거라면 검사를 받아보세요. 이 사람들은 그 약물이 당신을 죽이지 않도록 확인해 줄 겁니다."

적어도 NPS에 대한 정보를 전파하는 것이 중요하며 사용자가 기존 약물과 비교해 NPS의 위험성을 파악하고 있어야 한다는 점에는 정치

성향과 무관하게 거의 모든 사람들이 동의한다. 약물 투여를 시도하는 청소년에게는 교육이 유일한 보호 수단일 수 있다.

몬태나 브라운을 비롯한 청소년들이 신종 마약으로 사망한 댈러스 교외 지역은 이후 신종 마약에 대한 정보가 널리 알려지면서 어느 정도 성공을 거두었다. 브라운의 고향인 콜린 카운티의 약물 남용 상담사 그레이스 라울스턴은 합성 마리화나에 대한 정보 공유 캠페인 이후 이 지역의 K2 위협이 크게 줄었다고 말했다. "지금 우리가 싸우고 있는 가장 큰 문제는 교육입니다. 대다수의 사람들, 특히 부모들은 현재 우리가 다루고 있는 문제가 얼마나 심각한지 전혀 알지 못합니다." 텍사스 주 플래노 인근의 마약 담당 경사 코트니 페로가 말했다. 약물 과다 복용은 누구에게나 일어날 수 있는 일이기 때문에 모든 부모는 자신의 자녀에게도 일어날 수 있다고 생각해야 한다.

25장

앞으로 가야할 길

NPS 과다 복용으로 인한 사망의 대부분은 파티용 마약이나 모조품 때문이 아니다. 엑스터시나 환각제와 달리 치명적인 중독성을 지닌 오피오이드가 그 원인이다. 오피오이드에 맞서 싸우려면 특별한 맞춤형 이니셔티브가 필요하다.

미국인의 1인당 오피오이드 사용량(합법 및 불법 사용 모두 합산)은 전 세계 어느 나라보다 많다. 캐나다가 두 번째이며, 두 나라 모두 유럽을 훨씬 앞지른다. 미국인은 영국인보다 4배나 많은 오피오이드를 투약한다.

이러한 불균형에는 여러 요인이 관여하는데, BBC의 조사에 따르면 보편적인 의료 서비스 부족, 처방약 TV 광고(미국과 뉴질랜드에서만 합법이다), 열악한 의료 교육, '약물 문화'로 인한 약물 과다 처방 등이 그 원인으로 지목된다. 거의 모든 사람들이 의사가 신규 환자에게 오피오이드 처방하는 것을 줄여야 한다는 데 동의한다. 그러나 많은 전문가들은 진통제에 이미 중독된 환자에게 갑자기 진통제를 사용하지 못하게 하는 것은 올바른 해결책이 아닐뿐더러, 만성 통증 환자가 불법 헤로인이나 펜타닐을 찾는 결과를 초래할 수 있다고 생각한다.

뉴욕 웨일 코넬 의과대학의 정신약리학 클리닉 소장 리처드 프리드먼은 "합법적으로 진통제를 구하는 것을 어렵게 만들면, 많은 사람들이 훨씬 더 위험하고 강력한 합성 오피오이드에 의존하게 될 가능성이 높습니다"라고 말했다. 그럼에도 불구하고 오피오이드에 대한 환자의 의존도를 낮추기 위한 규정은 계속해서 만들어진다. 콜로라도에는 환자가 약을 처방받기 전에 몇 가지 수업을 듣도록 하는 의사들이 있다. 이 수업에서는 요가, 침술, 식이 보조제 등 만성 통증을 해결하기 위한 다양한 대안을 제시한다. 좋은 취지이지만, 이러한 요구 사항으로 인해 일부 통증 환자들은 마치 질책을 받는 듯한 기분이 들기도 한다. 콜로라도주 포트콜린스의 셸리 네스라는 환자는 골관절염을 비롯한 여러 질환을 앓고 있는데, 바이코딘을 계속 받으려면 수업에 참석해야 한다는 말을 의사에게서 들었다며 "이러한 접근 방식은 치료를 방해하고 제 상태를 무시하는 것처럼 느껴져 불편합니다"라고 말했다. "제가 '오피오이드 중독자'로 간주되더군요. 과다 복용 유행에 대한 처벌이 만성 통증 환자에게 가해지고 있어요."

미국 내 오피오이드 사망자 수를 줄이기 위해서는 사용자, 의료진, 교사, 경찰 등 모든 사람에게 마약의 위험성을 알리는 캠페인과 치료 프로그램을 포함한 새로운 공중보건 이니셔티브를 대대적으로 추진해야 한다. 응급 구조대원, 경찰, 소방관 등 일선에서 약물 과다 복용 피해자를 접하는 사람들에게 충분한 양의 날록손이 공급되어야 하며, 날록손의 도움이 필요한 사람은 누구나 저렴하게 이용할 수 있어야 한다. 그럼에도 불구하고 날록손(가장 잘 알려진 브랜드인 나르칸 포함)은 미국 일부 지역사회에서 논란에 직면해 있다. 오하이오주 버틀러 카운티의 치안 책임자 리처드 K. 존스는 경찰이 나르칸을 소지하는 것을 거부했다. "이 약은 중독자를 치료하는 게 아니라 소생시킬 뿐입니다." 그는 2017년 NBC 뉴스와의 인터뷰에서 이렇게 말했다. "어떤 사람은 20번이나 소생한 적도 있어요"(그렇지만 그는 경찰이 사람을 죽게 내버려 두는 것은 아니며, 대신 구급대원이 나르칸을 투여하면 된다고 덧붙였다).

일부에서는 날록손이 약물 남용을 조장한다고 주장한다. 이들은 약물을 과다 복용하더라도 옆에 있는 사람이 날록손으로 자신을 되살려줄 것이라고 확신하며 펜타닐을 한계치까지 복용하는, 이른바 라자로 Lazarus(예수님이 부활시킨 성경 속 인물에서 유래) 파티에 대해 우려를 표명한다. 노스다코타주 그랜드 포크스의 경찰 중위 브렛 존슨은 "사용자와 그 친구 또는 동료 사용자가 바로 그런 이유로 나르칸을 구비하고 있는 경우도 꽤 있어요"라고 말했다.

단순히 과다 복용 피해자를 소생시키는 것은 해결책이 될 수 없다. 오피오이드 과다 복용을 막기 위해서는 사용자가 헤로인에 펜타닐이 포함되어 있는지 확인하는 펜타닐 테스트 스트립을 이용할 수 있어야 한다. 벙크 폴리스에서 만든 것과 같은 것 말이다. 다행히 미국 내에서도 이러한 아이디어가 조금씩 진전되고 있다. 캘리포니아에서 매사추세츠에 이르는 여러 주의 보건소에서는 펜타닐 테스트 스트립을 나눠주고 있으며, 로드아일랜드와 메릴랜드 등에서는 펜타닐 테스트 스트립의 사용을 허용하는 법안을 통과시켰다.

아이디어는 더욱 발전할 수 있다.

컬럼비아대학교 심리학과의 칼 하트 박사는 "무료 약물 순도 테스트 사이트를 개설해 사람들이 익명으로 자신의 약물 샘플을 제출하고 분석 결과를 확인할 수 있도록 할 생각입니다"라고 말했다. 하트 박사는 미국에서 가장 적극적으로 마약 피해 감소 정책을 지지하는 사람으로, 중독된 사용자에게 의약품과 같은 품질의 헤로인을 제공할 것을 주장하기도 했다.

적절한 감독하에 운영되는 주사 클리닉 역시 또 다른 형태의 피해 감소 방안이다. 캐나다, 프랑스, 노르웨이, 네덜란드, 스위스 등 전 세계 10여 개국에 있는 이 클리닉에서는 헤로인이나 펜타닐과 같은 약물을 법적 처벌 없이 사용할 수 있다. 의사와 간호사가 이들을 모니터링하며 상담과 치료, 깨끗한 주삿바늘도 제공한다. 정부의 지원을 받기도 하는 이 클리닉은 HIV 전파 및 치명적인 약물 과다 복용을 줄이는 데 일조하는 등 사회적으로 매우 유용한 기능을 하는 것으로 밝혀졌다.

이 글을 쓰는 시점까지 미국에는 공식적으로 승인된 주사 클리닉이 없다. 하지만 최근 몇 년 동안 적어도 한 곳은 비밀리에 운영되어 왔다. 2017년 8월 〈바이스〉는 "미국의 한 사회복지기관이 약물 과다 복용 위기에 대처하기 위해 약 100명의 마약 복용자를 대상으로 2500회 이상의 주사를 비밀리에 감독하고 있다"라고 보도했다.

캐나다에는 밴쿠버, 토론토, 몬트리올, 수도 오타와를 포함해 전국 곳곳에 이러한 주사 클리닉이 있다. 2003년 밴쿠버의 첫 번째 시설인 인사이트InSite가 문을 연 이후 과다 복용으로 인한 사망자가 크게 감소했지만, 펜타닐 위기 사태 동안 사망자 수는 다시 치솟았다. 최근 몇 년 동안 필라델피아, 시애틀, 샌프란시스코를 비롯한 미국 도시에서 주사 클리닉을 설치하자는 제안이 검토되었다. 뉴욕 시장 빌 드 블라시오도

이 아이디어를 지지했지만 반대 여론이 너무 거세 결국 무산되었다. 덴버 시 의회는 관련 시설에 대한 시범 프로그램(사용자의 약물에 대한 펜타닐 검사를 포함한다)을 승인했지만, 아직 주 의회의 승인이 필요한 상황이다.

2017년 3월, 시애틀 공무원들이 두 곳의 주사 클리닉 승인을 고려하고 있을 무렵 리사 듀포라는 변호사가 〈시애틀 타임스〉에 사설을 기고했다. 사설의 제목은 '약물 과다 복용으로 아들을 잃다: 주사 클리닉을 거부하라'였다. 그녀의 글은 매우 설득력이 있었고, 시설 설치 제안에 반대하는 의견이 쏟아졌다. "헤로인은 불법이다. '헤로인 하우스'에서 불법 약물 사용을 허용하면서 다른 곳에서 같은 약물을 사용하는 사람들을 체포할 수 있을까? … 과다 복용의 주요 원인은 약물의 강도가 각기 다른데다, 펜타닐과 같은 다른 약물과 섞이기 때문이다. 직원이 마약의 순도나 안전성을 검사하는가? 노숙자 문제도 해결할 수 없는데 왜 납세자가 '헤로인 하우스'를 제공하고 소송 비용을 부담해야 하는가!"

선의로 제기된 정당한 질문이지만, 이 질문들은 바르셀로나의 발루아드Baluard와 같이 적절한 감독하에 운영되는 주사 클리닉이 긍정적인 영향을 미치고 있다는 사실은 간과하고 있다.

발루아드는 드라사네스 성벽으로 알려진 거대한 중세 석조 요새 안에 자리 잡고 있다. 바르셀로나 항구 근처에 위치한 이 요새는 13세기로 거슬러 올라가는 바르셀로나 왕립 조선소의 일부로, 한때 침입자를 방어하는 보루 역할을 했던 곳이다.

2004년에 문을 연 발루아드는 바르셀로나 최초의 마약 관련 시설이다. 당시 도시는 공공장소에서 헤로인을 사용하는 사람들로 넘쳐났다. 그해 거리와 공원에서 약 1만 2000개의 사용한 주사기를 수거했는데, 2016년에는 그 수가 1000개로 줄었다. 현재 이 지역에는 12개 이상의 유사 시설이 있으며, 카탈루냐 지역에는 이동식 버스를 포함해 80개 이상의 시설이 있다. 심지어 교도소에서도 주삿바늘 교환 프로그램이 운영된다. 발루아드는 유명한 식당과 상점이 즐비한 라스 람블라스 거리와 같은 관광지와 가깝지만 다른 세상처럼 느껴진다. 건물 앞 공원에는 벤치에 누워 있는 사람도 있고, 개를 끌고 오거나 소지품이 든 비닐봉지를 들고 주위를 빙빙 도는 사람들도 있다. 이들에게 발루아드는 시설 밖에 있을 때조차 삶을 지탱하는 구심점이다.

건물 안으로 들어가 보면 흰 가운을 입은 직원들이 환자와 편안하게 대화를 나누고, 스피커에서는 경쾌한 스페인 팝이 흘러나온다. 이벤트 캘린더에는 이용자들을 위한 영화의 밤과 박물관 관람, 탁구, 연극 수업 등이 공지되어 있다. 또한 나르칸을 투여하는 방법이나 코카인을 크랙으로 전환하는 방법에 대한 워크숍도 광고하고 있는데, 이는 코카인을 주사하는 대신 흡연할 수 있어 건강상 이점이 있다(발루아드는 기호용 마약은 제공하지 않는다).

주사실은 파란색 칸막이로 공간을 구분해 한 번에 5명의 사용자가 앉을 수 있는 테이블을 두었는데 놀라울 정도로 깨끗하게 소독 처리되어 마치 병실처럼 보인다. 이곳에는 바늘, 지혈대, 소독용 물티슈, 헤로인을 녹일 때 쓰는 멸균수가 항상 비치되어 있으며, 사용자가 자기 몸에 직접 주사를 놓지만, 과다 복용할 경우 근처에 있는 의무실에서 도움을 받을 수 있도록 직원이 상주한다. 직원은 에너지 컨트롤의 도움을 받아 사용자가 소지한 헤로인이 순수한 것인지 확인해 준다.

흡연실에는 의자가 6개 있고, 표지판에는 헤로인을 피울 수 있는 시간이 최대 30분, 크랙은 45분이라고 적혀 있었다. 파이프는 공유하면 안 되며, 메스암페타민과 대마초를 피우는 것은 가능하다. 2017년 어느 날 안나라는 이름의 전직 에너지 컨트롤 자원봉사자가 흡연실을 감독하고 있었다. 그녀는 방 바깥쪽 창문 반대편에 앉아 필요한 도구들, 즉 헤로인을 가열하는 무독성 알루미늄 포일과 흡입용 특수 빨대를 담은 트레이를 나눠주었다. 또한 유리로 만든 작은 물담뱃대 모양의 크랙 바이알과 특수 크랙 파이프도 제공했다.

누군가가 방에 들어올 때마다 안나는 약물 남용 이력을 포함해 그 사람에 관한 정보를 컴퓨터에 입력했다. "안녕하세요!" 한 남자가 들어왔다. 안나가 헤로인을 피우러 왔냐고 묻고서 포일 한 장과 빨대를 건네주자, 그는 테이블에 앉아 '흑설탕' 헤로인이 담긴 작은 파란색 종이 조각을 풀었다. 그는 포일 위에 헤로인을 올려놓고 밑에서 라이터로 가열한 후 피어오르는 연기를 빨대로 빨아들였다. 남자는 마흔다섯 살 정도로 보였고, 머리를 짧게 잘랐으며 주황색과 파란색 신발에 유행하는 긴팔 버튼다운 셔츠를 입고 있었다. 그는 헤로인을 흡입한 후 담배에 불을 붙이고 잠시 빨아들였다. 그러고는 필터가 달린 재떨이에 넣어 천천히 태우는 동안 남은 헤로인을 마저 흡입했다. "아디오스!" 그가 밖으로 나가려 일어서자 안나가 웃으며 인사했다. 그가 방에 머문 시간은 5분 남짓이었다.

곧 다른 남자가 들어왔다. 그는 더 지저분했고 경구용 메타돈과 헤로인을 모두 사용하러 왔다. "안녕하세요!" 안나가 말했다. 환자들과 친숙하게 지내는 안나는 그들이 비교적 건강하고 오래 산다는 사실을 알게 되었다. 주사 클리닉이 중독을 좀 더 안전하게 관리하도록 도와준 것이다. 가장 바람직한 것은 습관을 끊는 것이지만 이것은 현실적으로 매우 어려울 수 있다. 다행스러운 것은 아편류와 오피오이드에 중독된 사람도 깨끗한 주삿바늘과 보살핌, 불순물 없는 약물, 안전한 주사 장소만 있다면 오래도록 생산적인 삶을 영위할 수 있다는 사실이다.

발루아드의 코디네이터인 디에고 아라네가는 혼란 속에서도 중심을 유지하는 능력이 뛰어난 사람이다. 그는 빠른 카탈루냐어로 "우리가 대상으로 하는 집단은 문제가 있는 사용자들이에요"라고 말했다. "기본적으로 상태가 엉망인 사람들이죠."

심리학 교육을 받은 아라네가는 이곳에서 센터를 지휘하며 사회 복지사 역할을 하고 있는 셈이었다. 발루아드에서는 사람들이 아편류에서 벗어날 수 있도록 대체 약물을 무료로 제공한다. "메타돈이 사용자와 매일 연락을 유지하기 위한 고리 역할을 하는 거죠." 아라네가는 환자들이 메타돈을 받으러 오면 센터에서는 감염 및 기타 질병도 치료하고 상담을 제공하기도 한다고 설명했다.

대체 요법은 헤로인 및 펜타닐 중독과 관련된 문제(과다 복용뿐만 아니라 HIV, 범죄 행위, 기타 남용과 관련된 개인적 문제)와의 싸움에서 돌파구가 될 수 있을 것으로 보인다. 스페인 의사이자 공중보건 전문가인 루이스 소르도 델 카스티요가 주도한 2017년 연구에 따르면 메타돈, 부프레노르핀과 같은 약물을 사용하는 대체 요법은 "오피오이드에 의존하는 사람들에서 과다 복용으로 인한 사망 위험이 현저히 감소한 것과 관련이 있다." 유럽 마약·마약중독감시센터의 연구 결과, 현재 스페인에서 발루아드와 같은 시설을 이용하는 사람의 수(약 6만 명)는 스페인의 고위험 오피오이드 사용자 수와 비슷하다. 이 사람들은 단지 깨끗한 주삿바늘을 사용해 약에 취하기 위해서 이곳을 방문하는 게 아니다. 이들은 지원 시스템을 통해 중독을 관리하고 모니터링을 받는다. 발루아드 주사 클리닉이 〈시애틀 타임스〉의 논설에서 우려한 스페인 노숙자 문제를 해결하지는 못했겠지만, 이런 시설에서 무료 대체 요법을 시작한 사람들은 더 이상 다음 투약에 필요한 돈을 벌기 위해 거리에서 범죄를 저지르지 않는다.

모든 사람이 헤로인을 끊고 싶어하는 것은 아니다. 아라네가는 발루아드에서 매달 약 2500건의 주사가 이뤄진다고 말했다. 이 시설에서 사망한 사람은 한 명도 없었으며, 현재까지 전 세계적으로 이러한 유형의 센터에서 사망했다는 보고는 없다. 아라네가에 따르면 인구 500만 명에 가까운 도시인 바르셀로나에서 2016년 한 해 동안 오피오이드 사용으로 사망한 사람은 70명에 불과했다. 센터의 깨끗한 주사기 프로그램도 효과가 있는 것으로 보인다. 센터 방문객의 절반 이상이 C형 간염을 앓고 있고 8명 중 1명은 HIV 양성 반응을 보이지만, EMCDDA에 따르면 최근 몇 년 동안 스페인에서 '주사로 인한' HIV 진단은 2009년 300건에서 2016년 113건으로 급감했다. 그 결과 HIV 치료와 관련된 공공 비용이 감소했으며, 범죄 감소 및 기타 의료 비용 절감까지 더하면 대중에게 돌아가는 재정적 혜택은 상당하다. 〈시애틀 타임스〉 기고자가 우려했던 또 다른 문제를 해결할 수 있게 된 것이다.

아라네가는 이러한 센터에 대한 또 다른 일반적인 두려움, 즉 중독을 조장한다는 우려도 불식시킨다. 그는 자신의 클리닉에 방문하는 사람들은 마약을 처음 사용하는 사람들이 아니라 오랫동안 오피오이드 사용 장애를 앓고 있는 사람들이라고 했다. 이제 그들은 나아지려고 노력 중이다. "그들이 이곳에 왔다면 공원이나 길거리에서 아이들과 함께 있는 건 아니겠죠. 주사 클리닉뿐만 아니라 심리학자, 의사와 상담할 기회까지 제공한다면 정말 잘하고 있는 겁니다."

스위스와 같이 이러한 유형의 주사 클리닉을 성공적으로 운영한 국가에서는 주사 클리닉이 중독자뿐만 아니라 일반 대중에게도 도움이 될 것으로 본다. 베른 지역의 경찰서장 마누엘 빌리는 "마약 투여실이야말로 베른의 공공 안전을 보장하기 위한 최고의 도구입니다"라고 말했다. 최근 캐나다, 유럽, 호주에서도 다수의 시설이 문을 열면서 이러한 추세는 전 세계적으로 확산되는 것으로 보인다.

아편류 중독에 초점을 맞춘 슬로베니아의 공중보건 단체인 스티그마는 류블랴나에서 주삿바늘 교환 센터를 운영한다. 센터 내부에는 조용히 커피나 주스를 마실 수 있는 작은 방이 있고, 앞쪽에는 다양한 모양과 크기의 플라스틱에 담긴 주삿바늘 수백 개가 놓인 테이블이 있다.

노숙자 쉼터의 퀴퀴한 냄새가 풍기긴 하지만, 이곳을 비롯해 슬로베니아 전역에 있는 비슷한 센터들은 놀라운 성과를 거두고 있다. 슬로베니아에는 아편류나 오피오이드 사망자가 거의 없으며, HIV 감염률도 현저하게 감소해 현재 유럽 국가 중 가장 낮은 편이다. 이는 분명 중독자에게 다가가기 위한 정부의 지원 노력 덕분이다. 스티그마의 디렉터인 데어 코호무르는 이 단체가 말 그대로 외부에서 사람들을 끌어들인다고 했다. "길거리에 있는 사람들을 안으로 끌어들임으로써 간과되고 있는 집단의 문제를 해결합니다. 우리는 그들을 판단하지 않습니다. 마약 사용을 장려하지는 않지만, 불필요한 피해를 없애는 것이 목표입니다." 미국 전역에도 수백 곳의 주삿바늘 교환 센터가 있으며, 계속해서 새로운 센터가 생겨나기 때문에 정확한 수를 파악하기는 어렵다. 켄터키, 뉴멕시코, 캘리포니아에는 각각 40개 이상, 뉴욕과 워싱턴에는 각각 20개 이상이 있는 것으로 알려져 있다. 기존에는 많은 주에서 이 개념을 받아들이려 하지 않았지만, 2016년 오바마 대통령이 서명한 옴니버스 지출 법안에 따라 주와 지방 자치 단체가 특정 상황에서 필요에 따라 연방 기금을 사용할 수 있게 되면서 이러한 움직임이 활기를 띠고 있다. 공화당 소속 주지사들의 지원을 통해 현재 켄터키, 인디애나를 비롯한 39개 주에서 이러한 시설이 운영된다.

슬로베니아에서는 펜타닐이 거의 보이지 않는다. 코호무르에 따르면, 여기에는 피해 감소를 위한 노력이 어느 정도 기여한 것으로 보인다. 1990년대 중반 슬로베니아의 메타돈 프로그램이 시작된 이래 아편류 중독률은 지속적으로 감소해 왔다. 현재 슬로베니아에는 22개의 메타돈 대체 클리닉이 있으며, 코호무르는 더 많은 클리닉을 개설·운영하기 위해 계속해서 로비를 벌이고 있다. 발루아드를 비롯해 유럽에 있는 주사 클리닉에서도 펜타닐을 많이 볼 수 없다. "바르셀로나에서는 헤로인을 비교적 쉽게 구할 수 있고 사용자들이 헤로인을 선호하기 때문에 펜타닐이 없습니다." 에너지 컨트롤의 미레이아 벤투라가 말했다.

대서양 양쪽의 전문가들은, 오피오이드로 황폐화된 미국의 지역사회에 감독하에 운영되는 주사 클리닉을 설치해 사람들이 자신이 소지한 헤로인에 펜타닐이 들어 있는지 검사하고, 주삿바늘을 교환하고, 안전하게 주사할 수 있는 원스톱 시설을 구축하는 게 방법이 될 수 있을 거라고 한목소리로 말한다. 필요한 경우 나르칸으로 현장에서 도움을 받을 수 있고, 상담, 정보, 의료 지원도 받을 수 있어 오피오이드 위기를 늦출 수 있을 것이기 때문이다. 이러한 시설은 이미 오랜 성공 경험이 있다. 그러나 미국은 마약을 비범죄화하지 않았기 때문에 아직 커다란 장벽이 남아 있다. 일례로 캐나다 정부에서는 감독하에 운영되는 주사 클리닉에 예외 조항을 적용했다. 그러나 미국이 지금처럼 계속 나아간다면 상황은 훨씬 더 나빠질 것이다.

"피해 감소만이 유일한 해답입니다." 코호무르는 미국에 조언을 건넸다. "학교에서 1차 예방을 하는 것만으로는 부족합니다. 의료 시스템으로 모든 중독자를 깨끗하게 치료할 수도 없고, 모든 마약 사용자를 체포할 수도 없습니다."

미국 내 긴장감은 한 주사 클리닉의 개원 시도에서 잘 드러난다. 2018년 10월, 전 펜실베이니아 주지사 에드 렌델은 당시 미국 주요 도시 중 오피오이드 사망률이 가장 높았던 필라델피아에 이러한 시설 설립을 보조할 계획이라고 발표했다.

2020년 초, 연방 판사는 이 클리닉이 연방법을 위반하지 않았다는 판결을 내렸고, 이 책이 출간될 무렵, 미국 법무부는 이 결정에 항소했다.

로드 로젠스타인 미국 법무부 차관이 이 시설을 열면 연방 당국이 즉시 폐쇄할 것이라고 위협하자 렌델이 답했다. "로젠스타인 장관에게 전할 메시지가 있습니다. 와서 먼저 나를 체포하시죠."

에필로그

2017년, 미국인의 기대 수명은 1940년대 이후 처음으로 3년 연속 감소했다. CDC는 펜타닐을 그 원인으로 지목했는데, 현재 이 약물은 캐나다 일부 지역의 기대 수명도 낮추고 있는 것으로 보인다. 이 위기를 해결하려면 약물 남용에 대한 가장 기본적인 전제를 바꿔야 한다. 즉, 마약 남용을 범죄가 아닌 질병으로 취급해야 하며, 단순히 근절하려고 노력하기보다는 그 원인을 이해해야 한다. 미국 일부 지역에서 이러한 변화의 징후가 나타나고 있으며 그 결과는 상당히 고무적이다.

뉴잉글랜드 지역은 과거 펜타닐 사태로 가장 심각한 타격을 입은 곳이다. 그러나 2017년 매사추세츠, 로드아일랜드, 버몬트에서는 중독 치료 프로그램과 공중 보건 캠페인을 확대했고, 이후 약물 과다 복용으로 인한 사망률이 감소했다. 백악관 국가마약통제정책실의 전 공보 비서관 마리오 모레노는 "치료 접근성 향상과 안전한 사용 관행, 예방법 안내 등이 효과를 발휘하고 있다는 증거일 수 있습니다"라고 말했다. 로드아일랜드 전략의 특징은 수감된 중독자들에게 오피오이드 대체 약물를 제공함으로써 출소 후 과다 복용을 막는 것이다. 주 당국은 이 프로그램이 이미 많은 생명을 구했다고 했다. 2015년 메디케이드Medic-aid(저소득층에게 의료비를 지원하는 미국의 국민 의료 보조 제도로, 연방 정부와 주 정부가 공동으로 운영한다 - 옮긴이)가 확대된 오하이오주에서도, 약물 사용자가 중독 및 치료 프로그램을 이용할 수 있게 되면서 가장 큰 타격을 입은 몇몇 지역에서 과다 복용 사망률이 급격히 감소했다. 한편, 국가 차원에서는 2018년 10월 24일 트럼프 대통령이 '환자 및 지역사회를 위한 약물 사용 장애 예방 및 오피오이드 회복과 치료 촉진법'에 서명했다. 아직 더 많은 지원이 필요하긴 하지만, 이 법안은 보다 나은 오피오이드 치료 옵션을 마련해 올바른 방향으로 나아가기 위한 시도였다.

대부분의 사회 운동과 마찬가지로, 변화는 지역사회 차원에서 먼저 일어나야 한다. 다행인 것은 세인트루이스와 같이 오피오이드로 황폐화된 지역에도 희망이 있다는 사실이다. 이스트 앨튼에 거주하는 브리는 임신 중기에 펜타닐을 다시 투약한 후, 자신의 삶을 바꿔야 한다는 절실함을 느꼈다. 그녀는 세인트루이스에 있는 임산부 및 영유아를 위한 약물 남용 클리닉인 WISH 센터를 찾았다.

일반적으로 약물 과다 복용으로 인한 사망은 여성보다 남성에서 많다. 그러나 약물 및 알코올에 중독될 가능성은 남녀가 동일하며, 여성은 남성보다 오피오이드의 영향에 더 민감할 수 있다. 뉴욕 레녹스 힐 병원의 응급의학과 의사 로버트 글래터는 여성에서 금단 증세가 더 심할 수 있다며, "데이터에 따르면 여성은 중독 주기의 중요한 단계인 약물 갈망과 재발 위험이 더 높습니다"라고 말했다.

WISH 센터는 코카인에 중독된 임산부를 치료한 경험이 있는 산모-태아 의학 분과 전문의 제이 샤이켄이 운영한다. 샤이켄은 미국의 오피오이드 의존증 치료 방식이 완전히 잘못되었다고 주장한다. "환자가 입원하면 상태 안정화 및 3~6일간의 해독 비용만 지원이 돼요. 그후에는 화학적 의존 치료 시설의 전화번호를 안내받고 퇴원합니다." 그녀는 빠른 퇴원이 높은 재발률로 이어진다고 말했다. 샤이켄은 메타돈이나 부프레노르핀과 같은 대체 약물로 오피오이드 의존증 환자를 치료하는 약물 보조 치료 방식을 지지한다(발루아드의 대체 요법과 유사한 방식이다). 전통적인 치료법과 이 접근법을 병용하면 대부분의 사람들이 겪는 문제의 핵심, 즉 신체적 의존과 통제 불능의 개인적 문제가 결합된 복합적 현상을 해결할 수 있다.

오피오이드 중독은 대개 돌이킬 수 없는 뇌의 재구성을 초래하는 것으로 알려져 있으며, 이러한 약물에 중독되면 벗어나는 것이 불가능하다는 인식이 일반적이다. 하지만 샤이켄의 경험에 의하면, 삶의 주요 문제를 해결할 수 있는 사람이라면 중독의 악순환도 끊을 수 있다. 그렇다 할지라도 금단 증상을 극복하는 동시에 자신의 삶을 재정비하기를 기대하는 것은 많은 이들에게 지나친 요구일 것이다. WISH 센터에서 샤이켄은 서복손 또는 서부텍스라는 상품명으로 판매되는 부프레노르핀을 처방한다. 연구에 따르면 오피오이드 중독에 대한 표준 치료로 간주되는 약물 보조 치료는 과다 복용으로 인한 사망을 줄이는 데 도움이 된다.

부프레노르핀과 메타돈은 헤로인, 펜타닐을 비롯해 남용되는 여러 오피오이드보다는 덜 강력하지만 그래도 오피오이드이기 때문에 논란의 여지가 있다. 날트렉손이라는 대체 약물은 오피오이드가 아니며 헤로인, 펜타닐 및 유사 약물의 효과를 '차단'하기 때문에 일부 선호하는 사람들이 있다. "오피오이드에 중독된 의료인이 메타돈이나 부프레노르핀을 복용하고 있으면 직장으로 돌아갈 수 없어요. 영업용 트럭 운전사와 항공기 조종사도 마찬가지죠." 세인트루이스에 본사를 둔 미국 보조 회복 센터의 대표 퍼시 멘지스가 말했다(그는 날트렉손을 회복뿐 아니라 '오피오이드 사용을 사전에 방지하기 위한 예방적 약물'로도 옹호한다). 메타돈 의존은 분명 그 자체로도 문제다. 길거리 마약으로 자주 판매되며 매년 수천 명이 과다 복용으로 사망하기 때문이다. 많은 사람들이 부프레노르핀이 더 나은 해결책이라고 생각하고 더 안전하다고 확신하지만, 부프레노르핀은 DEA의 특별 면허가 필요하기 때문에 의사가 처방하기 쉽지 않다. 부프레노르핀과 메타돈의 장점은 사용자가 약물에 취하지 않게 하면서, 끔찍한 독감에 걸렸을 때와 유사하다고 느끼는 신체적 금단 증상을 예방한다는 것이다. 이는 사용자가 오피오이드에 대한 강박을 통제하고 삶을 질서 있게 유지하는 데 도움이 되며, 이상적으로는 오피오이드를 서서히 줄여나가도록 해 준다. "사람들이 '그냥 한 가지 약물을 다른 약물로 대체하는 게 아닌가요?'라고 물으면 저는 이렇게 대답합니다. '네 맞습니다. 하지만 중요한 건 생명을 구하는 일이라는 거죠.'" 사이켄이 말했다.

금욕 기반 회복의 중요성을 강조하는 일부 의료진은 이러한 철학에 이의를 제기하지만, 많은 의사와 중독 전문가는 이 방법을 지지한다. 예를 들어, 유명한 헤이즐든 베티 포드 재단은 한때 금욕만을 치료법으로 삼았지만 2012년부터 약물 치료를 병행하기 시작했다. 2014년에 문을 연 WISH 센터를 찾는 사람들도 폭발적으로 늘어났다. "입소문이 정말 놀라울 정도입니다." 샤이켄이 말했다. "우리는 광고를 많이 하지도 않거든요."

에필로그

그녀는 영적인 접근 방식도 도움이 될 수 있다고 믿는데, 이는 학술 문헌에서도 인정된 치료법이다. "어떤 사람들에게는 영성이 중추신경계에 화학적 변화를 일으킵니다. 우리가 약물이나 자기 효능감으로 추구하는 효과와 같은 거죠."

그러나 오피오이드는 다른 약물과 함께 남용되는 경우가 많다. 브리도 펜타닐과 벤조디아제핀 계열의 자낙스를 과다 복용한 후 주유소에 잠시 정차해 놓은 밴에서 정신을 잃었지만, 나르칸 덕분에 살아났다. 벤조디아제핀과 오피오이드는 호흡에 영향을 미치는 중추신경계 기능을 떨어뜨리기 때문에 특히 치명적인 조합이다. 실제로 국립 약물 남용 연구소는 오피오이드와 관련된 과다 복용의 30% 이상이 벤조디아제핀과도 연관된다고 말했다.

스탠퍼드대학교 연구원이자 중독 전문가인 안나 렘키 박사는 "오피오이드 과다 처방을 방지하고 중독 치료의 필요성을 알리기 위해 이 모든 인프라를 구축했습니다"라고 말했다. "벤조디아제핀도 거기에 포함시켜야 합니다."

그러나 화학적 측면에만 집중하는 것은 또 다른 중요한 요소를 간과하는 것이기도 하다. "제 환자의 100%가 어린 시절 트라우마를 경험했거나 정신 건강 장애를 앓고 있어요. 이는 분명 오피오이드와 관련이 있습니다." 샤이켄이 말했다.

30여 년의 인생 동안 수많은 트라우마를 겪은 브리는 WISH 센터에서 서부텍스를 처방받아 경구 복용한다. 그리고 아직까지는 펜타닐을 끊은 채 지내고 있다. "우리는 다시는 펜타닐을 하지 않겠다고 서로에게 약속했어요." 그녀는 역시 펜타닐 문제로 고생했던 남자 친구 마이크를 바라보며 말했다.

6주 후, 그녀는 건강한 여자아이를 출산했다.

세인트루이스 교외의 펜타닐 딜러인 잭 샌더스 역시 바닥까지 추락한 다음에야 악몽에서 벗어났다. 마약 거래에서 행동 대장 역할을 해준 대가로 헤로인을 제공해 준 친구 마커스가 감옥에 간 후, 잭은 헤로인 중독 상태임에도 불구하고 더 이상 헤로인을 얻지 못하게 되었다. 파산하고 금단 증상에 시달리던 그는 38구경 권총을 휘두르며 특히 마약 딜러들을 대상으로 강도질을 시작했다.

"상대의 눈을 들여다보고 남을 죽일 수 있는 사람인지 아닌지 확인하죠. 아니라고 생각되면 머리에 총구를 들이대고 총, 현금, 마약을 비롯해 모든 것을 빼앗았습니다." 그가 말했다. 때로는 쫓아오지 못하도록 신발까지 가져가기도 했다. 하지만 이런 삶이 끝나는 건 시간문제였다. 세인트루이스의 마약 거래 세계는 좁았고, 잭은 결국 강도 대상을 잘못 골랐다. 자신의 행동으로 가족까지 위험에 처할 것을 염려한 잭은 남쪽으로 2시간 정도 떨어진 케이프 지라도라는 곳으로 도피해 거의 1년 동안 노숙자 쉼터에서 지냈다.

아름다운 강을 끼고 있는 케이프 지라도는 잭에게 또 다른 이점이 있었다. 거기서는 헤로인을 구할 길이 없었던 것이다. 2015년경, 마침내 그는 헤로인을 끊었다. 고통스러운 과정이었다. 잭은 자신을 쫓아다니던 남자가 살해당했다는 소식을 듣고서야 세인트루이스로 돌아와 정신과 의사를 찾았고, 그의 도움으로 수렁에서 벗어났다. "의사는 제게 필요한 항우울제 등 적절한 약을 주었어요. 지금도 계속 약을 복용하고 있죠."

하지만 그는 자신의 과거를 쉽게 떨쳐버릴 수 있을 걸로 생각하지 않는다. 너무 많은 범죄를 저질렀고, 너무 많은 사람들을 해쳤으며, 너무 많은 위험한 약물을 퍼뜨렸기 때문이다. "약을 끊고 나서 항상 악몽을 꿉니다. 어떤 것이 현실이고 어떤 것이 아닌지 모르겠어요. 제가 상처 준 사람들이 유령으로 나타나기도 해요."

잭은 출소 후 고향에서 직장에 다니며 돈벌이를 하고 있다. 그러나 펜타닐의 재앙은 지금도 끝나지 않았고, 세인트루이스 헤로인 제품은 여전히 변조되고 있다. 멕시코에서 펜타닐 소포가 처음 도착하기 시작했을 때 잭과 그의 일행은 펜타닐과 헤로인을 1:7 비율로 섞었다. 그러나 펜타닐이 인기를 끌자 딜러들은 더 강력한 제품을 제공하기 위해 서로 경쟁하기 시작했고, 얼마 지나지 않아 그 비율은 1:6, 그다음에는 1:4가 되었다. 지금은 1:2일 수도 있다. 펜타닐의 비중이 커질수록 사망 위험이 훨씬 증가한다.

잭과 브리가 회복하는 동안에도 세인트루이스의 펜타닐 사망자는 계속 증가하고 있다.

이 이야기가 시작된 레드 강변의 대학 도시인 노스다코타주 그랜드 포크스로 돌아가 보자. 당시 18세였던 베일리 헨케가 펜타닐 과다 복용으로 목숨을 잃은 비극적인 사건은 지역사회 구성원들에게 경종을 울렸다. 헨케가 사망한 2015년 초에는 거의 모든 주민이 펜타닐에 대해 들어본 적도 없었지만, 시 당국은 시장실, 경찰서, 공중보건소, 중독 상담사, 의사 등을 동원해 다각적인 접근 방식으로 이 유행병에 맞서 왔다. 미국에서 가장 보수적인 캘리포니아주에서도 시와 주 차원에서 펜타닐과 오피오이드 과다 복용으로 인한 사망자가 급증하는 상황에 대처하고 있다.

"베일리의 죽음은 우리 모두에게 큰 충격을 주었고 지역사회가 자성하는 계기가 되었습니다." 그랜드 포크스의 시장 마이클 브라운이 말했다. "우리는 중서부에 있기 때문에 이러한 유형의 사건과는 멀리 떨어져 있다고 생각했었죠. 하지만 저는 우리의 대처 방식에 자부심을 느낍니다."

브라운은 파트타임 시장이자 전업 산부인과 의사이다. 그는 의사라는 직업 덕분에 정보에 입각한 관점에서 약물 위기를 바라보았으며, 약물 보조 치료와 같은 진보적인 아이디어에도 개방적으로 대처했다. 헨케의 죽음에서 영감을 받아 오피오이드 남용에 초점을 맞춘 '그랜드 포크스 콜 투 액션Grand Forks Call to Action'이라는 이니셔티브를 주도하기도 했다. 이 캠페인은 2017년 5월, 브라운이 다른 지역사회 리더들과 함께 200명이 넘는 지역 주민들 앞에서 이번 위기 사태와 그에 대한 해결 방안을 논의하면서 시작되었다. "우리는 중독이 질병이라는 것을 알고 있습니다. 생명을 구하기 위해서는 필요한 서비스를 받을 수 있는 커뮤니티가 되어야 합니다." 그는 이렇게 말문을 열었다.

그랜드 포크스 공중보건국의 아편류 대응 프로그램 프로젝트 코디네이터인 마이클 둘리츠는 "중독을 치료하는 방법에 대한 새로운 아이디어가 많이 나왔습니다"라고 말했다. "요즘은 약물 과다 복용으로 체포되는 사람이 거의 없어요. 이는 매우 의미 있는 변화입니다."

그랜드 포크스의 경찰인 브렛 존슨은 자신의 부서가 다크 웹의 위협에 맞서기 위해 특별 교육을 받는 등 NPS 위기에 대응하는 새로운 전략을 도입했지만, 경찰의 범죄자 구속만으로는 이 문제를 해결할 수 없다고 인정했다. 헨케의 죽음을 포함해 다수의 오피오이드 사망 사건은 경찰과 지역사회 담당자들의 관점을 바꾸어 놓았다. "이러한 약물을 사용하는 것은 전형적인 마약 사용자만이 아닙니다." 존슨이 말했다. "통상적인 마약 사용자로 간주되는 부류뿐만 아니라 사회 집단 전체에 섞여 있어요."

"우리는 교육을 통해 이 문제에서 벗어나야 합니다." 브라운 시장이 말했다.

2016년 12월, 오바마 대통령은 신약 승인 절차를 간소화하고 의학 연구 자금을 지원하며, 오피오이드 유행병 퇴치를 위해 10억 달러의 주 정부 보조금을 제공하는 포괄적 법안인 21세기 치료법21st Century Cures Act에 서명했다. 노스다코타는 200만 달러를 받았으며, 이는 18만 달러를 받은 그랜드 포크스를 포함한 5개 도시에 배분되었다. 이 자금은 그랜드 포크스 공중보건국 내 마이클 둘리츠의 직책을 만드는 데 사용되었으며, 그는 여러 피해 감소 전략을 추진하고 있다.

둘리츠는 전직 구급대원으로, 오피오이드 위기가 고조될 무렵, 파고 인근의 길거리에서 오피오이드 과다 복용 환자를 치료하고 있었다. "2015년 여름에 저는 이 문제가 간단치 않다는 걸 깨달았습니다. 당시에 우리는 과다 복용 피해자들을 차에서 끌어내고 있었는데, 그러는 사이에 그들의 친구들은 차를 몰고 달아났어요. 그들이 쓰는 약물에 대해 수많은 의문이 있었지만 제대로 된 답을 얻지 못했습니다. 처음에는 헤로인으로 생각했어요. 그리고 나중에야 불법 생산된 펜타닐이라는 사실을 알게 되었죠."

2017년 노스다코타대학교에서 공중보건학 석사 학위를 받은 그는 그해 말부터 그랜드 포크스에서 근무하면서 지역 약국과의 파트너십을 통해 날록손, 펜타닐 테스트 스트립, 주삿바늘을 담을 수 있는 플라스틱 용기, 콘돔이 포함된 무료 피해 감소 키트를 배포하는 등 오피오이드 위기에 적극적으로 대응하고 있다. 이 키트는 지역사회에서 도움이 필요한 사람들에게 전달된다. 그는 댄스세이프로부터 개당 1달러에 펜타닐 테스트 스트립 1500개를 구매했고, 이러한 접근법을 조기에 채택한 지자체 담당자가 되었다.

여러 측면에서 그랜드 포크스는 동정심을 가지고 문제에 정면으로 맞서는 모범적인 도시였다. 또한 2018년 초에 시행된 노스다코타주 의학위원회의 규칙 변경 덕분에, 오피오이드 사용 장애를 지닌 주민들은 이제 원격 의료 시스템을 통해 약물 보조 치료를 받을 수 있게 되었다. 즉, 스카이프와 유사한 기술을 사용해 다른 곳에 있는 의사와의 소통이 가능해진 것이다. 이를 통해 약물 보조 치료 제공자가 없는 지역에서도 부프레노르핀이나 메타돈과 같은 오피오이드 중독 치료제를 이용할 수 있게 되었다.

2017년 노스다코타주에서는 약물 과다 복용과 관련해 의료 지원을 요청한 사람들을 보호할 목적으로 선한 사마리아인 법을 개정하여 약물 소지 혐의에 대한 면책권을 부여하는 등 또 다른 진보적인 변화가 있었다. 이 법은 실질적인 변화를 가져왔다. 베일리 헨케의 친구인 태너 게르제프스키는 고등학교 시절 친구가 약물 과다 복용을 했을 때 감옥에 갈까 봐 신고하지 않은 사람들을 알고 있다고 말했다. 어쩌면 게르제프스키 자신도 헨케가 약물 과다 복용을 하던 바로 그 순간에 이런 걱정을 했을지도 모른다. "저는 '경찰이 집을 수색할 텐데, 여기서 사람이 죽었으니 정말 큰일이다'라고 생각했습니다." 게르제프스키는 이렇게 말하며, 당시 다른 친구가 헨케에게 심폐소생술을 하고 있었고 구급차를 기다리던 상황이었기 때문에 자신이 더 이상 도울 방법이 없다고 생각했다고 덧붙였다.

그랜드 포크스에서 오피오이드의 재앙이 해결된다면, 이는 더욱 커다란 유산을 남길 것이다. 둘리츠에 따르면, 이 위기에 대응해 가는 과정에서 커뮤니티는 다른 유형의 중독에 대처하는 방법에 대해서도 다시 생각하게 되었다. "이제 사람들은 알코올을 중독으로 취급하고, 이에 대한 낙인을 줄이고 있어요." 그가 말했다. "그리고 더 많은 치료 옵션이 제공되고 있죠."

베일리의 어머니 로라 헨케는 관대하고 웃음이 많은 사람이다. 하지만 베일리의 죽음 이후 그녀의 마음속 한구석에는 절망이 자리잡고 있다.

베일리가 세상을 떠난 날 저녁의 사건으로 인해 여전히 혼란스러운 그녀는 태너 게르제프스키와 더 이상 연락하지 않는다. 그날 함께 있었던 베일리의 친구 카인 슈반트를 용서하느냐는 다큐멘터리 제작자의 질문에는 이렇게 대답했다. "베일리는 그가 더 나은 사람이 되길 바랐을 겁니다. 아들을 위해서라도 그를 용서하고 싶어요."

슈반트는 가족 중에 알코올 중독자와 약물 남용자가 있다고 했고, 헨케가 살아 있을 때 자신은 무모한 약물 사용자였으며 그 이후에도 마찬가지라고 인정했다. 그는 심지어 헨케가 사망한 지 약 3개월 후에 펜타닐 패치를 과다 투여한 후 미네소타주 덜루스 교도소에서 약 1년 반을 보냈다. 슈반트는 베일리의 죽음에 대해서는 기소되지 않았지만 배포 의도를 가지고 헤로인을 소지한 혐의로 유죄 판결을 받았고, 감옥에서 검정고시를 치르고 약물 치료 및 행동 프로그램을 이수한 후 조기 출소했다. 그 이후로는 오피오이드를 비롯한 약물을 사용하지 않고 있다. 그는 함께 마약을 하던 옛 친구들을 피한 덕분이라고 했다. 대신 그는 양아버지와 함께 비닐 및 카펫 바닥 설치 작업에 전념한다. "저는 그저 최선을 다해 일하고 문제를 일으키지 않으려고 노력할 뿐입니다. 그리고 앞으로 2년 반 동안 보호 관찰을 받아야 해서 그 또한 좋은 동기 부여가 됩니다."

게르제프스키는 자신감 있는 표정을 짓기가 더 어렵다. 약에 취해 베일리가 죽은 그날 밤을 전혀 기억하지 못하는 데다, 친구의 죽음이라는 비극이 일어난 후에도 약물 남용을 중단하지 못했기 때문이다. 베일리가 사망한 지 며칠 후인 2015년 1월 7일, 여전히 아편류 의존증에 시달리던 게르제프스키는 여자 친구인 제이드 넬슨이 자신의 아파트에서 헤로인을 과다 복용하는 것을 목격했다. 다행히 그녀는 병원으로 이송되어 목숨을 건졌지만, 게르제프스키의 집에서 헤로인과 마리화나가 발견되었고, 게르제프스키는 배포 의도 혐의로 기소되어 약 3개월간 감옥에서 복역했다. "베일리의 죽음을 목격하고, 여자 친구가 약물을 과다 복용하고, 감옥에 갇히고… 어느 날 감옥에 앉아서 생각했어요. '맙소사, 내가 지금 뭐 하는 거지? 이대로는 도저히 안 되겠으니 죽어버리거나 아니면 그만둬야겠어.'" 그 이후로 그는 약을 끊었지만 양심의 기책은 사라지지 않는다. "'왜 베일리는 죽었는데 나는 살아남았을까'라는 죄책감이 여전히 남아 있어요. 그 반대였으면 좋겠다는 생각이 듭니다." 그는 심리학자를 만나고 우울증 약을 복용하고 있으며, 펜타닐의 끔찍함을 알려 베일리와 같은 죽음을 막는 것을 자신의 사명으로 삼았다.

로라 헨케와 그녀의 남편 제이슨 헨케의 사명도 같다. 베일리가 사망한 후 부부는 아들을 기리기 위해 그의 고등학교에 장학금을 기탁했다. 부부는 아들의 죽음에 대해 언론에 기꺼이 이야기해 주었고, 내게 베일리의 병원 의료 기록과 친구들 연락처를 건네 주기도 했다.

피자 가게에서 만나 이야기를 나눈 다음, 로라는 나를 식당 뒤편으로 데려가더니 낙서로 가득한 벽을 보여줬다. 사람들이 화려한 원색의 크레용으로 자신의 이름과 메시지를 겹겹이 써서 무슨 글씨인지 알아볼 수 없을 정도였다. 그녀는 벽 맨 위에 커다란 주황색 글씨로 적힌 아들의 이름을 가리켰다. "베일리 헨케, 영원하라" 그 아래에는 베일리의 어머니가 아들이 죽은 후에 추가한 작은 메시지가 검은 글씨로 적혀 있었다. "로라 헨케도 영원히!!"

감사의 글

진실을 밝히고 변화를 이끌어내길 갈망했던 나는 피해자와 그 가족을 생각하며 이 책을 썼다. 이 책의 독자에게 감사의 마음을 전한다.

이 프로젝트는 연구원이자 통역사인 제이다 리가 없었다면 불가능했을 것이다. 그녀는 우한과 상하이를 비롯한 중국 현지에서, 마약상에서 경찰에 이르는 모든 사람들을 인터뷰하고 중국 문화를 이해하고 자료를 분석하는 데 큰 도움을 주었다. 언어의 마법사이자 뛰어난 저널리스트인 그녀가 위험을 감수하면서까지 나를 도와준 데 대해 진심으로 감사한다.

내게 전설적인 존재로 남은 편집자 조지 깁슨! 이 책의 모든 페이지에는 그의 지혜와 통찰, 헌신적인 노고, 탁월한 감각이 담겨 있다. 나무만 보던 내게 숲을 보게 해준 선구자적인 에이전트 에단 바소프가 없었다면 이 책은 결코 출간되지 못했을 것이다. 벙크 폴리스의 애덤 옥터는 빠르게 변화하는 NPS의 세계를 이해하는 데 누구보다 큰 도움을 주었다. 덴버와 류블랴나에서 나를 반겨 준 그는 3년이 넘는 기간 동안 환상적인 과외 선생님이었다. 나를 위해 인생의 어두운 시기를 다시 돌아본 잭 샌더스에게도 고마운 마음을 전한다. 그의 회복 이야기는 매우 감동적이었다. 일리노이주 이스트 알튼의 용기 있는 부부 브리와 마이

크, 그리고 어려운 선택을 하고 힘차게 나아가고 있는 채닝 레이시에게
도 응원의 박수를 보낸다.

유쾌한 농담을 섞어가며 중국의 복잡한 화학 산업에 대해 장시간
설명해 준 장 프랑수아 트렘블레이도 빼놓을 수 없다. 마이클 마이어
(중국에 관한 책을 여러 권 저술한 여행 작가 - 옮긴이)는, 비록 중국에 대한
견해에는 나와 차이가 있지만, 멋진 장소에 데려가 주는 친한 형 같은
존재다. 나는 마이어의 책을 적극 추천하며, 그의 아내 프랜시스에게도
고마움을 전한다. 베이징에서 대니 패럿의 생생한 현장 경험을 듣는 건
신나는 일이었고, 네이선 밴더클리프와 이야기를 나누는 것도 즐거웠
다. 중국 합성 약물 실험실의 환경을 이해하는 데 도움을 준 에리카 키
네츠, 중국에서 안내를 도와준 크리스틴 치아오, 제임스 펠로우스, 구오
칭위안, 홀리 윌리엄스, 징송, 후안수에게도 감사를 전한다.

NPS에 대해 활발한 교육 활동을 하고 있는 에릭 브라운은 기꺼이
나를 자기 집으로 초대해 주었다. 아들 몬태나의 명복을 빈다. 잭 브라
운, 그레이스 라울스턴, 레슬리 체리홈스, 앨런 헌터, 코트니 페로도 큰
도움을 주었고, 리 스톡턴과 파크랜드의 독성학자 애슐리 헤인즈, 크리
스티나 도만스키, 섀넌 릭너도 많은 힘이 되었다. 아들의 죽음으로 여
전히 슬픔에 잠겨 있는 로라 헨케는 베일리의 이야기를 들려주었고, 카
인 슈반트와 태너 게르제프스키도 마음을 열고 속내를 전해주었다. 그
랜드 포크스 경찰 중위 브렛 존슨, 공중 보건 슈퍼히어로 마이클 둘리
츠, 마이클 브라운 시장, 그리고 그랜드 포크스 탐방에 도움을 준 에이
프릴 바움가튼 기자에게도 감사의 인사를 전한다.

유럽 여행의 동반자가 되어준 애런 베인스(우리의 우정이 지속되길 기

원한다)도 잊을 수 없다. 류블랴나에서는 블라드, 안톤(낮에는 기업에서 화학자로 근무하는 놀라운 정보원) 등 해박한 사이코너트들과 이야기를 나누었고, 시드니 피체즈 덕분에 새로운 약물과 그 문화를 더욱 깊게 이해할 수 있었다(시드니를 만나면 그가 생각하는 전형적인 미국인에 대해 물어보길 바란다). 슬로베니아의 피해 감소 운동가인 데어 코호무르와 마르코 베르데닉에게도 감사한다. 스페인의 미레이아 벤투라, 크리스티나 길, 누리아 칼자다, 이반 포르니스, 라파엘 새크라멘토, 그리고 에너지 컨트롤의 디에고 아라네가는 지식과 관대함, 이타적인 활동으로 내게 감동을 주었다. 감사합니다! 오스트리아 빈의 안톤 루프, 라이너 슈미드, 스티브 뮬러에게도 감사를 표한다.

NPS에 관한 첫 번째 책인 『드럭스 2.0 _Drugs 2.0_』을 저술한 마이크 파워는 자신의 시간을 아낌없이 내주었다. 이 책을 쓰면서 많은 내용을 참고한 훌륭한 저널리스트 샘 퀴노네스의 『드림랜드』와, 요한 하리의 『비명을 쫓다 _Chasing the Scream_』, 코린 친과 쉘든 장의 『중국 헤로인 거래』는 내 프로젝트에 중요한 역할을 했다. 〈바이스〉는 어떤 매체보다 NPS를 잘 다뤘는데, 해밀턴 모리스는 이 분야의 선구적인 전문가이며, 마이아 살라비츠의 기사는 정말 소중하다. 키건 해밀턴과 브라이언 맥마누스에게도 감사의 인사를 전한다. 잭 셰퍼는 누구보다 먼저 펜타닐을 다루었고, 잔느 왈렌은 최소 10년 동안 NPS에 대한 훌륭한 보도를 해왔다. 나탈리 테시머는 인도의 트라마돌에 대한 내용을 포함해 유용한 정보를 제공했다. 내 친구이자 탁월한 기자인 아만다 시카고 루이스는 댈러스 교외 지역의 NPS 상황에 대해 알려주었다. 저널리즘의 세계를 접하게 해 준 톰 핀켈에게도 감사한다. 다크 웹 딜러인 Desifelay1000, high_as_fxck_GER, 그리고 특히 U4IA는 여기에 이름을 밝히지 않은 다른 사람들과 마찬가지로, NPS가 어떻게 유통되는지 이해하는 데 도움을 주기 위해 커다란 위험을 감수했다. 자신의 이야기를 솔직하게 들려준 윌리엄 레너드 피카드에게도 감사를 전한다.

맷 보우덴은 누구보다도 많은 정보를 제공해 주었다. 마틴 라이텔후버와 그의 동료 툰 나이 소, 루멘 세데포프는 국제 상황을 이해하는 데 도움을 주었고, 데이비드 니콜스와 존 윌리엄 허프만 역시 그들의 업무에 대한 수많은 질문에 모두 답해 주었다. 마약 정책 연합의 스테파니 존스, 토비 뮤즈, 그리고 학계 전문가인 안나 렘키, 저스틴 헤이스팅스, 피터 로이터, 게리 랭켄, 마빈 윌슨, 필 윌리엄스, 내 멋진 친구 브리짓 코긴스에게도 고마움을 전한다. DEA의 멜빈 패터슨, 데니스 위천, 일레인 세사레, 제임스 존스, 샤론 린드스쿡 요원도 큰 도움을 주었고, FDA의 마이클 펠버바움도 마찬가지였다. 지정학적 사실, 수치, 정황에 대해서는 랜드 코퍼레이션의 브라이스 파르도, 캐서린 토빈, 미중 경제안보검토위원회의 숀 오코너에게 신세를 졌다. 피터슨 국제경제연구소의 게리 후프바우어, 루시 루, 니콜라스 라디에게도 고마움을 전한다. 멕시코에 관한 부분에서는 데보라 보넬로, 마리오 모레노, 마이크 비질에게 많은 도움을 받았다.

댄스세이프의 미첼 고메즈는 누구보다 마약에 대해 잘 알고 있었다. 미시 울드리지, 에마누엘 스페리오스, 에이미 레이브스에게도 고마움을 전한다. 라파예트의 농장에서는 앤 슐긴이 환영해 주었고, 폴 데일리는 사샤 슐긴의 연구실을 보여 주었다. 두 명의 뛰어난 저널리스트도 빼놓을 수 없다. 니콜라스 슈우는 오렌지 카운티 LSD에 대한 훌륭한 배경지식을 제공해 주었고, 데니스 로메로는 내가 애송이였던 시절부터 엑스터시와 일렉트로닉 음악에 대해 가르쳐 주었다. 일렉트릭 포레스트의 세계로 안내해 준 친구 케이티 베인과 모든 면에서 멋진 친구 사라 펜스케에게도 고마움을 전한다. 안드레아 글렉너에게도 감사하며 동생에게 안부를 전해주길.

제이 샤이켄과 세인트루이스에 거주하는 세스 페란티, 코스타 롱마이어, 제레미 콜러, 브룩 테일러, 아이샤 술탄, 제시 보간, 브라이스 번하드, 리카르도 프랭클린, 짐 델워스, 밥 더피, 제프 스미스에게도 감사를 표한다. 의사 사라 하츠와 마가렛 바움은 펜타닐 사태에 대한 중요한 자료와 정보를 제공해 주었다. 북클럽에 한 번도 가지 않아 에이미 래빈에게 미안하다. 이마데 니보쿤과 린다 레스먼이 훌륭한 필사 작업을 해 주었고, 안나 보넬리, 마이클 메이슨, 탈 로젠버그, 에밀리 위트, 사라 퍼크라백, 앤디 반 드 보르데, 크리스 워커, 케이트 스틸렌, 로즈마리 깁슨에게도 고마움을 전한다. 그로브 애틀랜틱 출판사의 에밀리 번스, 뎁 시거, 존 마크 볼링, 줄리아 버너-토빈, 에이미 헌들리, 에리카 누녜스, 살 데스트로, 그레첸 머겐탈러, 모건 엔트레킨, 그리고 내 훌륭한 교열 담당자 에이미 휴즈에게 감사한다.

아버지와 나의 오랜 벗 샘 아이브스는 의료 현장에서의 펜타닐 사용에 대해 훌륭한 자문역을 맡아 주었고, 어머니는 당신의 인생을 통해 영감을 주셨다. 무수히 많은 방법으로 도움을 준 알렉스, 션, 줄리아, 제이에게도 감사를 전한다. 카이 플란더스, 존 마일드, 케빈 쿤츠, 스티븐 쿠루츠, 스테판 메릴 블록, 샘 스턴에게 찬사를 보낸다. 내게 머물 곳을 제공해 주고 아량을 베풀어 준 니콜 나이스에게도 고마움을 전한다.

PM과 LR은 내 인생에서 가장 훌륭한 동반자이다.

무엇보다도 이 프로젝트를 위해 희생하고 도와준 아내 안나에게 고마움을 전한다. 우리가 매일 함께하는 삶에 진정으로 감사한다.

이 책에서 다루는 약물

기존 약물

기호용 약물
마리화나 / 해시시
코카인 / 크랙
메스암페타민
MDMA(일명 엑스터시 또는 몰리)
실로시빈(마법의 버섯에 함유)
LSD
DMT
메스칼린
케타민

아편 및 오피오이드
아편
모르핀
헤로인
옥시코돈(옥시콘틴 및 퍼코셋에 함유)
하이드로코돈(바이코딘에 함유)
트라마돌

벤조디아제핀
발륨
자낙스

오피오이드 치료제
메타돈
부프레노르핀(서복손 및 서부텍스이라는 상품명으로 판매)
날트렉손
날록손(나르칸이라는 상품명으로 판매)

신종 향정신성 물질(NPS)

사이키델릭
2C-B
N-폭탄(일명 25I-NBOMe, 25B-NBOMe, 25C-NBOMe 등)
DOM(일명 STP, '평온, 고요, 평화')

합성 오피오이드
펜타닐
U-47700

펜타닐 유사체
카펜타닐
알파-메틸펜타닐(일명 차이나 화이트)
3-메틸펜타닐
아세틸펜타닐
메톡시아세틸펜타닐(일명 MAF)
벤조일펜타닐(일명 BUF-펜타닐)

합성 카티논
4-MMC(일명 메페드론 또는 야옹야옹)
3-MMC(일명 아이스크림)
a-PVP(일명 플라카)
메틸론

합성 카나비노이드
JWH-018
5F-ADB
AB-FUBINACA
AB-CHFUPYCA
MMB-Fubica
AMB-Chmica
5F-MDMB-2201

펜타닐 전구체
NPP

4-ANPP
N-페닐피페리딘-4-아민(4-AP)
4-아닐리노-1-벤질피페리딘

흥분제 / 기타

벤질피페라진(일명 BZP)
파라메톡시암페타민(PMA)
파라메톡시메스암페타민(PMMA)

참고: '스파이스', 'K2', '합성 마리화나'는 다양한 합성 카나비노이드 혼합물을 의미한다. '배스 솔트'는 일반적으로 합성 카티논 혼합물을 의미한다. '리걸 하이'는 합성 카티논, 합성 카나비노이드, 기타 NPS 등 이전에는 상점에서 합법적으로 구매할 수 있었지만 현재는 대부분 불법인 약물을 의미한다.

미주

들어가는 글

11쪽 베일리 헨케는 룸메이트인 카인 슈반트와 함께 자동차 여행을 떠났다. Kain Schwandt, author interview, June 12, 2018.

12쪽 "어느 날 베일리가 펜타닐을 가져다줬어요." Tanner Gerszewski, author interview, June 27, 2018.

13쪽 "정말 즐거운 크리스마스를 보냈어요." Laura Henke, author interview, June 24, 2018.

14쪽 "미국 질병통제예방센터, 펜타닐을 미국에서 가장 치명적인 마약으로 규정." Nadia Kounang, "Fentanyl Is the Deadliest Drug in America, CDC Confirms," CNN.com, December 12, 2018.

15쪽 2017년을 기준으로 미국인은 교통사고보다 오피오이드 과다 복용으로 사망할 확률이 더 높았다. Kevin Flower and Meera Senthilingam, "Odds of Dying from Accidental Opioid Overdose in the US Surpass Those of Dying in Car Accident," CNN.com, January 14, 2019.

아프리카계 미국인, 중년 여성, 젊은 층에서 오피오이드 과다 복용 사망률은 계속해서 놀라운 속도로 증가하고 있으며. Ashley Welch, "Drug Overdose Deaths Skyrocket among Middle-Aged Women," CBS News, January 10, 2019. / Assistant US attorney James Delworth, head of the Organized Crime and Drug Enforcement Task Force for the Eastern District of Missouri, author interview, October 25, 2018.

스웨덴에서는 펜타닐과 그 유사체가 헤로인을 제치고 가장 위험한 마약이 되었다. National Operations Department, Polisen (Swedish Police Authority), *Swedish National Threat Assessment on Fentanyl Analogues and Other Synthetic Opioids*, October 2018, https://polisen.se/siteas-sets/dokument/ovriga_rapporter/fentanyl-analogues-report-english.pdf.

"오늘날 우리는 미국 역사상 가장 치명적인 위기에 직면해 있습니다." Jeff Sessions, "Attorney General Jeff Sessions Delivers Remarks at the Department of Justice Opioid Summit," Office of Public Affairs, US Department of Justice, October 25, 2018, https://www.justice.gov/opa/speech/attorney-general-jeff-ses

sions-delivers-remarks-department-justice-opioid-summit.

"펜타닐은 게임 체인저예요." Keegan Hamilton, "How Fentanyl Gets to the U.S. from China," *Vice News*, December 22, 2017.

16쪽 중국은 전 세계 불법 펜타닐의 90% 이상을 생산한다. Linda Massarella, "Schumer Wants Fentanyl to Be Part of Talks with China," New York Post, May 13, 2018. "국제 마약 거래 역사상 가장 파괴적인 혁신이 될 수 있다." Vanda Felbab-Brown, Jonathan P. Caulkins, and Keith Humphreys, "How Synthetic Opioids Can Radically Change Global Illegal Drug Markets and Foreign Policy," Brookings Institution, April 30, 2018.

19쪽 "제 공격성을 한꺼번에 발산할 수 있었죠." Channing Lacey, author interview, June 12, 2018.

22쪽 울브리히트는 2013년 샌프란시스코 도서관에서 마침내 체포되었고. Nick Bilton, *American Kingpin: The Epic Hunt for the Criminal Mastermind Behind the Silk Road* (New York: Portfolio/Penguin, 2017), 282.

23쪽 다크넷의 블랙 타르 헤로인 왕! PRxBlack [sic] (vendor name), "The one, the only, pdxblack from Agora (H man with super rep) has opened up a second shop on TE as pdxwhite! Finally people of TorEscrow, get some FIRE H with full-escrow!!!" Reddit.com/r/torescrow, March 9, 2014.

"헤로인은 더 이상 통증을 잊게 해 주지도 못했어요." Bree (pseudonym), author interview, June 9, 2017.

콜롬비아 출신인 세론은 어릴 때 캐나다로 건너왔는데. Paul Cherry, "Aspiring Montreal Crime Kingpin Charged in Connection with Fentanyl Overdoses in U.S.," *Montreal Gazette*, August 18, 2015.

24쪽 판매로 인한 세론의 몫은 1만 달러였고. Paul Cherry, "Aspiring Montreal Crime Kingpin Charged in Connection with Fentanyl Overdoses in U.S.," *Montreal Gazette*, August 18, 2015.

시가 150만 달러에 달했다. Sarah Volpenhein, "Oregon Man Indicted in Fatal Grand Forks Overdose Case," *Grand Forks Herald*, March 19, 2015.

28쪽 '오퍼레이션 디나이얼'은 백악관 산하 마약통제정책국으로부터 특별 표창을 받았다. Office of National Drug Control Policy, "White House Recognizes Superior Drug Interdiction Efforts," Whitehouse.gov, November 1, 2018.

"펜타닐의 유입을 막는 것이 이번 행정부의 최우선 과제입니다." US Department of the Treasury, "Treasury Sanctions Chinese Fentanyl Trafficker Jian Zhang," Treasury.gov, April 27, 2018.

29쪽 그가 중국 법을 어겼다는 '확실한 증거'는 없다고 말했다. Keegan Hamilton, "Exclusive: China Won't Arrest Two Fentanyl Kingpins Wanted by U.S.," *Vice News*, December 21, 2017.

대부분의 NPS가 유럽과 미국의 실험실에서 발명되었다. "Fentanyl Becomes the Black Swan!" *Securities Times*, December 2, 2018, http://news.stcn.com/2018/120 2/14700181.shtml.

32쪽 "담당자들이 나와서 그렇다고 말해야 합니다." Rong-Gong Lin II, "ER Doctors: Drug-Fueled Raves Too Dangerous and Should Be Banned," *Los Angeles Times*, August 10, 2015.

33쪽 "엑스터시 과다 복용으로 인한 사망자는 많지 않습니다." Author interview, Emanuel Sferios, February 10, 2016.
"몰리는 이제 어떤 것도 될 수 있습니다." Ashley Haynes, author interview, April 29, 2016.

35쪽 "앞으로 나올 수 있는 새로운 화합물은 무궁무진할 겁니다." Elaine Cesare, author interview, June 1, 2016.
합성 마약 산업이 '히드라 머리를 하고 있다.' United Nations Office on Drugs and Crime, *World Drug Report 2013* (Vienna: United Nations, May 2013), publication no. E.13.XI.6.
"범죄자들은 항상 법 집행 기관보다 한 발 앞서 있죠." "UN: China Synthetic Drugs Trade 'Out of Control,'" *Al-Jazeera*, June 28, 2016.

37쪽 "이것이 전쟁 행위라는 점을 분명히 밝혀야 합니다." Erin Vogel-Fox, "Lawmakers Step off Capitol Hill to Explore Solutions to Opioid Crisis," Sinclair Broadcast Group, n.d.
"이것은 일종의 전쟁이라 할 수 있습니다." John Fritze, "President Trump Threatens to Sue Opioid Makers, Says Crisis Is 'Warfare,'" *USA Today*, August 16, 2018.
"국가 안보 비상사태가 발생했습니다." Sandy Winnefeld (guest host), "Former DEA Special Agent Derek Maltz on Opioids and Transnational Crime," *Intelligence Matters* (podcast), November 6, 2018.

1장 아편에서 펜타닐까지

43쪽 "세상의 고통을 치료하는 것은 우리의 신성한 사명이었습니다." Sam Quinones, *Dreamland: The True Tale of America's Opiate Epidemic* (New York: Bloomsbury, 2015), 188.

44쪽 옥시콘틴을 처방한 비율이 두 배 이상 높았다. Patrick Radden Keefe, "The Family That Built an Empire of Pain," *New Yorker*, October 30, 2017.
1999년 퍼듀의 자체 연구에 따르면 그 비율은 13%에 달했다. Ibid.

45쪽 "1996년부터 본격적으로 증가하기 시작했습니다." Ibid.
"징역형은 억제력이 있는 반면 벌금형은 그렇지 않습니다." Arlen Specter, "Eval-

uating the Propriety and Adequacy of the Oxycontin Criminal Settlement," Hearing before the Committee on the Judiciary, United States Senate, July 31, 2007, https://www.govinfo.gov/content/pkg/CHRG-110shrg40884/html/CHRG-110shrg40884.htm.

46쪽　세인트루이스 워싱턴대학교 병원 정신과 의사들의 2015년 연구. Theodore J. Cicero and Matthew S. Ellis, "Abuse-Deterrent Formulations and the Prescription Opioid Abuse Epidemic in the United States," *Jama Psychiatry* 72, no. 5 (May 2015): 424-30, doi:10.1001/jamapsychiatry.2014.3043.

2018년 캘리포니아대학교 샌프란시스코캠퍼스의 연구. Sarah G. Mars, Daniel Rosenblum, and Daniel Ciccarone, "Illicit Fentanyls in the Opioid Street Market: Desired or Imposed?" *Addiction*, December 4, 2018, https://doi.org/10.1111/add.14474.

펜타닐은 그렇지 않다. Laura Kurtzman, "Drug Wholesalers Drove Fentanyl's Deadly Rise, Report Concludes," UCSF News Center, December 4, 2018, https://www.ucsf.edu/news/2018/12/412466/drug-wholesalers-drove-fentanyls-deadly-rise-report-concludes.

47쪽　서브시스 처방을 대가로 한 성접대. Julia Lurie, "Behave More Sexually": How Big Pharma Used Strippers, Guns, and Cash to Push Opioids," *Mother Jones*, May 31, 2018.

FDA는 … 펜타닐 제제를 처방하는 의사 리스트를 확보하고 있었지만. Emily Baumgaertner, "F.D.A. Did Not Intervene to Curb Risky Fentanyl Prescriptions," *New York Times*, August 2, 2018.

의회가 어떻게 이를 허용하고 심지어 장려했는지 폭로했다. Scott Higham and Lenny Bernstein, "The Drug Industry's Triumph over the DEA," *Washington Post*, Oct. 15, 2017.

48쪽　"이 법의 진정한 파급 효과를 아는 의원은 거의 없었다." Scott Higham and Lenny Bernstein, "Did President Obama Know Bill Would Strip DEA of Power?" *Washington Post*, October 16, 2017.

49쪽　"헤로인과 펜타닐로 전환해 사망하는 사람이 네 명 더 발생합니다." Zachary Siegel, "The Opioid Epidemic Is Changing Too Fast for Any Solutions to Stick," *The Cut*, October 18, 2017.

프린스는 자신이 진품이 아닌 약물을 복용하고 있다는 사실을 깨닫지 못했을 수도 있다. "Prosecutor: Evidence Shows Prince Thought He Was Taking Vicodin, Not Fentanyl," CBS News, June 18, 2018.

50쪽　코카인 생산량이 사상 최고치를 기록하면서. Deborah Bonello, Ángela Olaya, and Seth Robbins, "GameChangers 2018: As Opioids and Cocaine Boom, the Americas Wilt," *InSight Crime*, January 9, 2019.

2016년에는 코카인 과다 복용으로 인한 사망자 5명 중 2명이 펜타닐과 관련된 것으로 나타났는데. Holly Hedegaard, Brigham A. Bastian, James P. Trinidad, Merianne Spencer, and Margaret Warner, "Drugs Most Frequently Involved in Drug Overdose Deaths: United States, 2011 – 2016," *National Vital Statistics Reports* 67, no. 9 (December 12, 2018).

백인보다 코카인 과다 복용으로 사망할 확률이 거의 두 배나 높은 아프리카계 미국인. Charles Fain Lehman, "White Lines, Black Epidemic," *American Conservative*, August 6, 2018.

매사추세츠주에서 펜타닐과 함께 사용되는 코카인. Martha Bebinger, "To Anyone Using Illicit Drugs in Mass.: 'There's a Very High Likelihood Fentanyl Could Be Present,' Official Says," *CommonHealth*, WBUR, August 24, 2018.

오하이오주에서는 … 카펜타닐이 코카인에 혼합되기도 했다. Dennis Cauchon, "STUDY: Carfentanil in cocaine caused overdose death spike in Dayton." harmreductionohio.org.

2장 폴 얀센

53쪽   '역사상 가장 많은 약을 개발한 의약품 발명가' James Black, "A Personal Perspective on Dr. Paul Janssen," *Journal of Medicinal Chemistry*, March 17, 2005.

54쪽   "그럼 네가 직접 더 나은 걸 만들어 보는 게 어떻겠니?" Paul Janssen, "A Personal Memoir," *Collegium Internationale Neuro-Psychopharmacologicum*, Fall 2000.

55쪽   "계산기조차 없었습니다." Ibid.
       "회의가 지루할 때면 머릿속으로 새로운 화합물을 끄적이며 위안을 얻곤 했죠." Black, "Personal Perspective."
       여러 화합물의 효과를 테스트. Paul Lewi, "Drug Design With Dr. Paul Janssen" (monograph), 2010.

56쪽   펜타닐은 효과가 더 빨리 나타나고 훨씬 강력했으며 메스꺼움을 유발할 가능성이 적었다. Dr. Samuel Ives, author interview, April 4, 2018.
       "펜타닐 덕분에 처음으로 장시간 수술이 가능해졌다." Janssen, "Personal Memoir."
       "펜타닐은 좋은 의약품이지만 나쁜 마약이기도 합니다." Andrew Cass, "United Nations Commission Takes Step to Combat Fentanyl's Deadly Rise," *News-Herald* (Ohio), March 17, 2017.

57쪽   로버트 드립스는 … 폴 얀센의 로비를 받고 결국 타협안에 동의했다. Theodore H. Stanley, Talmage D. Egan, and Hugo Van Aken, "A Tribute to Dr. Paul A. J. Janssen," *International Society for Anaesthetic Pharmacology* 106, no. 2 (February 2008).

58쪽   "아편 중독자에게 차이나 화이트는 일종의 판타지와 같다." Darryl Inaba, quoted in

US Navy Medicine 77, January - February 1986.

"상상의 나래를 펴 보자." Alexander Shulgin and Ann Shulgin, *TiHKAL: The Continuation* (Berkeley, CA: Transform Press, 1997), 145.

59쪽 "쇼핑백에 가득 담아 들고 돌아다녀도 아무런 조치를 취할 수 없었습니다." Jack Shafer, "Designer Drugs," *Science* 85, March 1985.

60쪽 새롭게 발견된 사실이 파킨슨병 연구의 발전으로 이어졌기 때문이다. Claudia Wallis, "Surprising Clue to Parkinson's," *Time*, June 24, 2001.

61쪽 유사체법이 없는 스웨덴. National Operations Department, Polisen (Swedish Police Authority), *Swedish National Threat Assessment on Fentanyl Analogues and Other Synthetic Opioids*, October 2018, https://polisen.se/siteassets/dokument/ovriga_rapporter/fentanyl-analogues-report-english.pdf.

62쪽 오하이오주에서만 카펜타닐로 인해 1100명이 넘게 사망했다. "Ohio's Carfentanil Death Rate 21 Times Higher—Yes, 2000%!—Than in Other States," HarmReductionOhio.org, August 6, 2018.

'처음 세 번 사용해서 치명적이지 않다면 무엇이든 괜찮다.' Julijan "Sidney" Picej, author interview, December 2, 2017.

"수백만 회 투여분에 해당하는 몇 g의 약물" Shafer, "Designer Drugs."

63쪽 "아마도 수백 개는 될 겁니다. … 아니면 수천 개일 수도 있고요." Ibid.

"미래의 남용 약물은 식물성 제품이 아닌 합성 물질이 될 가능성이 높다." Gary Henderson "Designer Drugs: Past History and Future Prospects," *Journal of Forensic Sciences*, March 1988.

3장 모스크바 무장 인질극

65쪽 '북동부 주변 도시의 딜러들을 대상으로 한 일종의 지역 도매상.' Edmund Mahony, "Stalking a 'Serial Killer' Narcotic from Boston to Wichita," *Hartford Courant*, February 23, 1993.

"당시 헤로인 사용자 중 상당수는 … 정맥을 남겨두곤 했어요." Steven Harbeson, author interview, December 7, 2019.

66쪽 "그들 역시 그 약물을 찾고 싶기 때문이죠." Evelyn Nieves, "Toxic Heroin Has Killed 12, Officials Say," *New York Times*, February 4, 1991.

"주사기가 팔에 여전히 박혀 있었다." Knight-Ridder Newspapers, "Intensive DEA Investigation Uncovers Lethal Fentanyl Drug Lab in Wichita," *Baltimore Sun*, February 17, 1993.

67쪽 '미국 마약 제조 역사상 가장 뛰어난 불법 화학자' Cristina Costantini, Darren Foster, and Mariana Van Zeller, "Death by Fentanyl," *Fusion*, February 1, 2016.

'LSD에 취한 쥐가 고양이를 쫓는 마약 퇴치 영화.' "Drug Wizard of Wichita," *Newsweek*, June 20, 1993.

68쪽 "법의학 문헌을 광적으로 읽었어요." Costantini, Foster, and Van Zeller, "Death by Fentanyl."

69쪽 라일리는 이 약물로 한 푼도 벌지 못했다. Marvin Wilson, author interview, June 22, 2017.

70쪽 "의학적 관점에서 그걸 피할 수 있는 방법은 없습니다." Bill Mesler, "The Pentagon's 'Nonlethal' Gas," *Nation*, January 30, 2003.

71쪽 "제가 알기로 현재 펜타닐의 위협에 대응할 수 있는 전략은 존재하지 않습니다." Anna Edney, *Bloomberg*, "Senator Seeks Strategy to Prevent Fentanyl Terror Attacks," January 28, 2019.

에스토니아에서 펜타닐과 3-메틸펜타닐 과다 복용으로 사망한 사람은 1000명이 넘었다. Ryan Hoskins, "What Canada Can Learn from Tiny Estonia's Huge Fentanyl Problem," *Globe and Mail* (Canada), June 17, 2016.

"딜러들은 헤로인보다 펜타닐이 운반하고 포장하기가 더 쉽다는 사실을 알고 있으므로." Ibid.

72쪽 2016년 연구에 따르면 에스토니아는 세계에서 약물 과다 복용으로 인한 사망자 수가 가장 많이 증가한 국가다. Naomi Thomas, *CNN*, "US Has Highest Rate of Drug Overdoses, Study Says," November 12, 2018.

다른 유럽 국가에 비해 다크 웹에서 펜타닐을 가장 많이 구매하는 영국. Ceylan Yeginsufeb, "Fentanyl Adds Deadly Kick to Opioid Woes in Britain," *New York Times*, February 4, 2018.

이제 유사체 덕분에. National Operations Department, Polisen (Swedish Police Authority), *Swedish National Threat Assessment on Fentanyl Analogues and Other Synthetic Opioids*, October 2018, https://polisen.se/siteassets/dokument/ovriga_rapporter/fentanyl-analogues-report-english.pdf.

73쪽 다른 유럽 및 동유럽 국가에도 중국산 펜타닐이 유입되기 시작했지만. Author interview, Martin Raithelhuber, January 25, 2019.

몇 년 전까지만 해도 유럽에서는 펜타닐을 약국에서 훔치거나. Martin Raithelhuber, Author interview, January 28, 2019.

러시아 및 동구권 이웃 국가에서 수입했다. Roumen Sedefov, Author interview, June 23, 2017.

중국에서 대량의 엑스터시와 합성 카나비노이드를 수입하는 러시아에서도 … 광범위하게 발생하고 있다. Mike Power, "We Went Undercover in a Chinese MDMA Factory," *Mix Mag*, May 29, 2018, https://mixmag.net/feature/we-went-undercover-in-a-chinese-mdma-factory / At the Chemsky lab outside Shanghai I saw untold quantities of synthetic cannabinoids, and the proprietors told me much of it was headed for Russia. / Victoria Kim, "Bath Salts Are a Big Problem in Russia, Especially for Women," *The Fix*, December 20, 2017, https://www.thefix.com/bath-salts-are-big-problem-russia-especially-women.

러시아에는 거대한 사이코너트 커뮤니티가 있는데. Anton (pseudonym), psychonaut, author interview, April 8, 2017.

74쪽 아제르바이잔에서 마피아가 운영하는 실험실. William Leonard Pickard, author interview, November 19, 2018.

그가 이 약이 불법적으로 사용되었다는 사실을 몰랐다고 생각한다. Phyllis Riley, author interview, November 16, 2017.

"유능한 화학자라면 … 이 물질을 만들 수 있을 거라고 생각한다." John Noble Wilford, "U.S. Drug Sleuths Finally Solve Mystery of the Deadly China White," *New York Times*, December 30, 1980.

75쪽 "신종 헤로인이라고 생각하지는 않았죠." Marvin Wilson, author interview, June 22, 2017.

77쪽 '엘 디아블리토'의 품질. Costantini, Foster, and Van Zeller, "Death by Fentanyl."

"돈이 더 되니까요." Ricardo Franklin, author interview, October 15, 2018.

"대부분의 사람들은 약물에 압도되길 바라죠." Jack Sanders (pseudonym), author interview, July 15, 2017.

78쪽 듀라제식은 1990년 FDA로부터 중증 통증 치료제로 승인받았으며. "Janssen Duragesic Fentanyl Transdermal Patch Approved for Chronic Pain, One Weed After NDA Day," *Pink Sheet*, August 13, 1990.

"허위이거나 오해의 소지가 있다." Fred Schulte, "Rival Opioid Makers Used the Oxy-Contin Panic to Cash In," *Daily Beast/Kaiser Health News*, July 30, 2018.

의사가 펜타닐을 처방한 건수는 총 650만 건. Drug Enforcement Administration, Diversion Control Division, "Fentanyl," *Drug &. Chemical Evaluation Section*, October 2018.

79쪽 미국에서 판매되는 듀라제식 패치는 미국에서 제조되고, … 벨기에에서 생산되며. Andrew Wheatley, author interview, September 10, 2018.

4장 사샤 슐긴과 사이키델릭

83쪽 "내 기억과 정신의 심연." Alexander Shulgin and Ann Shulgin, *PiHKAL: A Chemical Love Story* (Berkeley, CA: Transform Press, 1991), 17.

84쪽 "그는 상사에게 … 치료 효과가 있을 수 있다고 주장했습니다." Solomon Snyder, in Etienne Sauret (dir.), *Dirty Pictures*, Breaking Glass Pictures, 2010.

닉 샌드에게 제조 방법을 지도했다. Paul Daley, author interview, May 26, 2017.

86쪽 슐긴은 1965년 다우에서 근무하던 중 MDMA를 처음 합성했다. Shulgin's protégé Paul Daley says he has confirmed this account by way of Shulgin's notebooks.

87쪽 "몸속이 완전히 깨끗해졌고." Shulgin and Shulgin, *PiHKAL*, 736.
"이 약물은 쉽게 통제할 수 있으며, … 의식의 변성 상태를 불러일으키는 것으로 보인다." Alexander T. Shulgin and David E. Nichols, "Characterization of Three New Psychotomimetics," in *The Psychopharmacology of Hallucinogens* (New York: Pergamon, 1978).

88쪽 '제프는 … MDMA를 소개하며 치료에 활용하는 방법을 가르쳤다.' Shulgin and Shulgin, *PiHKAL*, 74.
새로운 '여피 사이키델릭' Bill Mandel, "The Yuppie Psychedelic," *San Francisco Sunday Examiner &. Chronicle*, June 10, 1984.

89쪽 "현재의 연구 결과를 사람에게 적용하는 것은 시기상조이다." Jane Leavy, "Ecstacy: The Lure and the Peril," *Washington Post*, June 1, 1985.

90쪽 "불법 마약을 만드는 방법에 대한 지침서." Drake Bennett, "Dr. Ecstasy," *New York Times Magazine*, January 30, 2005.

92쪽 이 약은 코카인처럼 흡입하는데, Toby Muse, author interview, November 28, 2017.
"빠져나가는 것을 보며 슬퍼했습니다." Paul Daley, author interview, May 26, 2017.
"MDMA를 규제하지 않았다면" Ann Shulgin, author interview, May 26, 2017.
미국인 13명 중 1명이 외상 후 스트레스 장애를 앓고 있으며. PTSD: National Center for PTSD, "How Common Is PTSD in Adults?" US Department of Veterans Affairs, ptsd.va.gov, n.d.

93쪽 "MDMA를 복용한 환자들은 확장성을 갖게 되었어요." Josh Dean, "How MDMA Went from Club Drug to 'Breakthrough Therapy,'" *Wall Street Journal*, October 18, 2017.

5장 뉴질랜드 마약왕

95쪽 효능이 뛰어난 사프롤 오일을 생산할 수 있는 회귀한 종류의 사사프라스 나무. Mike Power, *Drugs Unlimited: The Web Revolution That's Changing How the World Gets High* (New York: Thomas Dunne Books, 2013), 119.
므레아 프레우 프놈으로 알려진 나무. Sam Campbell, "Harvested to Make Ecstasy, Cambodia's Trees Are Felled One by One," *PRI GlobalPost*, August 30, 2009.
어떤 사람들은 야마, 즉 메스암페타민 생산에 사용되는 것으로 오인. Tom Blickman, "Harvesting Trees to Make Ecstasy Drug," *Irrawaddy*, February 3, 2009.

96쪽 "사사프라스 오일을 불법으로 추출하는 행위는 느리지만 확실하게 숲을 파괴하고."
"Ecstasy Tabs Destroying Forest Wilderness," *Irin News*, July 20, 2008.

97쪽 "MDMA를 구할 수 없었습니다." Maia Szalavitz, "How Legal Highs and the Internet Are Transforming the Underground Drug World," *Alternet*, November 24, 2014, https://www.alternet.org/2014/11/how-legal-highs-and-internet-are-transforming-underground-drug-world/.

98쪽 "지루해졌어요." Matt Bowden, author interview, February 29, 2016.

99쪽 "뉴질랜드는 바다로 둘러싸여 있고 국경을 강력하게 통제하기 때문에." Eleanor Ainge Roy, "Making Meth: How New Zealand's Knack for 'P' Turned into a Home-baked Disaster," *Guardian*, July 12 2016.

100쪽 BZP는 1996년 DEA의 레이더망에 처음 포착되었는데. J. R. Kerr and L. S. Davis, "Benzylpiperazine in New Zealand: Brief History and Current Implications," *Journal of the Royal Society of New Zealand*, March 16, 2011, https://doi.org/10.1080/0 3036758.2011.557036.

102쪽 "그 남자가 걸어 들어오는데 빛이 그를 환하게 비추고 있었어요." Maia Szalavitz, "The Drug Lord with a Social Mission," *Pacific Standard Magazine*, March 2, 2015.

103쪽 "피페라진은 우리가 본 최초의 MDMA 변조 신약이었습니다." Rainer Schmid, author interview, April 10, 2017.
BZP는 … 두 번째로 인기 있는 기호용 마약이 되었다. Kerr and Davis, "Benzylpiperazine in New Zealand."

104쪽 "저는 약물 사용을 장려하는 게 아닙니다." Hamilton Morris, "Hamilton Morris Meets New Zealand's Synthetic Drugs Baron," *Vice*, July 15, 2016.
"사망, 장기간 지속되는 손상 또는 질병은 없었다." Kerr and Davis, "Benzylpiperazine in New Zealand."

105쪽 "그들은 저에게 작은 봉투를 줬어요." Szalavitz, "The Drug Lord with a Social Mission."

6장 '리걸 하이' 시대

106쪽 "50mg은 그다지 큰 효과가 없었다." Kinetic (pseudonym), "4-Methyl Methcathinone," Hive (archived at Erowid.org), April 4, 2003.

107쪽 "저는 MDMA보다 메페드론을 선호합니다." Mike Power, *Drugs Unlimited: The Web Revolution That's Changing How the World Gets High* (New York: Thomas Dunne Books, 2013), 129.

108쪽 "그 사람은 정말 바빴어요." Frank Langfitt, "A Chinese Chemical Company and a 'Bath Salts' Epidemic," *Morning Edition*, NPR, June 16, 2014.

14년 징역형과 … 벌금을 선고했다. Author interview, Erika Kinetz, February 1, 2019.

장이 비교적 가벼운 처벌을 받은 이유는. Author interview, Reiner Pungs of the International Narcotics Control Board, August 13, 2018.

109쪽 "무슬림에게 카트는 술과 마찬가지예요." Andrew Lee Butters, "Is Yemen Chewing Itself to Death?" *Time*, August 25, 2009.

플라카는 … 특히 치명적인 피해를 입혔으며. "After Ravaging Florida, Street Drug Flakka Disappears," CBS News/Associated Press, April 8, 2016.

플라카가 코카인보다 더 인기가 있다. David Adams and Zachary Fagenson, "Cheap, Synthetic 'Flakka' Dethroning Cocaine on Florida Drug Scene," Reuters, June 10, 2015.

110쪽 메틸론은 사샤 슐긴이 동료와 함께 항우울제로 사용하기 위해 개발한 약물이다. Psychonaut Wiki, "Methylone," https://psychonautwiki.org/wiki/Methylone

영국에서만 … 100명 이상의 사망자가 발생했으며. David Nutt, "The Superman Pill Deaths Are the Result of Our Illogical Drugs Policy," *Guardian*, January 5, 2015.

"MDMA와 효과는 비슷하지만." Amy Raves, author interview, March 8, 2016.

112쪽 "간단히 말해서, 이제 그들은 모든 제조업체가 해야 하는 일, 즉 제품의 안전성을 확인해야 할 겁니다." Peter Dunne, "Drug Law Reversing Onus of Proof on Way," Beehive.govt.nz, July 16, 2012.

113쪽 '뉴질랜드의 디자이너 약물 법이 전 세계의 이목을 끌다.' "New Zealand's Designer Drug Law Draws Global Interest," CBS News/Associated Press, August 2, 2013.

116쪽 보우덴은 회사를 정리했다. Matthew Theunissen, "Party Pill Godfather Matt Bowden Declares Himself Bankrupt," *New Zealand Herald*, December 20, 2016.

보우덴의 회사 '고정 자산'이 … 채권자들에게 넘어갔다. "Party Pill Godfather Matt Bowden Owes $3.5m," *New Zealand Herald*, November 26, 2015.

"자체적으로 제품을 생산하기 시작한 것으로 추정된다." Helen King, "Synthetic Cannabis: The Danger Drug Overwhelming New Zealand," *Stuff*, August 3, 2017.

117쪽 뉴질랜드에서 합성 카나비노이드와 관련된 사망자가 70명을 넘어서면서. "Govt Science Institute Testing for Synthetic Cannabis," RNZ, December 27, 2018, https://www.radionz.co.nz/news/national/379094/govt-science-institute-testing-for-synthetic-cannabis.

7장 가짜 마리화나의 부상

118쪽 "그래서 대부분의 사람들이 이걸 피우기 시작했어요." Mike (pseudonym), author

interview, June 9, 2017.

119쪽 K2는 식물이 아니며, … 마리화나와 비슷하게 만드는 화합물이다. Hamilton Morris, interviewed by Allie Conti, "Visiting the Factories in China Where Synthetic Marijuana Gets Made," *Vice*, January 19, 2016.

121쪽 "이 수용체는 사람들이 마리화나를 피우고 취하기 위해 존재하는 것이 아닙니다." David Zucchino, "Scientist's Research Produces a Dangerous High," *Los Angeles Times*, September 28, 2011.

"허프먼이 만든 화합물은 약리학적 도구." Terrence McCoy, "How This Chemist Unwittingly Helped Spawn the Synthetic Drug Industry," *Washington Post*, August 9, 2015.

펜실베이니아 주립대학교 의과대학 연구진. Catharine Paddock, *Medical News Today*, "Colorectal cancer: Scientists halt growth with cannabinoid compounds," February 8, 2019.

123쪽 데미 무어의 체온이 급격히 상승했고 경련을 일으켜. Andrew Blankstein and Richard Winton, "911 Tape: Demi Moore Suffered Convulsions after 'Smoking Something,'" *Los Angeles Times*, January 27, 2012.

124쪽 오바마의 법은 "서명의 잉크가 마르기도 전에 무용지물이 되어 버렸다." Brandon Keim, "New Federal Ban on Synthetic Drugs Already Obsolete," *Wired*, July 12, 2012.

"5년, 10년 후 많은 아이들에게 '어떻게 마약을 시작했냐'고 물어보면." Courtney Pero, author interview, April 29, 2016.

합성 카나비노이드는 흡입기와 전자담배용으로 판매되는 오일에서 검출된다. US Department of Justice, DEA Strategic Intelligence Section, *2018 National Drug Threat Assessment*, October 2018.

케빈 하겐은 … 합성 카나비노이드가 발견되지 않았다고 주장했지만. Janet Burns, "Tests of CBD Oils Reveal Three Surprise Chemicals, One Big Problem," *Leafly*, December 20, 2018, https://www.leafly.com/news/industry/tests-of-cbd-oils-reveal-three-surprise-chemicals-one-big-problem.

125쪽 '최고위급 디자이너 약물 밀매업자.' US Drug Enforcement Administration, "Top China-Based Global Designer Drug Trafficker Arrested in U.S.," press release, May 28, 2015.

126쪽 "유통업체가 하나만 있는 게 아닙니다." Malcolm Gay, "Synthetic Marijuana Spurs State Bans," *New York Times*, July 10, 2010.

회전하는 콘크리트 믹서 안에서 섞으면서 배치를 혼합한다. Dennis Wichern, author interview, June 9, 2016.

127쪽 "우리가 목격하고 있는 폭발적인 증가 추세." Paul Mueller, "Clearwater Police See Spice 'Zombies,'" WFLA.com, March 17, 2016.

〈뉴잉글랜드 의학저널〉. Axel J. Adams, Samuel D. Banister, Lisandro Irizarry, Jordan Trecki, Michael Schwartz, and Roy Gerona, "'Zombie' Outbreak Caused by the Synthetic Cannabinoid AMB-FUBINACA in New York," *New England Journal of Medicine*, January 19, 2017.

"구급대원들이 환자를 후송하고 현장에 복귀하면" Samantha Schmidt, "'It Is Taking People Out': More Than 70 People Overdose on K2 in a Single Day in New Haven," *Washington Post*, August 16, 2018.

128쪽 노숙자들이 특히 위험에 처해 있다. Elly Yu, "Outreach Teams Counsel Users on 'Unpredictability' of K2 as Overdoses Top 3,000 for 2018," WAMU.org, December 4, 2018, https://wamu.org/story/18/12/04/as-overdoses-continue-d-c-out reach-teams-try-to-combat-k2/.

쥐약에 사용되는 화학 물질인 브로디파쿰이 … 섞여있었다고 발표했다. Tandem Media Network, "CDC: Fake Marijuana Can Contain Chemical Used in Rat Poison," *Norwalk (OH) Reflector*, December 12, 2018, http://www.norwalkreflector. com/Government/2018/12/12/Public-warned-again-about-synthetic-cannabi noids.html.

"사용자가 하나둘씩 늘어나는 데 정말 오랜 시간이 걸렸군요." Julie Rose, "The Unlikely Clemson Chemist behind Synthetic Marijuana," WFAE.org, January 25, 2011.

129쪽 2011년 합성 카나비노이드와 마리화나 사용자 2500명을 대상으로 한 연구. Adam R. Winstock and Monica J. Barratt, "Synthetic Cannabis: A Comparison of Patterns of Use and Effect Profile with Natural Cannabis in a Large Global Sample," *Drug and Alcohol Dependence*, July 2013, https://doi.org/10.1016/j.drugalc dep.2012.12.011.

2016년 8월 뉴욕시 보건국의 보고서. Michelle L. Nolan, Bennett Allen, Hillary V. Kunins, and Denise Paone, "A Public Health Approach to Increased Synthetic Cannabinoid-Related Morbidity among New York City Residents, 2014-2015," *International Journal of Drug Policy* 34 (August 2016).

8장 LSD와 캔자스 미사일 격납고 사건

130쪽 LSD는 치명적인 과다 복용을 유발한 적이 없다. Leah Walker, "LSD Overdose," DrugAbuse.com, October 27, 2017, https://drugabuse.com/library/lsd-over dose/; "Only a Handful of People in History Have Ever Overdosed on LSD. This Is What Happened to Them," IFLScience.com, n.d., https://www.iflscience.com/ health-and-medicine/only-a-handful-of-people-in-history-have-ever-over dosed-on-lsd-this-is-what-happened-to-them/.

'백인 쓰레기'로 가득 찬 '영혼의 블랙홀' Krystle Cole, *Lysergic* (N.p.: Createspace, 2014, 3rd ed.), 13.

131쪽 두 사람은 마음이 잘 맞았다. Hamilton Morris, "Getting High on Krystle," *Vice*, September 27, 2011.

'마음을 바꾸는 여행'을 밤낮으로 즐겼고, … 값비싼 사치품에 빠져들었다. Peter Wilkinson, "The Acid King," *Rolling Stone*, July 5, 2001.

132쪽 정부가 핵 공격을 견딜 수 있도록 수백만 달러를 들여 건설한 격납고. "Old War Bunker Becomes Modern Mansion," *Wired*, April 19, 2009.

133쪽 "계속해서 많은 돈이 지출되면서도 아무 일도 일어나지 않자." J. Travis, "Missile Site LSD Lab Dismantled," *Topeka Capital Journal*, November 19, 2000.

134쪽 1973년 아프가니스탄에서 결국 체포되었다. Nicholas Schou, *Orange Sunshine: The Brotherhood of Eternal Love and Its Quest to Spread Peace, Love, and Acid to the World* (New York: Thomas Dunne Books, 2010), 231.

135쪽 피커드와 그녀의 약혼자인 러시아 출신의 나타샤. Cole, *Lysergic*, 26.

현재의 펜타닐 대유행을 예상. William Leonard Pickard, author interview, February 24, 2017.

136쪽 이 약은 동물 실험에서 '무의식 중 안절부절못하는' 증상을 일으켰지만. Albert Hofmann, *LSD: My Problem Child: Reflections on Sacred Drugs, Mysticism and Science* (Santa Cruz: Multidisciplinary Association for Psychedelic Studies, 2009), 44.

137쪽 스타니슬라브 그로프는 정신의학과 심리학에 대한 LSD의 잠재적 유용성을. Ibid, 14.

138쪽 "확인할 수 있는 후유증은 없었습니다." Paul Daley, author interview, May 26, 2017. Daley coedited the book *Chemical Warfare Secrets Almost Forgotten* (Santa Rosa, CA: ChemBooks, 2006), written by Dr. James S. Ketchum, the man who did most of the US Army's LSD testing.

139쪽 1991년 이후 DEA는 LSD 실험실을 단속한 적이 없었다. Wilkinson, "The Acid King."

"제가 바닥에 쓰러져 있는 동안 … 지폐 뭉치처럼 보이는 것을 꺼냈어요." Cole, *Lysergic*, 31.

140쪽 스키너는 그곳에서 … 돈세탁을 했다. Wilkinson, "The Acid King."

"스키너에 따르면, 피커드는 … 3년 동안 시도했다." Topeka Capital-Journal, referenced in Cole, *Lysergic*, 139.

콜 역시, "스키너는 … 책임이 피커드에게 있다고 믿었다"고 말했다. Cole, *Lysergic*, 105.

142쪽 3600만에서 6000만 회 분량의 LSD를 생산할 수 있는 화학 물질. "Kansas LSD Lab One of Largest in Country," Associated Press, November 22, 2000.

엘리는 자신과 피커드가 … 논의했다고 덧붙였다. Mark Portell, "Pickard: 'I Investigated Drug Trafficking for Government,'" *Wamego (KS) Times*, March 20, 2003.

143쪽 '사이키델릭 왕족처럼' 살았다고 말했다. Morris, "Getting High on Krystle."

"정체불명의 사이키델릭을 집안 전체에 살포해." Cole, *Lysergic*, 168.

그린은 콜이 이 중 극히 일부만 갚았다고 말했다. Michael Mason, Chris Sandel, and Lee Roy Chapman, "Subterranean Psychonaut," *This Land*, July 28, 2013.

마약 범죄에 대해서도 … 추정된다. Michael Mason, author interview, April 17, 2017.

144쪽 LSD '90.86파운드'를 압수했다. US Drug Enforcement Administration, "Pickard and Apperson Sentenced on LSD Charges," press release, DEA.gov, November 25, 2003.

〈슬레이트〉의 분석에 따르면 … LSD가 적발된 것으로 보이는데. Ryan Grim, "The 91-Pound Acid Trip: The Numbers Touted by the Government in Its Big LSD Bust Just Don't Add Up," *Slate*, March 14, 2005.

"그들이 체포되자마자 모두가 겁에 질렸거든요." Mitchell Gomez, author interview, March 24, 2017.

9장 N-폭탄의 등장

146쪽 와메고 미사일 격납고에서 500마일 정도 남쪽으로 내려가면 … 미국에서 가장 살기 좋은 곳으로 선정한 바 있다. "Best Places to Live 2014," *Money*, Time.com/Money, September 19, 2014.

147쪽 "저와 제 친구들은 … 정신적 깨달음에 관심을 갖게 되었어요." Lee Stockton (pseudonym), author interview, April 30, 2016.

149쪽 피해자 수가 훨씬 더 많다고 했다. Eric Brown, author interview, March 29, 2016.

150쪽 고속도로를 따라 걷다가 경찰에게 제지당했다. Madeline Schmitt, "Three McKinney Teens Overdose on LSD within 24 Hours," CBSDFW.com, April 5, 2014. Author note: The drug in question was later determined to be not LSD but N-bombs.

"제가 그곳에 도착했을 때 … 완전히 취해 있었어요." Anonymous source, author interview, April 30, 2016.

151쪽 "환자가 복용한 화학 물질에 너무 집착하는 것." Kristina Domanski, author interview, April 29, 2016.

"계속해서 최신 정보를 파악하기는 쉽지 않습니다." Ashley Haynes, author interview, April 29, 2016.

'복용량이 독을 만든다.' Shannon Rickner, author interview, April 29, 2016.

자신이 상담한 아이들 중 25~30%가 … 복용하고 있다. Grace Raulston, author interview, April 28, 2016.

152쪽 "내가 더 사랑해" Eric Brown, author interview, March 29, 2016.

"원래 그렇게 위험한 행동을 할 생각은 없었어요." Jack Brown, author interview, March 29, 2016.

153쪽 그는 친구에게 문자 메시지를 보냈다. Shared with author by Eric Brown.

156쪽 스티븐 와그너는 … 6개월의 징역형을 선고받았다. Julieta Chiquillo, *The Dallas Morning News*, "Trio sentenced to prison for roles in Frisco teen's fatal drug overdose, January 13, 2015."

158쪽 "아버지는 참혹한 피해 현장과 수많은 시체를 목격하셨어요." Dr. David Nichols, author interview, August 29, 2017.

159쪽 이 연구소는 … 밥 월리스에게서 일부 자금을 지원받았다. Ibid.

160쪽 5-HT2A로 알려진 세로토닌 수용체. Ralf Heim, "Synthese und Pharmakologie potenter 5-HT2A-Rezeptoragonisten mit N-2-Methoxybenzyl-Partialstruktur," dissertation, Free University of Berlin, 2003.

161쪽 5-HT2A 수용체에 대한 "친화력을 최대 300배 증가시켰다". Michael R. Braden, Jason C. Parrish, John C. Naylor, and David E. Nichols, "Molecular Interaction of Serotonin 5-HT2A Receptor Residues Phe339(6.51) and Phe340(6.52) with Superpotent N-Benzyl Phenethylamine Agonists," *Molecular Pharmacology* 70, no. 6 (2006).

162쪽 "우리가 판매하는 모든 약물은 합법입니다." Jeanne Whalen, "In Quest for 'Legal High,' Chemists Outfox Law," *Wall Street Journal*, October 30, 2010.

163쪽 "사람들이 이 물질을 매주 만성적으로 사용하면." Ibid.

"나의 실험실에서 쥐들은 … 인식하는 것으로 나타났다." David Nichols, "Legal Highs: The Dark Side of Medicinal Chemistry," *Nature*, January 5, 2011.

164쪽 "N-폭탄 약물은 혈액을 끈적하게 하고 혈관을 얇게 만들어 문제를 일으킵니다." Julian Morgans, "Everything We Know about NBOMe and Why It's Killing People," *Vice*, February 8, 2017.

"사람들이 복용하는 약물을 개발하려는 의도는 전혀 없었습니다." David Nichols, author interview, August 30, 2017.

"자기 마음이 편해지기 위해서라면 무슨 말인들 못 하겠습니까?" Eric Brown, author interview, September 8, 2017.

165쪽 "'나쁜 사람들을 더욱 힘들게 하는' 방안" Katie Moisse and ABC News Medical Unit, "Chemist David Nichols Haunted by Discovery's Deadly Misuse," ABC News, January 7, 2011.

"실험 과학의 특징은 재현성입니다." David Nichols, author interview, January 3, 2019.

"글레넌은 PMMA에 대한 수많은 논문을 발표하면서." David Nichols, author interview, January 25, 2019.

"이미 남용되고 있었지만" Richard Glennon, author interview, September 26, 2017.

166쪽 "저는 이 약물을 개발하지 않았습니다." Richard Glennon, author interview, January 24, 2019.

'건강한 사람들의 향상.' Michael Pollan, "The Trip Treatment," *New Yorker*, February 9, 2015.

"N-폭탄을 시도한 사람들 대부분" Mitchell Gomez, author interview, March 24, 2017.

10장 오피오이드 유행의 세 번째 물결

172쪽 잭 샌더스는 바로 그런 목적으로 2013년경부터 그곳을 방문하기 시작했다. Jack Sanders (pseudonym), author interview, July 15, 2017.

173쪽 오피오이드 유행의 '세 번째 물결'. Centers for Disease Control and Prevention, "Opioid Overdose: Understanding the Epidemic," CDC.gov, August 30, 2017.

2018년에는 1080명에 이르렀다. Blythe Bernhard, "First It Was Painkillers, Then Heroin. Now It's Fentanyl Driving Record Overdose Deaths in St. Louis Area," *St. Louis Post-Dispatch*, November 26, 2018.

"세인트루이스에는 더 이상 순수한 헤로인이 없어요." Ibid.

174쪽 "2014년경부터 … 본격적으로 문제가 되기 시작했습니다." Ricardo Franklin, author interview, October 15, 2018.

177쪽 "펜타닐은 이곳에서 사람들을 죽이는 약물로 자리 잡았습니다." Bernhard, "First It Was Painkillers."

178쪽 "재발하면서 … 펜타닐을 바로 한 건 처음이었어요." Bree (pseudonym), author interview, June 9, 2017.

"우린 그 약 때문에 거의 모든 것을 잃었습니다." Mike (pseudonym), author interview, June 9, 2017.

179쪽 "펜타닐이 헤로인으로 위장되지 않고 펜타닐이라는 이름 그대로 판매된다는 점." US Department of Justice, DEA Strategic Intelligence Section, *2017 National Drug Threat Assessment*, DEA.gov, October 1, 2017.

183쪽 그가 … 마법의 버섯이나 DMT, 25I-NBOMe을 판매한다. high_as_fxck_GER (Dark Web vendor name), author interview, July 18, 2017.

186쪽 "펜타닐은 모르핀과 같아서." French Connection support staff, author interview, July 18, 2017.

"우리는 일반적인 범죄자가 아닙니다." Anonymous Majestic Garden user, author interview, July 1, 2017.

188쪽 "그렇게 캐물으니까 불안한데요." U4IA (Dark Web vendor name), author interview, July 19, 2017.

191쪽 웨이쿠의 한 관계자는 〈뉴욕 타임스〉에 펜타닐은 이 사이트에서 판매할 수 없지만 … 우회했다고 전했다. Sui-Lee Wee and Javier C. Hernández, "Despite Trump's Pleas, China's Online Opioid Bazaar Is Booming," New York Times, November 8, 2017.

192쪽 펜타닐 유사체 비강 스프레이를 올바르게 제조하는 것. Moderator of online fentanyl forum, author interview, October 2, 2017.

193쪽 "윤리 따위는 신경 쓰지 않습니다. 저는 마약상이니까요." Desifelay1000 (Dark Web vendor name), author interview, July 19, 2017.

195쪽 미국은 … 국제 우편 협약에서 탈퇴한다고 발표했다. "Trump Pulls US out of UN Postal Scheme on China Price Concerns," Guardian, October 17, 2018.

매년 4억 개 이상의 국제 소포가 미국에 들어오는 것을 고려하면. Richard Cowan, "China's Illegal Opioids Enter U.S. Through Postal Service Gaps: Probe," Reuters, January 24, 2018.

반입되는 마약의 출발지가 대부분 중국이라는 사실. Erika Kinetz, author interview, September 29, 2017.

"미국으로의 수출을 부인하지 않지만." Gerry Shih, "China: U.S. Should Curb Demand for Opioids, Not Blame Us," Associated Press, December 28, 2017.

미국 상원 소위원회 보고서. US Senate Permanent Subcommittee on Investigations, Committee on Homeland Security and Governmental Affairs, "Combatting the Opioid Crisis: Exploiting Vulnerabilities in International Mail," staff report, January 23, 2018.

196쪽 "우체국에 우리 직원이 있습니다." GN (vendor name), interviewed by researcher Jada Li, July 30, 2017.

"세관에 항상 거짓말을 한다"고 말한 합성 마약 딜러. Erika Kinetz, author interview, September 29, 2017.

199쪽 그들은 복잡한 암호를 사용했고 심지어 영어로 말하는 것 같지도 않았다. Jack Sanders (pseudonym), author interview, July 15, 2017.

200쪽 텍사스에서 … 고속도로를 타고 올라온 멕시코인 또는 멕시코계 미국인. St. Louis County drug enforcement detective Ricardo Franklin confirms that the majority of the synthetic opioids used in the St. Louis region originate in Mexico. They're brought over the border, often in Texas, and then up I-44. Ricardo Franklin, author interview, October 15, 2018.

이러한 카르텔 밀수 경로에 위치한 도시들은 … 이는 지금도 마찬가지다. David J. Peters et al, "The Opioid Hydra: Understanding Overdose Mortality Epidemics and Syndemics Across the Rural-Urban Continuum," Rural Sociology, October 27, 2019.

202쪽 미국에서 사용되는 헤로인의 90% 이상은 멕시코에서 유입된다. Joshua Part-low, "U.S. Has Been Quietly Helping Mexico with New, High-Tech Ways to Fight Opium," Washington Post, April 15, 2018.

203쪽 샬리스코 카운티 출신의 밀매 조직은 미국 전역으로 퍼져나갔는데. Sam Quinones, Dreamland: The True Tale of America's Opiate Epidemic (New York: Bloomsbury, 2015), 100, 166.

샬리스코의 딜러들은 백인, 특히 중산층 백인 젊은이들이 가장 원하는 것이 … 간파했다. Ibid, 45.

수십 년 동안 매년 2000명 안팎에 머무르던 미국의 헤로인 사망자 수. DEA agent Dennis Wichern, author interview, December 16, 2016.

2017년에는 1만 6000명에 달했다가. National Institute on Drug Abuse, "Overdose Death Rates," August 2018, https://www.drugabuse.gov/related-topics/trends-statistics/overdose-death-rates.

204쪽 할리스코 누에바 제너레이션이라는 카르텔이 펜타닐을 최초로 판매한 것으로 알려졌으며. Michael O'Brien, "Fentanyl Changed the Opioid Epidemic. Now It's Getting Worse," Rolling Stone, August 31, 2018.

"펜타닐은 멕시코 카르텔이 밀매하는 마약 중 가장 수익성이 높습니다." Scott Stewart, "Mexico's Cartels Find Another Game Changer in Fentanyl," Stratfor, August 3, 2017.

"카르텔은 펜타닐이 헤로인보다 수익성이 훨씬 더 높다는 것을 잘 알고 있어요." Nick Miroff, "Mexican Traffickers Making New York a Hub for Lucrative—and Deadly—Fentanyl," Washington Post, November 13, 2017.

205쪽 "돈을 벌 수 있는 유일한 방법." Sean Penn, "El Chapo Speaks," Rolling Stone, January 10, 2016.

시날로아는 … 매일 수백만 달러를 벌어들였다. Andrew Russell, "El Chapo's Sinaloa Cartel Made Nearly $3M a Day in Canada, Former DEA Agent Claims," *Global News* (Canada), January 9, 2019.

2019년에는 3만 5000명 이상이 살해되어. Reporting by Delphine Schrank; Editing by Cynthia Osterman, *Reuters*, "Murders in Mexico rise by a third in 2018 to new record," January 21, 2019.

206쪽 당시 시날로아는 … 많은 양의 펜타닐을 유통하고 있었다. Mike Vigil, author interview, November 13, 2018.

아즈카포찰코시 정부 건물 내부에서 행해진 펜타닐 밀매. Carlos Jiménez, "Hallan Narcolaboratorio en CDMX," *Diario Contra Replica*, December 27, 2018, https://www.contrareplica.mx/nota-hallan-narcolaboratorio-en-cdmx2018131259.

'감옥에서 불과 몇 마일 떨어진 곳에서 펜타닐을 판매한 수익'으로 … 비용을 충당했을 것. Miroff, "Mexican Traffickers Making New York a Hub."

"중국은 … 조력자 역할을 담당합니다." Joshua Philipp, "China Is Fueling a Drug War Against the US," *Epoch Times*, December 18, 2015.

207쪽 "마약 반입을 막는 것은 거의 불가능합니다." Phil Williams, author interview, August 31, 2017.

"멕시코의 항구를 장악하고 있는 이들이 … 이익을 얻을 수 있습니다." Stewart, "Mexico's Cartels Find Another Game Changer in Fentanyl."

멕시코의 시날로아 카르텔은 … 자금을 세탁하기도 했다. Bryan Harris, "Mexican Drug Cartels Expand into Hong Kong to Launder Money, Source Chemicals for Ice," *South China Morning Post*, April 7, 2015.

208쪽 홍콩을 통해 '탱크'를 운송한 사건. Jermyn Chow and Joyce Lim, *The Straights Times*, "SAF armoured vehicles seized in Hong Kong port, Mindef expects shipment to return to Singapore 'expeditiously'," November 28, 2016.

"사실 수년 동안 계속되어 온 일이었습니다." Author interview, Jean-Francois Tremblay, September 6, 2017.

세계 5대 '초국적 조직범죄 위협' Office of the Attorney General, "Attorney General Sessions Announces New Measures to Fight Transnational Organized Crime," Justice.gov, October 15, 2018.

"펜타닐 밀반입이 더 쉬워졌습니다." Deborah Bonello, author interview, November 14, 2018.

209쪽 "펜타닐은 … 어디에서나 생산할 수 있습니다." Stewart, "Mexico's Cartels Find Another Game Changer in Fentanyl."

펜타닐은 다양한 분말과 혼합되며. Taís Regina Fiorentin, Alex Krotulski, David M. Martin, Thom Browne, Jeremy Triplett, Trisha Conti, and Barry Kerr Logan, *Journal of Forensic Sciences*, "Detection of Cutting Agents in Drug-Positive Seized

Exhibits within the United States," November 28, 2018.

카르텔이 ⋯ NPS에 깊이 관여하고 있다는 증거는 아직 많지 않다. Mario Moreno, author interview, January 1, 2019.

210쪽 미국에서도 메스암페타민 과다 복용 위기가 다시 가속화되기 시작했다. Drew Kann, CNN, "While America wages war on opioids, meth makes its comeback," November 6, 2018

이러한 수법 중 일부는 암호화폐를 이용하고. Peter J. Brown, "US Says Drug Gangs Moving Money via China Crypto Channels," Asia Times, December 28, 2018.

211쪽 그 결과로 생긴 달러가 로스앤젤레스 패션 지구에서 '세탁'되어. Peter Kouretsos, "Dragon on the Border: Mexican and Chinese Transnational Criminal Networks and Implications for the United States," *Small Wars Journal*, n.d.

캐나다에서도 자금 세탁 수법이 사용된다. Kathy Tomlinson and Xiao Xu, "B.C. Vows Crackdown after Globe Investigation Reveals Money-Laundering Scheme," *Globe and Mail* (Canada), February 16, 2018.

펜타닐은 ⋯ 엄청난 부의 원천이 되었다. Sam Cooper, Stewart Bell, and Andrew Russell, "Fentanyl Kings in Canada Allegedly Linked to Powerful Chinese Gang, the Big Circle Boys," *Global News* (Canada), November 27, 2018.

13장 카르텔의 진화와 펜타닐의 확산

212쪽 가장 일반적인 미국 유입 경로는 중국에서 우편을 통하거나. DEA Strategic Intelligence Section, dea.gov, "2018 National Drug Threat Assessment," October, 2018.

미국-멕시코 국경에서 압수된 펜타닐의 순도는 평균 약 7%이다. Mike Gallagher, "Seizures of Deadly Fentanyl Soaring," *Albuquerque Journal*, June 5, 2018.

213쪽 "어떤 기업이 다른 사업 분야에 진출할 경우" Mike Vigil, author interview, January 2, 2019.

전문가들은 ⋯ 트럼프의 주장에 의문을 제기했다. Francie Diep, "How Drugs Pour into the U.S. from Mexico," *Pacific Standard*, January 11, 2019.

정교하게 설계된 비밀 지하 통로를 통해서도 운반된다. Ron Nixon, "By Land, Sea or Catapult: How Smugglers Get Drugs across the Border," *New York Times*, July 25, 2017.

엘 차포는 ⋯ 최초의 마약 운반용 터널을 설계했다. Christopher Woody, "'A Candy Store for Smugglers': Step inside the Million-Dollar Drug Tunnels That 'Riddle' the US-Mexico Border," *Business Insider*, April 3, 2016.

214쪽 2013년 세관 당국이 압수한 펜타닐은 약 1kg에 불과했지만. US Customs and Border Protection, "CBP Border Security Report Fiscal Year 2017," CBP.gov, December

5, 2017. https://www.cbp.gov/sites/default/files/assets/documents/2017-Dec/cbp-border-security-report-fy2017.pdf.

"시날로아 카르텔을 통해 유입되는 마약은 대부분 애리조나주를 경유해요." Nicole Garcia, "The Human Toll of the Fentanyl Epidemic," KSAZ-TV, November 13, 2018.

"법 집행 기관은 많은 양의 마약을 적발할 수 있도록 훈련되어 있어요." Deborah Bonello, author interview, November 14, 2018.

"주 경찰이 단속을 하는 경우." Ricardo Franklin, author interview, October 15, 2018.

215쪽 거기서 더 세분화되어 … 판매된다. Nick Miroff, "Mexican Traffickers Making New York a Hub for Lucrative—and Deadly—Fentanyl," Washington Post, November 13, 2017.

카르텔 조직원들이 '조용한 마을'에 살고 있다고 말했다. Ken Serrano, "Drug Cartel in NJ: Sinaloa Traffickers Now Live among Us," Asbury Park (NJ) Press, December 3, 2017.

"살인을 하면 사람들의 주목을 받는다는 사실을 잘 알고 있죠." Miroff, "Mexican Traffickers Making New York a Hub."

"웨스트버지니아 같은 곳에는 비교적 새로운 마약 유통 조직이 있어요." Mario Moreno, author interview, November 16, 2018.

217쪽 "실험실에서 펜타닐의 양을 측정하는 게 아니라." Garcia, "The Human Toll of the Fentanyl Epidemic."

"러시안룰렛을 하는 것과 같습니다." James Delworth, author interview, October 25, 2018.

218쪽 미국 최대 오피오이드 제조업체 말린크로트 제약. Reuters, "FDA Declines to Approve Reformulated Mallinckrodt Opioid," St. Louis Post-Dispatch, December 12, 2018.

219쪽 "매우 심각한 분열이 일어나고 있습니다." Deborah Bonello, author interview, November 14, 2018.

"시날로아 카르텔은 40여 개국으로 확장되었어요." Mike Vigil, author interview, November 13, 2018.

220쪽 미시시피강 동쪽에는 백색 분말 헤로인이 더 흔하다. … 블랙 타르 헤로인은 백색의 펜타닐과 혼합하는 게 쉽지 않았다. Mark Stringer, Missouri Department of Mental Health, Division of Alcohol and Drug Abuse, "Heroin-Related Deaths in Missouri," January 2011.

서부 지역에는 … 펜타닐로 명확하게 표시된 경우가 많다. Christine Vestal, "Some Drug Users in Western U.S. Seek Out Deadly Fentanyl. Here's Why," PewTrusts.org, January 7, 2019.

221쪽 서쪽 8개 주에서 합성 오피오이드 사망자가 급속도로 늘어나고 있다고 발표했다. Centers for Disease Control and Prevention, "New Data Show Growing Complexity of Drug Overdose Deaths in America," CDC.gov, December 21, 2018.

"헤로인 사용 인구가 처방약 사용자 수보다 훨씬 적어요." Mario Moreno, author interview, November 16, 2018.

멕시코의 펜타닐 거래에 대한 인사이트 크라임의 연구. Steven Dudley. *InSight Crime*. "Fentanyl: Summary &. Major Findings," February 12, 2019.

14장 신 아편전쟁의 시작

225쪽 양귀비 꼬투리를 갈아 넣은 해산물 요리. Barbara Demick, "In China, Poppy Seed-pod Is a Spice Too Hot to Handle," *Los Angeles Times*, October 21, 2013.

226쪽 영국 동인도회사에서 들어오던 연간 약 2800톤에 달하는 아편. Julia Lovell, *The Opium War: Drugs, Dreams, and the Making of Modern China* (New York: Overlook Press, 2011), 23.

"중국에서 아편전쟁은 서구 제국주의의 원죄로 여겨지고 있다." John Pomfret, "What a Previous Trade War with China Might Teach Us," *Washington Post*, August 9, 2018.

중국은 3년이라는 짧은 기간에 … 아편이라는 재앙을 뿌리 뽑아. Information Office of the State Council of the People's Republic of China, "Narcotics Control in China," Embassy of the People's Republic of China in the United States, June 2000.

227쪽 북한도 정권 보조금을 마련하기 위해 … 메스암페타민을 밀매한다. Brendon Hong, "Kim Jong-un Breaking Bad: The Secret World of North Korean Meth," *Daily Beast*, February 7, 2016.

정원 호스, 핸드백, 램프, 수족관 자갈. Dan Levin, "In China, Illegal Drugs Are Sold Online in an Unbridled Market," *New York Times*, June 21, 2015.

"마을 주민들이 AK-47 복제총을 휘두르고." Associated Press in Beijing, "China Deploys 3,000 Police, Speedboats and Helicopters in Village Drug Raid," *Guardian*, January 3, 2014.

228쪽 "헤로인 시장에 참여하는 것을 '손에 머리를 들고 돌아다니는 행위'라고 부르고." Ko-lin Chin and Sheldon X. Zhang, *The Chinese Heroin Trade: Cross-Border Drug Trafficking in Southeast Asia and Beyond* (New York: New York University Press, 2015), 14.

"사형이 집행되던 날." Sheldon X. Zhang and Ko-lin Chin, "A People's War: China's Struggle to Contain its Illicit Drug Problem," Foreign Policy at Brookings, 2016.

229쪽 하늘을 향해 불길이 치솟는 모닥불과 … 관리들의 사진이 올라온다. "Lhasa Destroys 1055.17 Kilograms of Drugs," *Xinhua News*, June 26, 2013, http://www.gov.cn/jrzg/2013-06/26/content_2434786.htm.

마약 퇴치의 날 기념우표. "International Anti-Drug Day Commemorative Stamp Issue," *Xinhua News*, June 26, 2017, http://www.gov.cn/xinwen/2017-06/26/content_5205600.htm#1.

"당신의 양심은 어디에 있습니까?" "Lin Zexu (1785 - 1850) Patriotic Official Fights the Opium Trade," ShanghaiDaily.com, January 20, 2012.

230쪽 중독이 의심되는 사람들은 소변 검사를 받고, … 평생 추적된다. Anna Lembke and Niushen Zhang, "A Qualitative Study of Treatment-Seeking Heroin Users in Contemporary China," *Addiction Science and Clinical Practice*, October 19, 2015.

신분증을 사용할 때마다 경보가 울리고. Chen Min, Chinese drug-rehab employee, author interview, July 6, 2017.

재활 센터에 강제 수용되고, 중독에서 벗어나지 못하면 … 강제로 약을 끊어야 한다. Chin and Zhang, *The Chinese Heroin Trade*, 207 - 11.

"적어도 미국에서는 해독이 치료가 아니라는 것을 알고 있습니다." Anna Lembke, author interview, July 28, 2017.

231쪽 서양 고객에게 불법으로 마약을 판매하는 중국 화학 회사. Author research, and data compiled in the spring of 2018 from searches of Chinese e-commerce websites by: *Bloomberg News*, with assistance by Rachel Chang, Dandan Li, Adrian Leung, and Hannah Dormido, "China's Fentanyl Crackdown 'Almost Impossible' Despite Trump Promise," *Bloomberg*, December 3, 2018.

"펜타닐 및 기타 NPS 제조업체 중 상당수는 … 합법적인 회사이다." Sean O'Connor, "Fentanyl: China's Deadly Export to the United States," US-China Economic and Security Review Commission, staff research report, February 1, 2017.

232쪽 "중국 실험실 사진 중 일부는 역겨울 정도예요." Dennis Wichern, author interview, June 9, 2016.

"순도는 90퍼센트대, 보통 95퍼센트가 넘습니다." Participant in online fentanyl forum, author interview, July 7, 2017.

"그들은 깨끗합니다." Desifelay1000 (Dark Web vendor name), author interview, July 19, 2017.

라틴 아메리카 카르텔과 매우 다르다. Zhang and Chin, "A People's War."

233쪽 수년 동안 국제 메스암페타민 거래에 관여해 왔다. Bryan Harris, "Hong Kong Triads Supply Meth Ingredients to Mexican Drug Cartels," *South China Morning Post*, January 12, 2014.

"그들은 과거 자신들의 그림자에 불과합니다." Justin Hastings, author interview, March 11, 2018.

카르텔은 사실상 존재하지 않는다. Chin and Zhang, *The Chinese Heroin Trade*, 78.

빅 서클 보이즈라는 갱단이 중국에서 막대한 양의 펜타닐을 밀수한 다음. Sam Cooper, Stewart Bell, and Andrew Russell, "Fentanyl Kings in Canada Allegedly Linked to Powerful Chinese Gang, the Big Circle Boys," *Global News* (Canada), November 27, 2018, https://globalnews.ca/news/4658158/fentanyl-kingpins-canada-big-circle-boys/.

빅 서클 보이즈는 문화혁명 당시 재교육 수용소에서 나온 중국인들이 결성한 조직. Ibid.

"빅 서클 보이즈는 조직 구조가 정교하고 복잡하기 때문에." P. Wang, "Vicious Circles: Gang Legacy of the Cultural Revolution," *Jane's Intelligence Review*, August, 2011.

234쪽 "중국은 아편전쟁이 어떻게 한 국가를 혼란에 빠뜨리고 … 직관적으로 이해하고 있다." Markos Kounalakis, "China Is Using Fentanyl in a Chemical War Against America," *Miami Herald*, November 2, 2017.

미국에 대한 '비정규 위협'에 대해 논의한 내용에 주목했다. Joshua Philipp, "China Is Fueling a Drug War Against the US," *Epoch Times*, December 18, 2015.

미 육군 특수작전사령부 백서. United States Army Special Operations Command, "Counter-Unconventional Warfare, White Paper."

"중국은 … 다른 마약과는 전쟁을 벌여왔지만." Matt Hadro, "Smith Bill Aims to Combat Deadly Threat of Chinese Fentanyl," Office of US Congressman Chris Smith, ChrisSmith.house.gov, October 26, 2018.

15장 잠입 취재

237쪽 앤드류 휘틀리에 따르면 이는 사실이 아니다. Andrew Wheatley, author interview, September 10, 2018.

238쪽 일부는 … ChemicalBook.com에서도 판매하고 있다. Chemical Book: Mefentanyl, https://www.chemicalbook.com/ChemicalProductProperty_EN_CB81176407.htm. (Accessed February 12, 2019.)

239쪽 "가장 큰 걸 신으시죠." Dowson Li, author interview, January 4, 2018.

240쪽 "중국은 … 훌륭한 동반자였습니다." Associated Press, "Tom Price: China an 'Incredible Partner' in Controlling Synthetic Opioid Production," STATNews.com, August 21, 2017.

241쪽 중국이 … 수백 개의 신종 약물을 규제 대상으로 정했다. *Bloomberg News*, with assistance by: Rachel Chang, Dandan Li, Adrian Leung, and Hannah Dormido, "China's Fentanyl Crackdown 'Almost Impossible' Despite Trump Promise,"

Bloomberg, December 3, 2018.

"중국이 처음으로 … 책임감을 표명했습니다." Katherine Tobin, author interview, April 3, 2019.]

2016년 중국은 … 마약의 수출을 단속하겠다고 약속했지만. Sean O'Connor, "Fentanyl Flows from China: An Update since 2017," US – China Economic and Security Review Commission, staff research report, November 26, 2018.

"중국은 … 인적 정보망을 구축할 능력이 있습니다." Zhuang Pinghui, *South China Morning Post*, "What China needs to do to stem the flow of fentanyl to the US," December 20, 2018.

243쪽   "치명적인 펜타닐이 미국에 유입되는 것을 막기 위한 싸움에서 중요한 이정표가 될 겁니다." Office of the Deputy Attorney General, "Justice Department Announces First Ever Indictments Against Designated Chinese Manufacturers of Deadly Fentanyl and Other Opiate Substances," Justice.gov, October 17, 2017.

"중국 법을 위반했다는 확실한 증거를 찾지 못했다" Keegan Hamilton, "Exclusive: China Won't Arrest Two Fentanyl Kingpins Wanted by U.S.," *Vice News*, December 21, 2017.

중국 국가마약통제위원회는 미국 정부에 … 정기적으로 정보를 제공하고 있는데. Zhao Yusha, "China – US Jointly Fight Drugs," *Global Times*, August 29, 2018.

미국의 제보를 받은 허베이성 경찰이 수사에 착수했다. Ibid.

244쪽   "보가 메르세데스 벤츠와 지프 같은 고급 승용차를 소유했고" "保送北大生 走上制毒的不归路," rongbiz.com, n.d., http://www.rongbiz.com/info/show-htm-itemid-365987.html. (Accessed February 12, 2019.)

245쪽   검찰은 피고인들에게 "직접 약을 먹게 하고" Ruan Zhanjiang, Zhou Yan, and Yang Yingjie, "The Country's First Defendants in the Fentanyl Drug Trafficking Case Were Sentenced to Life Imprisonment," News.CNR.cn, February 20, 2016.

16장 합법과 불법의 경계

250쪽   추정치에 따르면… 이 나라의 화학 및 석유 산업은 2019년에 960억 달러의 수익을 창출했다. Bryce Pardo, "Evolution of the U.S. Overdose Crisis: Understanding China's Role in the Production and Supply of Synthetic Opioids," testimony presented before the House Foreign Affairs Subcommittee on Africa, Global Health, Global Human Rights, and International Organizations, September 6, 2018.

"사실상 중국에서는 원하는 거의 모든 화학 물질을 만들 수 있습니다." Jean-François Tremblay, author interview, September 6, 2017.

중국 경제 성장을 견인한 것은 수출이었다. Stella Qiu and Elias Glenn, "China to

Increase Export Tax Rebates on 397 Products," Reuters, September 7, 2018.

251쪽 검사는 여전히 산발적으로 이루어지며. Sean O'Connor, "Fentanyl: China's Deadly Export to the United States," US –China Economic and Security Review Commission, staff research report, February 1, 2017.

252쪽 "중국 법 집행 기관과 마약 규제 당국이 FDA 공무원의 비자 승인을 지연하고." Ibid.
"규제 당국 간의 효율적 의사 소통 부재와 대립으로 인해." Pardo, "Evolution of the U.S. Overdose Crisis."

253쪽 '준합법' 생산업체 O'Connor, "Meth Precursor Chemicals from China."
"중국에서 엄격한 감독 없이 화학 물질을 생산할 수 있는 한." Sui-Lee Wee and Javier C. Hernández, "Despite Trump's Pleas, China's Online Opioid Bazaar Is Booming," *New York Times*, November 8, 2017.

258쪽 이 약은 매우 강력하며, mg 미만의 용량으로도 효과를 나타낸다. "5F-MDMB-2201," Drugs-Forum.com, May 4, 2017.
"지식재산권을 보호할 방법이 없었어요." Matt Bowden, author interview, February 29, 2016.
포럼을 외부인에게 폐쇄했다. Anton (pseudonym), psychonaut, author interview, April 8, 2017.

261쪽 "카르텔이 필요한 화학 물질을 얻을 수 있는 한" Scott Stewart, "The Chinese Connection to the Flood of Mexican Fentanyl," Stratfor, November 9, 2017.

17장 우한, 펜타닐 전구체의 중심지

262쪽 1999년에 설립된 위안청에는 약 650명의 직원이 … 있다. Ye Chuan Fa, author interview, February 10, 2019.
인터뷰 기사에 실린 내용. "Ye Chuan Fa: Hot Spring 'New Generation,'" *Wuhan Morning News*, 2007.

265쪽 중국 이름은 첸리이지만 영업 사원으로서 '영어 이름'인 아벨을 사용한다고 했다. Chen Li, author interview, October 20, 2017.
"10kg 미만은 특급 배송, 10kg 이상은 항공 배송입니다." Chen Li, author interview, October 17, 2017.
"공식적으로는 식품 첨가물입니다." Alisa (sales name), author interview, October 18, 2017.
이 펜타닐 전구체는 … '수출용으로만' 판매한다. Kay, author interview, September 30, 2017.

266쪽 "이 제품은 미국과 멕시코에 대량으로 판매됐어요." Ian Dang (Skype name), author interview, October 11, 2017.

미주

267쪽 "예추안파는 매우 평범한 옷을 입는다." Jean-François Tremblay, "Central China Gets in Gear," *Chemical &. Engineering News*, April 26, 2004.

"그들은 온갖 종류의 사업을 했습니다." Jean-François Tremblay, author interview, December 12, 2017.

예는 1953년 우한에서 공장 노동자의 아들로 태어났다. Ye Chuan Fa, author interview, February 10, 2019.

"시계, 스테레오, 가죽 등 모든 제품에 대한 수요가 넘쳐났어요." "Ye Chuan Fa: Hot Spring 'New Generation,'" *Wuhan Morning News*, 2007.

268쪽 '중국 당국의 부유층 단속에 대비해' Jean-François Tremblay, "Central China Gets in Gear," *Chemical &. Engineering News*, April 26, 2004.

"지아 예에서 식사를 한 사람들." He Jianbao, "Wuhan Yuancheng: Stepping onto the New Economic Stage," *Changjiang Daily*, April 21, 2006.

269쪽 "중국에서 가장 큰 기회." Jean-François Tremblay, author interview, December 12, 2017.

270쪽 "그는 설계도, 장비 및 기타 필수 정보를 유출했다." "A Pharmaceutical Company in Hubei Had Their Core Technology Stolen, Intellectual Property Department Stepped in for Rights Advocacy," Roll.Sohu.com, February 7, 2013, http://roll. sohu.com/20130207/n365778075.shtml. (Accessed February 12, 2019.)

272쪽 지아룬에 천연 온천이 아니라. "The Boss of Jia Lun Is a Liar," Tieba. Baidu.com, September 4, 2008, http://tieba.baidu.com/f?kz=474206659.

18장 중국 정부의 정책적 지원

274쪽 NPP를 아닐린이라는 화합물과 반응시킨 다음. Siegfried, "Synthesis of Fentanyl," Erowid.org, August 2004, https://erowid.org/archive/rhodium/chemistry/fentan yl.html.

275쪽 시카고와 필라델피아를 비롯한 여러 도시에서 약 1000명이 목숨을 잃다. "Feds Count More Than 1,000 Dead from Illegal Fentanyl," Associated Press, July 24, 2008.

"… 다른 제품은 들어본 적이 없습니다." Martin Raithelhuber, author interview, June 13, 2017.

"미국은 공식적으로 펜타닐을 수입하지 않습니다." Melvin Patterson, author interview, July 30, 2018.

276쪽 "제조에 대한 조사도 거의 없었고." Bryce Pardo, "Evolution of the U.S. Overdose Crisis: Understanding China's Role in the Production and Supply of Synthetic Opioids," Testimony presented before the House Foreign Affairs Subcommittee on Africa, Global Health, Global Human Rights, and International Organizations, September 6, 2018.

2013년에 '플랫폼 거래 3억 건을 달성'했고. Yuancheng recruitment advertisement, June 26, 2015, http://www.deyi.com/thread-6295546-1-1.html. (Accessed February 12, 2019.)

"2015년 수출액은 20억 위안에 달했습니다." Company introduction, Yuan Cheng Group, n.d., http://www.ychemade.com/about.html. (Accessed February 12, 2019.)

'위안청은 좋은 비즈니스 관계'를 구축했다." Company profile, Hubei Yuancheng Saichuang Technology Co., Ltd., n.d., http://www.hbycgroup.com/about.html. (Accessed February 12, 2019.)

277쪽 예추안파 자신도 이를 인정했으며. Ye Chuan Fa, author interview, February 10, 2019.

'펜타닐 및 관련 오피오이드 합성에 필요한 전구체.' "Wuhan Hengwo Scien-Tech [sic] Co., Ltd.," products, n.d., http://www.global.chinaomp.com/space.php?do=product&userid=wuhanhengwoscientechco.%2Cltd (Accessed February 12, 2019.)

"우리 회사에서 대부분의 NPP와 4-ANPP를 판매합니다." Anonymous Yuancheng saleswoman, author interview, October 3, 2017.

"우리는 중국에서 이 제품을 제조하는 유일한 회사입니다." Chen Li, author interview, January 29, 2019.

278쪽 이 서한에 첨부된 문서. Jeanne Whalen, "U.S. Seeks Curb on Chemicals Used to Make Fentanyl, a Powerful Opioid," *Wall Street Journal*, October 14, 2016.

279쪽 "수출국 정부는 각 개별 선적에 대해 수출 전 통보를 해야 합니다." Reiner Pungs, author interview, July 31, 2018.

NPP는 10건, 4-ANPP는 12건만 합법적으로 선적했다. Reiner Pungs, author interview, February 6, 2019.

280쪽 "중국에서 미국으로 가는 이중 경로가 있어서." Chen Li, author interview, October 20, 2017.

"문제가 생기지 않을 겁니다." Anonymous Yuancheng saleswoman, author interview, October 3, 2017.

'경제 건설 선도 기업'상을 수상했다. "This Company Won the Hubei Province Economic Construction Leading Enterprise, 2011," https://club.1688.com/article/27315168.htm, December 27, 2011.

281쪽 '첨단 신기술 기업'으로 공식 인증받았으며. A database at http://www.innocom.gov.cn contains the list of applications and certifications for NHTEs. (Accessed February 12, 2019.)

'전문가와 대중이 뽑은' 후베이성 10대 '혁신 기업' 중 하나로 선정되었다. Wuhan

Yuancheng Gongchuang Technology Co., Ltd., "'Top 10 Innovative Companies' Won by Hubei Yuancheng Pharmaceutical Co.," http://www.yccreate.com/en/News/2012/1017/107740.html, October 17, 2012. (Accessed February 12, 2019.) 2016년에는 우한 최고의 기업가를 선정하는 대회에서 최종 후보에 올라. Hubei Yuancheng Saichuang Technology Co., Ltd, "Wuhan City Top Ten Entrepreneur Contest Organising Committee came to our company for a visit," http://www.hbycgroup.com/news_detail/id/78.html, December 18, 2016. (Accessed February 12, 2019.) "예를 들어 화학 회사가 … 기술 기업으로 간주됩니다." Lucy Lu, author interview, February 21, 2018.

282쪽 180가지 '자체 개발 제품'과 50개 이상의 특허가 포함되었다. "Hubei Yuancheng Saichuang Technology Co., Ltd.: Company Profile," n.d., http://company.zhaopin.com/CC621388322.htm. (Accessed February 12, 2019.) 중국의 새로운 기업 소득세법이 발효된 이후. Jake Liddle, "Tax Incentives for High-Tech Companies in China," China Briefing from Dezan Shira &. Associates, china-briefing.com, September 29, 2015. 중국 과학기술부는 특별 산업 구역을 조성해 … '횃불 프로그램'을 운영하는데. Joel R. Campbell, *Issues in Technology Innovation*, "Becoming a Techno-Industrial Power: Chinese Science and Technology Policy," brookings.edu, April 2013.

283쪽 2012년, 위안청은 '횃불 프로그램'을 통해 3년간 지원을 받았다. "2012 National Torch Program Key NHTE list," www.innocom.gov.cn, October 19, 2012. Archived by Wayback Machine: https://web.archive.org/web/20141004033505/http://www.innocom.gov.cn/gxjsqyrdw/xxtg/201211/54da1e194fe943dfa19af6a589d27d82.shtml. (Accessed February 12, 2019.) 중국의 횃불 프로그램이 … 가장 성공적인 기업 지원 프로그램이라고 평가. Steve Blank, "China's Torch Program: The Glow That Can Light the World," *Huffington Post*, April 12, 2013. 스파크 프로그램의 수혜자. Ministry of Science and Technology of the People's Republic of China, "Notice on the Publicity of the National Spark Program Project Selected in the "Twelfth Five-Year Plan" Rural Science and Technology Plan Preparation Project Library," Attachement #2, Entry 1104, March 6, 2012. (Accessed February 12, 2019.) '농촌 지역에 현대 기술 보급을 목표로 하는' 스파크 프로그램. Editor: Yangtze Yan, Source: Xinhua, "Rural technology 'Spark Program' covers over 90% counties," http://www.gov.cn/english/2006-10/15/content_413723.htm, October 15, 2006. 혁신 기금은 '신흥 산업 분야의 … 투자를 집행'했다. Zhao Yang, "China, on Its Way to Innovation," http://english.cri.cn/12954/2015/03/12/1261s869790.htm, March

12, 2015.

위안청에 50만 위안의 상금을 수여했다. Innovation Fund for Technology Based Firms, "2012 Project Announcement," July 6, 2012. Archived by Wayback Machine: https://web.archive.org/web/20150803235439/http://www.innofund.gov.cn/2/sdfed/201402/37c8787020694ada8263469e631a527f.shtml. (Accessed February 12, 2019.)

위안청은 5만 위안을 받았다. Science and Technology Department of Hubei Province, "Xiaonan District hosted a district wide technology innovation reward ceremony," http://www.hbstd.gov.cn/sjb/kjyw/dfkj/24363.htm, April 24, 2013. (Accessed February 12, 2019.)

위안청의 자회사 중 일부는 산업특구에 주소를 두고 있다. "Company Profile," Zhuzhou Yuancheng Hezhong Technology Development Co., Ltd., http://steroidfactory.sell.everychina.com/aboutus.html. (Accessed February 11, 2019.)

"중국은 산업단지를 조성하고 기업체를 유치하는 데 아낌없는 지원을 해왔습니다." Gary Hufbauer, author interview, February 21, 2018.

"첨단기술특구는 중국 경제 성장의 주요 동력이 되었습니다." Xinhua, "More High-Tech Zones in China," Europe.ChinaDaily.com.cn, March 27, 2017.

"정부가 기업의 보조금 신청을 승인할 때." Lucy Lu, author interview, February 21, 2018.

284쪽 5A가 경제개발구역에 자리 잡고 있다고 되어 있었다. Official website of Hubei, China, "Wuhan Livika Technology Co., Ltd," http://en.hubei.gov.cn/business/enterprises/201607/t20160721_869598.shtml, July 21, 2016.

5A는 첨단 신기술 기업 인증을 받았다고 주장했지만 확인할 수 없었다. Author note: Though I could not verify that 5A was certified as an official NHTE, a webpage devoted to its parent company found at http://livika.lookchem.com/About.html, reads as follows: "5A Pharmatech Co., Ltd (伍艾法莫科技有限公司) … is honored as the high-tech enterprise which engaged in researching, developing, manufacturing and exporting advanced pharmaceutical intermediates and Active Pharmaceutical Ingredients (API), high-tech electronic materials and other fine chemicals."

"끔찍한 일이죠." Esmé E. Deprez, Li Hui, and Ken Wills, "Deadly Chinese Fentanyl Is Creating a New Era of Drug Kingpins," *Bloomberg*, May 22, 2018.

285쪽 이들 중 한 명은 … 쿠잉 리우이다. US Department of the Treasury, "Treasury Sanctions Chinese Fentanyl Trafficker Jian Zhang," Treasury.gov, April 27, 2018.

286쪽 이 회사의 법률 대리인이자 대주주는 쿠잉 리우라는 여성이다. "Dezhou Yanling Biological Technology Co., Ltd.," n.d., http://www.11467.com/dezhou/co/57907.htm. (Accessed August 8, 2018.)

이 회사는 지자체 및 국가에서 수여하는 수많은 상을 받았으며. YanlingMijiu, "Historical Events," n.d., http://www.dzylsw.com/lsdsj.asp. (Accessed February 12, 2019.)

19장 두 얼굴의 중국

287쪽 가정에 구비하고 있는 상비약 중에 어떤 제품이 중국산인지 알아내기는 매우 어렵다. Rosemary Gibson and Janardan Prasad Singh, *China Rx: Exposing the Risks of America's Dependence on China for Medicine* (Amherst: Prometheus Books, 2018), 28.

288쪽 "중국이 그렇게 될지는 논란의 여지가 없습니다." Sui-Lee Wee, "Made in China: New and Potentially Lifesaving Drugs," *New York Times*, Jan. 3, 2018.

납부한 세금을 환급받는다 Chinese State Taxation Administration, http://hd.chinatax.gov.cn/fagui/action/InitChukou.do.

289쪽 2018년 9월, 중국은 … 부가가치세 환급률을 인상하겠다고 발표했는데. Stella Qiu and Elias Glenn, "China to Increase Export Tax Rebates on 397 Products," Reuters, September 7, 2018, https://www.reuters.com/article/us-china-economy-tax/china-to-increase-export-tax-rebates-on-397-products-idUSKCN1LN12F.

부가가치세 환급은 '중국 수출 성장에 매우 크고 긍정적인 영향을 끼쳐 왔다' Piyush Chandra and Cheryl Long, "VAT Rebates and Export Performance in China: Firm-Level Evidence," *Journal of Public Economics* 102 (June 2013).

2012년 미국 상무부는 … 발표했으며. John Richardson, "US Targets China VAT Rebates," ICIS, June 24, 2012, https://www.icis.com/asian-chemical-connections/2012/06/us-targets-china-vat-rebates-1/.

290쪽 "환급률이 조금만 변화해도 수출 수익성에 큰 영향을 미칠 수 있다." Simon J. Evenett, Johannes Fritz, and Yang Chun Jing, "Beyond Dollar Exchange-Rate Targeting: China's Crisis-Era Export Management Regime," *Oxford Review of Economic Policy* 28, no. 2 (July 1, 2012).

중국 정부에서 허가한 업체는 5개에 불과하지만. "Fentanyl Goes Viral!" *China Fund News*, December 2, 2018, http://westdollar.com/sbdm/finance/news/1353,20181202997330043.html.

펜타닐을 병원(진통제 용도)에 판매. "Fentanyl Becomes the Black Swan!" *Securities Times*, December 2, 2018, http://news.stcn.com/2018/1202/14700181.shtml.

렌푸 제약은 필리핀, 터키, 스리랑카, 에콰도르 등의 국가에 수출한다. Ibid.

"지하 공장에서 불법적으로 가공되어 밀수한 것이며." "Fentanyl Goes Viral!"

427

중국에서는 … 세 가지 유형의 펜타닐만 … 합법적 제조가 허용된다. Qi Peas, "Ren-fu Medicine: No Fentanyl Exports to the United States," *Shanghai Securities News*, December 3, 2018, http://news.cnstock.com/paper,2018-12-03,1092044.htm.

291쪽 예추안파는 자신의 회사가 … 부가가치세 환급 혜택을 받고 있다고 말했다. Ye Chuan Fa, author interview, February 10, 2019.

"만약 중국이 납에 대해 보조금을 지급했다면." Bryce Pardo, author interview, November 21, 2018.

"중국의 다른 여러 정책과 마찬가지로 펜타닐 수출에 대한 지원은 근시안적입니다." Justin Hastings, author interview, March 11, 2018.

292쪽 "중국 지방 정부 관리들의 주요 관심사는 경제 성장을 지원하는 것이에요." Katherine Tobin, author interview, December 14, 2018.

293쪽 "이건 마치 경주처럼 느껴집니다." Nathan Vanderklippe, "China, Claiming Success on Fentanyl, Admits It Is Being Outrun by Criminal Chemists," *Globe and Mail* (Canada), June 19, 2017.

"합법적인 제약 회사를 완전히 문 닫게 하는 것은 많은 문제를 수반합니다." Lenny Bernstein and Katie Zezima, "U.S. – China Fentanyl Pact Is Not Expected to Produce Immediate Results," *Washington Post*, December 3, 2018.

다시 한번 조직을 개편할 것이라고 발표했다. Bryce Pardo, "Evolution of the U.S. Overdose Crisis."

중국 식품의약품감독관리총국을 국가시장감독관리총국이라는 새로운 총괄 조직으로 흡수하는 등. "China's New State Administration for Market Regulation: What to Know and What to Expect," Ropes &. Gray, April 3, 2018, https://www.ropesgray.com/en/newsroom/alerts/2018/04/Chinas-New-State-Market-Regulatory-Administration-What-to-Know-and-What-to-Expect.

"중국 정부가 … 마약 밀수범을 추적한다면." Nicholas Kristof, "The Dangerous Naïveté of Trump and Xi," *New York Times*, November 17, 2018.

294쪽 "자국 산업을 들여다보는 데 아무런 관심이 없었습니다." Dan Levin, "In China, Illegal Drugs Are Sold Online in an Unbridled Market," *New York Times*, June 21, 2015.

"멕시코 지도자들이 … 중국을 공격적으로 압박하는 것을 주저하고 있다. Jeanne Whalen and Brian Spegele, "The Chinese Connection Fueling America's Fentanyl Crisis," *Wall Street Journal*, June 23, 2016.

295쪽 마약은 … 중국의 국가 이미지에 심각한 영향을 미치고 있다. You Yan, Deng Yi, and Zhao Min, Lu Zhou City, "Third Generation Drugs—New Psychoactive Substances," Na Xi district branch police department, February 2017.

마약 판매로 유죄 판결을 받는 것은 … 드문 범죄 중 하나이다. Justin Hastings, author interview, August 9, 2017.

297쪽 우한을 '중국 석유화학 장비 및 정밀 화학의 수도'라고 설명한다. Official website of Hubei, China, "Wuhan Livika Technology Co., Ltd," http://en.hubei.gov.cn/business/enterprises/201607/t20160721_869598.shtml, July 21, 2016.

298쪽 예추안파는 여전히 건물을 소유하고 있지만. Ye Chuan Fa, author interview, February 10, 2019.

301쪽 41개까지 늘어났다. Ibid.

302쪽 위안청이 3만 m² 규모의 공장을 보유하고 있으며, … 우수 의약품 제조 관리 기준에 따라 공장을 설계했다고 소개한다. Zhuhai Shuangbojie Technology Co., Ltd, n.d., http://www.trademetro.net/exporter-supplier-sell-96671/Zhuhai-Shuangbojie-Technology-Co-Ltd.html.

"솔직히 말해서 GMP에 맞진 않아요." Julie (sales name), author interview, December 13, 2017.

이 회사의 광고. Yuancheng recruitment advertisement, June 26, 2015, http://www.deyi.com/thread-6295546-1-1.html.

"저는 구매자들이 이 제품을 어떻게 사용하는지 잘 모릅니다." Sean (sales name), author interview, Oct 11, 2017.

303쪽 "NPP는 민감한 제품인데, 왜 구매하시는 거죠?" Anonymous Yuancheng saleswoman, author interview, October 3, 2017.

위안청은 웹사이트에 다음과 같은 공지를 했다. Wuhan Yuancheng Gongchuang Technology Co., Ltd. "Effective, January 27, 2018, All products can only be sold to companies or institutions, and not to private clients," January 27, 2018, http://www.ycgcbio.com/news/show23253.html.

305쪽 사하라 사막 이남의 아프리카에서 … 놀라운 소식을 보도했다. Tim Wogan, "Painkiller Found in Plants May Not Be Natural after All," Chemistry World, September 18, 2014, https://www.chemistryworld.com/news/painkiller-found-in-plants-may-not-be-natural-after-all/7757.article.]

인도 경찰은 … 멕시코 카르텔로 배송하기 위해 준비 중이었던 물량으로 확인되었다. Srinath Rao, "Seized Opioid Was Bound for Mexico, Key Accused a Known Narcotics Offender: Mumbai Police," Indian Express, December 29, 2018, https://indianexpress.com/article/cities/mumbai/seized-opioid-was-bound-for-mexico-key-accused-a-known-narcotics-offender-mumbai-police-5514410/.

인도는 합성 카나비노이드와 메페드론도 대량으로 생산한다. Yudhijit Bhattacharjee, "How Synthetic Drugs Get into Your Joint," Daily Beast, May 28, 2017.

306쪽 인도는 NPS 및 펜타닐 전구체 규제 면에서 한참 뒤처져 있다. Natalie Tecimer, "Tramadol: The Dangerous Opioid from India," Diplomat, January 19, 2018.

"NPP, 4-ANPP와 비슷한 다른 약물을 하나 알려드리려고요." Kay, author interview, January 12, 2018.

307쪽 4-AP가 "최근 압수 수색에서 점점 더 많이 발견되고 있다" "An expanding synthetic drugs market—Implications for precursor control," United Nations Office on Drugs and Crime, Global Smart Update, Volume 23, March 2020.

"아주 인기가 많아요 … 정말 많이 팔립니다." Sean (sales name), author interview, January 28, 2019

위안청은 … '해외 물류 창고'를 보유하고 있으며. Author interview, Chen Li, January 29, 2019.

펜타닐을 만드는 데 사용할 수 있는 전구체 화학 물질은 16가지로 알려져 있으며. Sean O'Connor, "Fentanyl: China's Deadly Export to the United States," US－China Economic and Security Review Commission, staff research report, February 1, 2017.

310쪽 "홈 인 호텔은 이제 완전히 버려진 상태였습니다." Keegan Hamilton, author interview, October 13, 2019.

311쪽 현지 뉴스 보도에 따르면, 공장은 이미 폐허가 된 상태였으며 "방화 가능성도 배제할 수 없다." Wei Fan, "Smoke billows! An abandoned factory in Wuhan caught fire without casualties," The Paper, August 17, 2019. https://www.thepaper.cn/newsDetail_forward_4188751.

21장 마약과의 전쟁

315쪽 닉슨 대통령도 마약과의 전쟁 대상은 히피족과 흑인이라고 말했다. Dan Baum, "Legalize It All: How to Win the War on Drugs," Harper's, April 2016.

316쪽 "마약왕을 체포하고." Ioan Grillo, "El Chapo Puts the Drug War on Trial," New York Times, November 15, 2018.

317쪽 "순수하게 경제적인 관점에서만 본다면." Milton Friedman, from a 1991 television interview, "Friedman &. Szasz on Liberty and Drugs," on America's Drug Forum; transcript archived at: https://www.ukcia.org/research/argue/milton.htm.

"식물 기반의 약물에 맞게 설계된 규제 시스템인 거죠." Bryce Pardo, author interview, November 21, 2018.

318쪽 "엑스터시는 … 과거에 비하면 거의 보이지 않는 편입니다." Dennis Wichern, author interview, June 9, 2016.

319쪽 "차에서 마약을 거래하고." Paul Solotaroff, "El Chapo: Inside the Hunt for Mexico's Most Notorious Kingpin," Rolling Stone, August 11, 2017.

"마약을 거래하는 사람들은 길거리 갱단원이고." Jeremy Gorner, "More Than 30

Arrested in Sweep Targeting Fentanyl and Heroin Laced with Fentanyl," *Chicago Tribune*, September 23, 2016.

"시카고의 길거리 갱단은 펜타닐 유통에 더 많이 관여해 왔어요." author interview, Sharon Lindskoog, August 16, 2018.

320쪽 "시카고에서의 펜타닐 유행은 … 영향을 미치고 있어요." Tanveer Ali and Sam Charles, "A 4-Block Radius on the West Side Is at the Heart of Chicago's Opioid Epidemic," *Chicago Sun-Times*, May 25, 2018.

321쪽 "우리가 일하는 방식에는 특별한 것이 없습니다." James Jones, author interview, November 1, 2016.

322쪽 "우리가 하는 모든 일이 영향을 미칠 겁니다." Matt Masterson, "More Than 50 Charged after West Side Narcotics Raids," News.WTWW.com, June 13, 2018.

중국산 펜타닐까지 가세하며. Evan Garcia, "Chicago's Top DEA Official Retiring after 30 Years," News.WTWW.com, December 20, 2017.

323쪽 2017년 한 해동안 시카고 구급대원의 날록손 투여 횟수는 9600번에 이른다. Chris Coffey and Katy Smyser, "Chicago-Area Paramedics Reviving Opioid Overdose Victims in Record Numbers," NBCChicago.com, November 10, 2018.

"보건복지부와 행정부 전체를 통틀어." Kimberly Leonard, "HHS Secretary Alex Azar Commits to Approaching Opioid Epidemic as a 'Medical Challenge' Rather Than Moral Failing," *Washington Examiner*, March 1, 2018.

324쪽 "중독자와 딜러는 서로 다른 부류의 사람들이 아닙니다." Julia Lurie (text), "Finding a Fix: Embedded with the Suburban Cops Confronting the Opioid Epidemic," *Mother Jones*, January - February 2018 issue.

형사 사법 개혁 법안. Osita Nwanevu, "The Improbable Success of a Criminal-Justice-Reform Bill under Trump," *New Yorker*, December 17, 2018.

펜타닐 딜러에게 더 엄격한 형량을 부과하는 것을 추진중이며. Mike Hellgren, "New Initiative Targets Fentanyl Dealers with Harsher Punishments," CBS Baltimore, December 12, 2018, https://baltimore.cbslocal.com/2018/12/12/maryland-u-s-attorney-announces-new-initiative-to-get-fentanyl-off-the-streets/.

22장 마약 검사 키트와 피해 감소 활동가들

326쪽 "우리는 역사상 처음으로." Hamilton Morris, "Synthetic Drug Revolution: Vice on HBO," Episode 5, YouTube video, 3:35, posted by Vice, April 10, 2015.

327쪽 "마리화나가 2g밖에 없으면 … 간주된다고요." Ben Westhoff, "Small Town Police Are on the Hunt for Electric Forest Fans," *Westword*, June 26, 2015.

329쪽 "사람들은 우리를 신뢰해요." Ben Westhoff, "We're Still a Long Way from Being

Realistic about Drug Use at Festivals," *Westword*, June 27, 2015.

"댄스세이프는 원래 비영리 정보 부스로 축제에 참가한 거였어요." Carrie Lombardi, author interview, June 26, 2015.

330쪽 "기획사들은 레이브 법으로 인해 손발이 묶여 있다고 느낍니다." Author interview, Emanuel Sferios, February 10, 2016.

"팬들의 안전이 최우선입니다." Jennifer Forkish, author interview, August 14, 2014.

331쪽 '프로젝트 #오픈토크.' Stefanie Jones, "DPA and Insomniac Partner on a New Harm Reduction Effort: Project #OpenTalk," DrugPolicyAlliance.org, October 26, 2016.

"진전이 있기는 하지만." Stefanie Jones, author interview, March 7, 2018.

332쪽 "한 명은 어린 소녀였는데 몹시 겁에 질려 보였습니다." Adam Auctor (pseudonym), author interview, April 11, 2016.

334쪽 댄스세이프에서 … 자체 연구를 통해 약물 샘플을 테스트했는데. Sarah Saleemi, Steven J. Pennybaker, Missi Wooldridge, and Matthew W. Johnson, "Who Is 'Molly'? MDMA Adulterants by Product Name and the Impact of Harm-Reduction Services at Raves," Journal of Psychopharmacology, July 10, 2017.

"마지막으로 순수 MDMA를 압수한 적이 언제였는지 기억조차 나지 않습니다." Courtney Pero, author interview, April 29, 2016.

335쪽 "사람들이 파리처럼 쓰러지고 있었어요." Adam Auctor (pseudonym), author interview, September 17, 2018.

337쪽 2017년 브리티시컬럼비아주 밴쿠버의 한 병원에서 수행된 연구. Matt Meuse, "Insite Fentanyl Test Reduces Overdoses, Study Finds," CBC News, May 15, 2017.

2018년 브라운대학교에서 발표한 연구. Mollie Rappe, "Fentanyl Test Strips Prove Useful in Preventing Overdoses," News.Brown.edu, October 18, 2018.

"마약 사용자는 우리가 생각하는 것보다 훨씬 더 이성적입니다." Zachary Siegel, "The Opioid Epidemic Is Changing Too Fast for Any Solutions to Stick," *The Cut*, October 18, 2017.

"테스트 스트립의 정확도가 항상 100%라고 보장할 수는 없습니다." Elinore F. McCance-Katz, "For Beating the Opioid Crisis, America Has Better Weapons Than Fentanyl Test Strips," Blog.SAMHSA.gov, October 3, 2018, https://blog.samhsa.gov/2018/10/03/for-beating-the-opioid-crisis-america-has-better-weapons-than-fentanyl-test-strips.

338쪽 "약물 검사는 성공하지 못할 겁니다." Olivia Willis, "Drug Experts Say Yes. Many Politicians Say No. What's the Evidence for Pill Testing?" ABC.net.au, December 20, 2018.

23장 슬로베니아 마약 정책의 교훈

341쪽 슬로베니아는 … 약물 남용과 관련된 피해를 최소화하는 데 주력한다. "Slovenia Country Drug Report 2018," European Monitoring Centre for Drugs and Drug Addiction, n.d., http://www.emcdda.europa.eu/countries/drug-reports/2018/slovenia/drug-laws-and-drug-law-offences_en.

342쪽 "제 차보다 6배나 더 비쌉니다." Adam Auctor (pseudonym), author interview, April 8, 2017.

343쪽 피체는 … 벙크 폴리스에 취직하게 된 과정을 설명했다. Julijan "Sidney" Picej, author interview, April 9, 2017.

344쪽 돼지를 대상으로 실험. Expert Committee on Drug Dependence, "3-Methylmethcathinone (3-MMC) Critical Review Report," World Health Organization report, November, 2016.

345쪽 "저는 어떤 것이든 쉽게 중독되는 편이에요." Vlad (pseudonym), author interview, April 10, 2017.

347쪽 '아이스크림'은 … 중독될 수 있는 것이다. Dare Kochmur, author interview, April 11, 2017.

24장 인식의 전환

350쪽 러시아의 피해 감소 단체인 안드레이 릴코프 재단은 … 벌금을 납부하라는 명령을 받았다. Niko Vorobjov, "Russia Is Punishing People for Helping Drug Users," Vice, December 11, 2018.

스위스에서는 … 마약 거래 및 범죄 발생 건수가 감소했는데. Johann Hari, *Chasing the Scream: The First and Last Days of the War on Drugs* (New York: Bloomsbury, 2015), 221.

351쪽 네덜란드에서도 … 헤로인 사용이 급격히 감소했다. Thijs Roes, "Only in the Netherlands Do Addicts Complain about Free Government Heroin," *Vice News*, May 6, 2014.

의사의 헤로인 처방을 금지하자. Hari, *Chasing the Scream*, 38.

352쪽 에너지 컨트롤의 연간 예산. Núria Calzada, author interview, July 31, 2017.

353쪽 길은 … 모두 편안하다고 했다. Cristina Gil, author interview, April 14, 2017.

354쪽 "전체적으로 순도가 높아지고 정보가 늘어난다면 이는 유익한 일입니다." Rafael Sacramento, author interview, April 14, 2017.

355쪽 순수 엑스터시 공급이 다시 증가했다. Mike Power, "We Went Undercover in a Chinese MDMA Factory," *Mix Mag*, May 29, 2018, https://mixmag.net/feature/

we-went-undercover-in-a-chinese-mdma-factory.

356쪽 "전국적으로 여러 곳에서 약물 검사 서비스를 제공하고 있기 때문입니다." Mireia Ventura, author interview, February 22, 2017.

"부정적인 영향만 지나치게 강조하면 사람들이 믿지 않아요." Steve Mueller, author interview, April 10, 2017.

357쪽 영국 역시 관련 정보를 전달받았지만. "Superman Ecstasy Pills: Drugs Expert Says Government Failed to Act on Warning, *Telegraph* (UK), January 7, 2015.

359쪽 "캐나다의 다른 페스티벌에 가본 적이 있어요." Ben Westhoff, "Can This Man Clean up EDM? 'They Find All Kinds of Things in Those Pills,'" *Guardian*, April 19, 2017.

"우리가 무슨 말을 하더라도 많은 아이들이 약물을 복용할 겁니다." Ryan Raddon (aka Kaskade), author interview, March 27, 2017.

360쪽 이 지역의 K2 위협이 크게 줄었다고 말했다. Grace Raulston, author interview, April 28, 2016.

"지금 우리가 싸우고 있는 가장 큰 문제는 교육입니다." Courtney Pero, author interview, April 29, 2016.

25장 앞으로 가야할 길

361쪽 BBC의 조사. Owen Amos, "Why Opioids Are Such an American Problem," BBC News, October 25, 2017.

362쪽 "합법적으로 진통제를 구하는 것을 어렵게 만들면." Richard A. Friedman, "Ordering Five Million Deaths Online," *New York Times*, April 4, 2018.

오피오이드에 대한 환자의 의존도를 낮추기 위한 규정은 계속해서 만들어진다. John W. Rusher, "Monitoring Programs, State Regulations Help Physicians Prescribe Opioids Responsibly," *AAP News*, December 26, 2018.

콜로라도에는 … 몇 가지 수업을 듣도록 하는 의사들이 있다. Shelley Neth, author interview, June 5, 2018. An employee at the UC Health Family Medicine Center in Fort Collins, Colorado, confirmed the requirements described by Neth.

"이러한 접근 방식은 … 불편합니다." Shelley Neth, author interview, June 5, 2018.

363쪽 "이 약은 중독자를 치료하는 게 아니라 소생시킬 뿐입니다." Corky Siemaszko, "Ohio Sheriff Says His Officers Won't Carry Narcan," NBCNews.com, July 7, 2017.

"바로 그런 이유로 나르칸을 구비하고 있는 경우도 꽤 있어요." Brett Johnson, author interview, June 25, 2018.

"무료 약물 순도 테스트 사이트를 개설해 … 할 생각입니다." Todd Zwillich (host), "A Crisis of Ignorance: A Controversial View of the American Opioid Crisis,"

Takeaway, WNYCStudios.org, November 6, 2017.

364쪽 이 클리닉은 … 사회적으로 매우 유용한 기능을 하는 것으로 밝혀졌다. Jessica Williams, "Safe Injection Spaces Save Lives and Money, but Will They Make It in America?" IRETA, June 1, 2017, https://ireta.org/resources/safe-injection-spaces-save-lives-and-money-but-will-they-make-it-in-america/.

365쪽 "헤로인은 불법이다. '헤로인 하우스'에서 … 사람들을 체포할 수 있을까?" Lisa Du-Four, "I Lost My Son to a Drug Overdose: Say No to Safe Injection Sites," *Seattle Times*, March 17, 2017.

366쪽 약 1만 2000개의 사용한 주사기를 수거했는데. "La Nueva Sala Baluard Abrirá en Perecamps entre Primavera y Verano de 2017," *La Vanguardia*, July 12, 2016.

368쪽 "기본적으로 상태가 엉망인 사람들이죠." Diego Arànega, author interview, April 13, 2017.

2017년 연구. Madeline Morr, "Methadone Maintenance Treatment Reduces Mortality in Opioid-Dependent Patients," ClinicalAdvisor.com, May 3, 2017.

369쪽 스페인에서 '주사로 인한' HIV 진단은 … 급감했다. "Spain Country Drug Report 2018," European Monitoring Centre for Drugs and Drug Addiction, n.d., http://www.emcdda.europa.eu/countries/drug-reports/2018/spain_en.

370쪽 "마약 투여실이야말로 … 최고의 도구입니다." Jann Schumacher, "The Swiss Four Pillar Drug Policy," Just.ee, March 7, 2016.

371쪽 "길거리에 있는 사람들을 안으로 끌어들임으로써." Dare Kochmur, author interview, April 11, 2017.

372쪽 캐나다 정부에서는 감독하에 운영되는 주사 클리닉에 예외 조항을 적용했다. Jace Larson and Scott Sherman, "Here's What It's Like in a Facility Where Drug Users Are Allowed to Shoot Up," NBC 26, April 11, 2018.

미국 주요 도시 중 오피오이드 사망률이 가장 높았던 필라델피아. Kayla Dwyer, *The Morning Call*, "Former Pennsylvania governor Ed Rendell says come 'arrest me' over this program," February 7, 2019.

에필로그

373쪽 CDC는 펜타닐을 그 원인으로 지목했는데. Rachael Rettner, "US Life Expectancy Dropped in 2017. Drug Overdose Deaths Are a Big Reason Why," *Live Science*, November 29, 2018.

캐나다 일부 지역의 기대 수명도 낮추고 있는 것으로 보인다. Nicole Ireland, "Life Expectancy in Canada May Be Decreasing as Opioid Crisis Rages On," CBC, October 23, 2018.

"치료 접근성 향상과 안전한 사용 관행, … 증거일 수 있습니다." Mario Moreno, author interview, November 16, 2018.

로드아일랜드 전략. Erick Trickey, "How the Smallest State Is Defeating America's Biggest Addiction Crisis," *Politico*, August 25, 2018.

374쪽 오하이오주에서도 … 과다 복용 사망률이 급격히 감소했다. Abby Goodnough, "This City's Overdose Deaths Have Plunged. Can Others Learn From It?" *New York Times*, November 25, 2018.

"여성은 중독 주기의 중요한 단계인 약물 갈망과 재발 위험이 더 높습니다." Ashley Welch, "Drug Overdose Deaths Skyrocket among Middle-Aged Women," CBS News, January 10, 2019.

375쪽 "상태 안정화 및 3~6일간의 해독 비용만 지원이 돼요." Jaye Shyken, author interview, June 6, 2017.

연구에 따르면 오피오이드 중독에 대한 표준 치료로 … 사망을 줄이는 데 기여한다. National Institutes of Health, "Methadone and Buprenorphine Reduce Risk of Death after Opioid Overdose," news release, June 19, 2018.

"오피오이드에 중독된 의료인이 … 직장으로 돌아갈 수 없어요." Percy Menzies, author interview, March 5, 2020.

376쪽 부프레노르핀은 … 의사가 처방하기 쉽지 않다. Susan Svrluga, "The Drug Suboxone Could Combat the Heroin Epidemic. So Why Is It So Hard to Get?" *Washington Post*, January 13, 2015.

금욕 기반 회복의 중요성을 강조하는 일부 의료진. James Legge, "Drug Addicts Need a Clean Break," *Guardian*, June 5, 2012.

헤이즐든 베티 포드 재단은 … 2012년부터 약물 치료를 병행하기 시작했다. Martin D. Seppala, *Integrating the Twelve Steps with Medication-Assisted Treatment for Opioid Use Disorder* (Center City, MN: Hazeldon Publishing, 2012), https://www.hazelden.org/OA_HTML/item/376138?Integrating-the-Twelve-Steps-with-Medication-Assisted-Treatment-for-Opioid-Use-Disorder-Set-of-3&src_url=itemquest.

377쪽 영적인 접근 방식도 도움이 될 수 있다고 믿는데, … 인정된 치료법이다. Marc Galanter, Helen Dermatis, Gregory Bunt, Caroline Williams, Manuel Trujillo, and Paul Steinke, "Assessment of Spirituality and Its Relevance to Addiction Treatment," *Journal of Substance Abuse Treatment*, June 16, 2006.

"이 모든 인프라를 구축했습니다." Christine Vestal, "These Pills Could Be Next U.S. Drug Epidemic, Public Health Officials Say," Pew: *Stateline*, July 18, 2018, https://www.pewtrusts.org/en/research-and-analysis/blogs/stateline/2018/07/18/these-pills-could-be-next-us-drug-epidemic-public-health-officials-say.

380쪽 "베일리의 죽음은 우리 모두에게 큰 충격을 주었고." Michael R. Brown, author interview, June 27, 2018.

"우리는 중독이 질병이라는 것을 알고 있습니다." "Grand Forks Call to Action" and "Call to Action" video, GrandForks.gov, May 25, 2017, http://www.grandforksgov. com/government/city-leadership/mayor-s-office/call-to-action.

"중독을 치료하는 방법에 대한 새로운 아이디어가 많이 나왔습니다." Michael Dulitz, author interview, June 22, 2018.

381쪽 "이러한 약물을 사용하는 것은 전형적인 마약 사용자만이 아닙니다." Brett Johnson, author interview, June 25, 2018.

382쪽 베일리 헨케의 친구인… 걱정을 했을지도 모른다. Tanner Gerszewski, author interview, June 27, 2018.

383쪽 "아들을 위해서라도 그를 용서하고 싶어요." "The Fatal Fentanyl: From China to American Small Town," Daily Video News, *Voice of America China*, February 28, 2018, https://www.voachinese.com/a/opioid-20180227/4273229.html.

384쪽 "저는 그저 최선을 다해 … 노력할 뿐입니다." Kain Schwandt, author interview, June 12, 2018.

색인

색인

펜타닐

: 기적의 진통제는 어쩌다 죽음의 마약이 되었나

초판 1쇄 발행　2023년 9월 8일
초판 2쇄 발행　2023년 11월 10일

지은이　벤 웨스트호프
옮긴이　장정문

디자인　정은경디자인
펴낸이　김성현

펴낸곳　소우주출판사
등록　2016년 12월 27일 제563-2016-000092호
주소　경기도 용인시 기흥구 보정로 30
전화　010-2508-1532
이메일　sowoojoopub@naver.com

ISBN　979-11-89895-11-2　03510
값　20,000원